Katharina Brinkmann

50 Workouts Beweglichkeit

Dehnen, schwingen und rollen – die besten Übungsreihen

riva

Bibliografische Information der Deutschen Nationalbibliothek
Die Deutsche Nationalbibliothek verzeichnet diese Publikation in der Deutschen Nationalbibliografie. Detaillierte bibliografische Daten sind im Internet über https://dnb.de abrufbar.

Für Fragen und Anregungen
info@m-vg.de

Wichtiger Hinweis
Dieses Buch ist für Lernzwecke gedacht. Es stellt keinen Ersatz für eine individuelle medizinische Beratung dar und sollte auch nicht als solcher benutzt werden. Wenn Sie medizinischen Rat einholen wollen, konsultieren Sie bitte einen qualifizierten Arzt. Der Verlag und die Autorin haften für keine nachteiligen Auswirkungen, die in einem direkten oder indirekten Zusammenhang mit den Informationen stehen, die in diesem Buch enthalten sind.

Ausschließlich zum Zweck der besseren Lesbarkeit wurde auf eine genderspezifische Schreibweise sowie eine Mehrfachbezeichnung verzichtet. Alle personenbezogenen Bezeichnungen sind somit geschlechtsneutral zu verstehen.

Originalausgabe
7. Auflage 2026

Türkenstraße 89
80799 München
Tel.: 089 651285-0

Redaktion: Susanne Schneider
Umschlaggestaltung: Manuela Amode, München
Layout: Meike Herzog, www.alpsee-design.de
Satz: Daniel Förster, Belgern
Bildnachweis: Illustrationen auf dem Umschlag und im Innenteil: evoletics – ein Produkt der science on field GmbH
Druck: Florjancic Tisk d.o.o., Slowenien
Printed in the EU

ISBN Print 978-3-7423-1026-2
ISBN E-Book (PDF) 978-3-7453-0657-6
ISBN E-Book (EPUB, Mobi) 978-3-7453-0658-3

VERANTWORTUNG • PRODUZIERT MIT

Weitere Informationen zum Verlag finden Sie unter

www.rivaverlag.de

Beachten Sie auch unsere weiteren Verlage unter www.m-vg.de

Inhalt

4 **Was ist Beweglichkeit?**

6 Das Comeback des Beweglichkeitstrainings

6 Wovon unsere Beweglichkeit abhängig ist

10 Das sollte in einem Beweglichkeitstraining nicht fehlen

12 Die Praxis – der Aufbau der Workouts

14 **Die Workouts**

116 **Die Übungen**

118 Klassische Dehnung

123 Faszienmassage

127 Schwungübungen

131 Aktive Gelenkmobilisation

141 Übungen auf Hocker oder Stuhl

144 Übungsregister

Was ist Beweglichkeit?

1

Das Comeback des Beweglichkeitstrainings

Die Möglichkeit, sich bewegen zu können, ist für gesunde Menschen selbstverständlich. Bewegung liegt in unserer Natur und ist fest in unserer Genetik verankert. Dennoch vernachlässigen wir unsere Beweglichkeit viel zu oft – egal ob im Alltag durch primär sitzende Tätigkeiten und allerlei bequeme Hilfs- und Transportmittel wie dem Auto und der Bahn oder sogar im Fitnessstudio sitzend an Geräten. Die Beweglichkeit wurde auch im Trainings- und Sportbereich, wo lange Zeit vor allem die Trainingsparameter Kraft und Ausdauer im Fokus standen, wenig berücksichtigt. Eine gute Beweglichkeit ist in diesem Zusammenhang jedoch ebenfalls notwendig, damit sich sowohl die Kraft- als auch die Ausdauerfähigkeit voll entfalten kann.

Die in den 1990er-Jahren kontrovers geführte Debatte über diverse Dehnmethoden und den Nutzen von Stretching im Allgemeinen hat erfreulicherweise das Thema erneut auf den Tisch gebracht. Beweglichkeitstraining ist allerdings nicht gleichzusetzen mit dem klassischen statischen Dehnen. Dehnen, ob statisch oder dynamisch, ist vielmehr ein Teil eines ganzheitlichen Beweglichkeitstrainings, genauso wie aktive Gelenkmobilisation und myofasziale Beweglichkeitsübungen. In den letzten zehn Jahren standen vor allem die Faszien im Mittelpunkt der sportwissenschaftlichen Forschung, wodurch die enorme Bedeutung von Beweglichkeit für die Gesundheit deutlich wurde. Sah man die Faszien vor einiger Zeit noch als passives, verbindendes Gewebe, weiß man heute, dass Faszien genauso trainierbar sind wie die Muskulatur. Mit diesem neugewonnenen Wissen über die Faszien und angesichts der Tatsache, dass unser Arbeitsalltag immer bewegungsärmer wird, aber auch aufgrund der demografischen Entwicklung liegt es auf der Hand, durch Beweglichkeitstraining proaktiv die eigene Mobilität in die Hand zu nehmen – und dies nicht nur im Sinne einer erhöhten Beweglichkeit. Durch ein gezieltes Beweglichkeitstraining wird sich automatisch auch die Körperhaltung verbessern und bereits bestehende körperliche Beschwerden werden gelindert.

Neben den Workouts aus diesem Buch sollte ein bewusstes Beweglichkeitstraining auch langfristig in den Alltag integriert werden. Bewegungseinschränkende Verhaltensweisen und unbewusste Haltungsfehler werden so langfristig keinen negativen Einfluss auf die Gesundheit nehmen. Den maximalen Ausprägungsgrad der Beweglichkeit erfährt unser Körper bereits im Alter von zehn bis zwölf Jahren. Bedenkt man, dass sich die Beweglichkeit danach mit zunehmendem Alter vermindert, wird die Bedeutung eines regelmäßigen Beweglichkeitstrainings deutlich.

Wovon unsere Beweglichkeit abhängig ist

Kommen Sie mit Ihren Fingerspitzen an die Fußspitzen? Können Sie die Hände hinter dem Rücken greifen? Sicherlich haben Sie sich in der einen oder anderen Alltagssituation, beim Besuch im Fitnessstudio oder bei einem Yogakurs schon einmal Gedanken über Ihre Beweglichkeit gemacht. Vergleichen Sie sich mit anderen, werden Sie feststellen, dass nicht jeder Körper identisch ist und auch Ihr Körper in verschiedenen

Situationen unterschiedlich auf Bewegung reagiert. Jeder Körper ist einzigartig: Jeder Mensch hat einen anderen Fingerabdruck – das Muster der Haut an den sogenannten Fingerbeeren –, ein anderes Gebiss, einen anderen Knochenbau – demnach eine eigene biologische Individualität. Die Bewegungsfähigkeit eines jeden ist wiederum von zahlreichen unterschiedlichen Faktoren abhängig, die entweder biologische Ursachen haben, wie das Alter, das Geschlecht oder unsere psychische Verfassung, oder auf äußere Umstände zurückzuführen sind, wie etwa die Außentemperatur, die Tageszeit oder ob wir uns frisch fühlen oder bereits müde sind. All diese Faktoren prägen unsere körperliche Verfassung.

Immer mehr Menschen verbringen ihren Tag vorwiegend im Sitzen – zwischen Bürostuhl, Autositz und heimischer Couch. Wer in der Freizeit keinen Sport treibt, lebt meist sehr bewegungsarm. Diese sitzende Lebensweise schränkt auf Dauer die Beweglichkeit deutlich ein. Durch die am Arbeitsplatz oft nach vorn gebeugte Haltung des Oberkörpers – die, stundenlang eingenommen, zur Normalhaltung wird – fällt es vielen Menschen schwer, sich aufzurichten. Greifen Sie mal die Hände hinter dem Rücken. Eine Hand greift von oben, die andere von unten. Prüfen Sie, ob sich Ihre Fingerspitzen zwischen den Schulterblättern berühren oder ob Sie sie sogar greifen können. Wenn kein Kontakt möglich ist, sollten Sie verstärkt an Ihrer Schultermobilität arbeiten, denn mobile Schultern unterstützen Sie bei zahlreichen Bewegungen im Alltag und tragen dazu bei, dieses Gelenk funktionsfähig zu erhalten (hierzu finden Sie die passenden Übungen in Workout 10 »Bewegliche Schultern«, siehe Seite 34/35). Vergleichen Sie bei diesem kleinen Test auch die beiden Körperseiten miteinander. Vielleicht können Sie auch hier Differenzen feststellen.

Bei aller Individualität gibt es jedoch durchaus den einen oder anderen standardisierten Test, um die Beweglichkeit zu überprüfen. Neben der Schultermobilität, die Sie eben gerade überprüfen konnten, gibt es beispielsweise einen weiteren – ganz einfachen – Test, anhand dessen die Beweglichkeit der oft chronisch »verkürzten« Beinrückseite getestet werden kann: den Vorbeugetest.

Die Vorbeuge – ein Beweglichkeitstest

1. Stellen Sie sich aufrecht mit geschlossenen Füßen und gestreckten Beinen hin.
2. Beugen Sie aus der Hüfte den lang gestreckten Oberkörper und senken Sie ihn nach vorn ab. Halten Sie die Beine gestreckt und lassen Sie die Arme nach unten hängen.

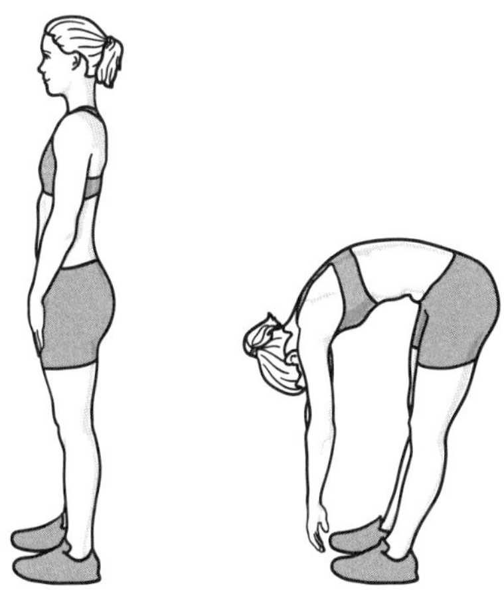

Erreichen Sie den Boden mit den Fingerspitzen? Glückwunsch! Dann haben Sie schon eine sehr gute Flexibilität in der Körperrückseite. Sie kommen nicht zum Boden mit den Fingerspitzen? Sind Ihre Hände noch gut 5, 10 oder 20 oder noch mehr Zentimeter vom Boden entfernt? Machen Sie sich keine Sorgen, damit sind Sie nicht allein. Mangelnde Bewegung, Schonhaltungen und Fehlhaltungen wie das Sitzen mit rundem Rücken und überkreuzten Beinen führen ohne ausgleichende Übungen und Bewegung zu »Verkürzungen«. In diesem Fall ist unsere überwiegend sitzende Lebensweise dafür verantwortlich, dass die Beinrückseiten nicht so flexibel sind, wie sie sein könnten und sollten, und wir uns immer weniger weit nach vorn unten beugen können. Beispielsweise können solch verkürzte Beinrückseiten sogar für Schmerzen im unteren Rücken verantwortlich sein, da sich über das fasziale Bindegewebe Zug und Spannung bis dorthin auswirken können.

Die Workouts in diesem Buch setzen genau dort an. Sie können gezielt Programme auswählen, die Ihre »Verkürzungen« reduzieren und Sie wieder beweglicher machen. Durch das regelmäßige Beweglichkeitstraining werden Sie recht schnell Verbesserungen wahrnehmen können. Führen Sie den Vorbeugetest nach vier bis sechs Wochen nochmals durch und schauen Sie, wie weit Sie jetzt Richtung Boden kommen. Vergleichen Sie den Abstand der Fingerspitzen zum Boden mit dem, als Sie den Test zum ersten Mal gemacht haben. Sie werden sicherlich Fortschritte feststellen können.

Was ist Beweglichkeit und was beeinflusst sie?

Grundsätzlich versteht man unter Beweglichkeit Mobilität und Flexibilität in den Gelenken und Körperstrukturen wie Muskeln und Sehnen. Wie tief kann ich mich beugen? Wie weit kann ich meine Beine, meine Arme, meinen Oberkörper in einer Position strecken? Wie viel Spielraum habe ich in dieser oder jener Bewegung? Wie raumgreifend kann ich eine Geste ausführen, wie weit kann ich mich strecken und beugen? Wie weiter oben bereits angesprochen, gibt es zahlreiche Gründe, die auf unsere körperliche Verfassung in den genannten Punkten Einfluss nehmen.

Körperliche beziehungsweise biologische Einflussfaktoren

- **Alter:** Das Alter hat einen entscheidenden Einfluss auf die Beweglichkeit. Es klingt fast erschreckend: Bereits zu Beginn der Pubertät hat der Mensch sein Höchstmaß an Beweglichkeit erreicht. Das Ausmaß der Beweglichkeit nimmt mit zunehmendem Alter ab, kann aber durch regelmäßiges Training herausgezögert werden, sodass eine gute Beweglichkeit bis ins hohe Alter bestehen bleibt.
- **Abnutzung der Gelenke:** Nicht selten sorgen degenerative Prozesse im Gelenkknorpel, auch als Arthrose bekannt, und damit verbundene Haltungsfehler und Dysbalancen für eine eingeschränkte Beweglichkeit.
- **Geschlecht:** Im Allgemeinen sind Frauen beweglicher als Männer. Ihre Gelenkform unterscheidet sich von denen der Männer, denn weibliche Gelenke sind weniger knöchern limitiert. Frauen haben zudem

in der Regel ein schwächeres Bindegewebe und eine geringere Muskelmasse, was ebenfalls zu einer besseren Beweglichkeit beiträgt.

- **Genetik:** Der Bindegewebstyp wird über die erbliche Veranlagung stark bestimmt. Menschen mit weicherem Bindegewebe weisen gegenüber Menschen mit festerem Bindegewebe eine deutlich höhere Beweglichkeit auf.
- **Körpertemperatur:** Sowohl die Körper- als auch die Umgebungstemperatur haben einen großen Einfluss auf die Beweglichkeit. Je höher die Körpertemperatur ist, desto flexibler und geschmeidiger sind die Muskeln und Sehnen. Aus diesem Grund sollte ein gezieltes Aufwärmen in keinem Trainingsprogramm fehlen.

Psychische Einflussfaktoren

- **Emotionen:** Negative Emotionen wie Angst oder Ärger können die muskuläre Spannung erhöhen und das Körperbild beeinflussen. Wir machen uns klein und ziehen uns sprichwörtlich zurück, was Einfluss auf die gesamte Körperhaltung hat.
- **Stress:** Auch externer Stress wirkt sich auf die Psyche aus. Beweglichkeit ist immer ein Zusammenspiel von Körper und Geist. Stress erhöht erwiesenermaßen den Muskeltonus. Ein erhöhter Muskeltonus macht wiederum unbeweglicher.

Äußere Einflussfaktoren

- **Außentemperatur:** Sowohl die Körper- als auch die Umgebungstemperatur haben einen großen Einfluss auf die Beweglichkeit. Je höher die Außentemperatur ist, desto flexibler sind die Muskeln und Sehnen. Doch Vorsicht, auch dann sollten Sie sich vor jeder Übungseinheit aufwärmen, um Muskulatur und Gelenke auf das Training vorzubereiten. Aus diesem Grund sollte ein gezieltes Aufwärmen in keinem Trainingsprogramm fehlen.
- **Tageszeit:** Am Morgen ist die Beweglichkeit oft etwas eingeschränkt und nimmt im Laufe des Tages zu.
- **Ermüdungsgrad der Muskulatur:** Durch intensives Training ermüdet die Muskulatur und der Tonus, die Muskelspannung, steigt an. Die Folgen sind meist Muskelkater oder ein allgemeines Gefühl der Schwere, was die Beweglichkeit erheblich einschränkt.

Gern verwendete Begriffe unterscheiden

- **Gelenkigkeit:** Die sogenannte Gelenkigkeit ist nicht beeinflussbar durch Training, da die knöchernen Strukturen hier der limitierende Faktor sind.
- **Dehnfähigkeit:** Sie beschreibt die Elastizität der gelenkumgebenden Muskeln, Sehnen, Bänder, Kapseln und der Haut. Diese Faktoren können durch Training beeinflusst werden.

Das sollte in einem Beweglichkeitstraining nicht fehlen

Von schwungvollen, gymnastischen Übungen über klassische, lang gehaltene Dehnpositionen bis hin zu Faszienmassagen mit Rolle und Kugel – in den letzten 30 Jahren hat sich kaum ein anderes sportwissenschaftliches Themengebiet dermaßen weiterentwickelt. Heute weiß man, dass Dehnen allein noch kein effektives und sinnvolles Beweglichkeitstraining ausmacht. Ein Training der Beweglichkeit bedeutet, die Elastizität der Muskeln, Sehnen und Bänder wiederherzustellen. Hierzu sind vor allem aktive und passive sowie statische und dynamische Dehnmethoden hilfreich. Beweglichkeitstraining fördert aber auch eine selbstständige Kraftentwicklung und ein gutes Zusammenspiel der Muskeln untereinander. Damit der Spielraum der Gelenke gezielt genutzt werden kann, dürfen aktive Mobilisationsübungen nicht fehlen. Faszien und Muskeln müssen als eine untrennbare Einheit betrachtet werden. Aus diesem Grund sind Übungen, die speziell die faszialen Strukturen trainieren, in die Workouts integriert. Die Workouts in diesem Buch bauen auf einem ganzheitlichen Vier-Säulen-Modell auf, das nachfolgend erklärt wird.

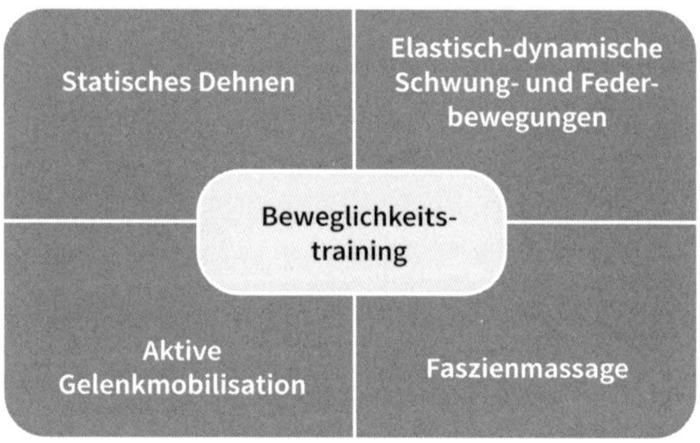

Ein effektives Workout zur Förderung der Beweglichkeit arbeitet mit vier verschiedenen Herangehensweisen, wie sie sich in dem Vier-Säulen-Modell darstellen. Die vier Bereiche – statisches Dehnen, dynamisches Schwingen und Federn, aktive Gelenkmobilisation und Faszienmassage – trainieren unterschiedliche Aspekte in Muskel-, Gelenk- und Bindegewebestrukturen und tragen so zu einer umfassenden Steigerung der Beweglichkeit bei.

Statisches Dehnen

Das statische Halten einer Dehnposition, auch oft als »Stretching« bezeichnet, stellt die derzeit wohl bekannteste Form des Beweglichkeitstrainings dar und wird der Einfachheit halber gern angewandt: Es ist das, was viele sich zuerst unter dem Begriff »Dehnen« vorstellen. Es wird in Stretching-Einheiten, etwa nach einem Workout oder nach einer Laufeinheit, von Freizeitsportlern praktiziert wie auch in manchen Yogastilen gezielt genutzt. Statisches Dehnen sollte nicht vor dem Krafttraining oder anderen Sportarten ausgeführt werden, da dadurch der Muskeltonus reduziert wird, was dem folgenden Training abträglich ist. Es sollte nach dem eigentlichen Training stattfinden. Auf diese Weise wird die Muskulatur wieder gelockert und der Bewegungsradius der Gelenke erhalten oder sogar verbessert. Vor allem nach intensiven Trainingseinheiten, egal ob nach dem Krafttraining im Fitnessstudio oder nach einer langen Laufeinheit, ist das statische Dehnen eine erste regenerative Maßnahme, um den durch das Training erhöhten Tonus, also die Spannung in der Muskulatur, wieder zu senken.

Die Dehnposition wird langsam eingenommen und für mindestens 45 Sekunden bewegungslos gehalten. Durch das langsame Einnehmen der Position kann der Muskel relativ schnell entspannen und das Verletzungsrisiko ist sehr gering.

Elastisch-dynamische Schwung- und Federbewegungen

Schwünge und Federbewegungen sprechen vor allem dasjenige Bindegewebe an, das einen Muskel wie eine Hülle umgibt. Es wird auch myofasziales Bindegewebe genannt. Der erste Teil dieses Begriffs – myo – leitet sich aus dem griechischen Wort für Muskel ab, faszial geht auf das lateinische Wort *fascia* für »Band/Bandage« zurück. Die weit ausladenden Schwungbewegungen ermöglichen einen großen Bewegungsspielraum im Gelenk, ohne dass die Muskulatur dabei aktiv werden muss, da die Zielbewegung meist durch eine Gegenbewegung initiiert wird. Wohingegen das Federn und Wippen, also kleine, rhythmische Bewegungen mit deutlich geringerer Bewegungsamplitude, in bereits eingenommenen Dehnpositionen ausgeführt wird. Empfohlen wird auch hier eine Belastungsdauer von circa 60 bis 90 Sekunden oder eine Wiederholungszahl von 15 bis 20.

Aktive Gelenkmobilisation

Hier kommt das Zusammenspiel von Muskulatur und Nervensystem ins Spiel. Bei den gelenkmobilisierenden Übungen wird über das Nervensystem die Muskulatur aktiv und willkürlich gesteuert, um neben der Flexibilität auch die motorische Kontrolle und Kraft zu trainieren. Diese Übungen sind gleichzeitig ein effektives Training für das Nervensystem. In der Regel werden auch diese Übungen, je nach Komplexität, 10- bis 20-mal je Seite wiederholt.

Faszienmassage mit unterschiedlichen Tools

An dieser Stelle kommen Faszienrollen und Faszienkugeln zum Einsatz, um die Faszien auszurollen, was einen massageähnlichen Effekt hat. Verhärtungen und Verklebungen werden dabei gelöst, die Durchblutung wird angeregt und die Spannung der Muskulatur deutlich reduziert. Schon nach dem ersten Rollen ist deutlich zu spüren, dass sich alles weicher, entspannter und beweglicher anfühlt. Führen Sie die Übungen langsam und bewusst aus, sodass Sie jede Körperpartie mindestens 1 bis 2 Minuten massieren.

Die klassische Faszienrolle hat eine ganz normale Rollenform mit glatter Oberfläche. In der Regel ist die Rolle zwischen 30 und 45 Zentimeter lang und besitzt einen Durchmesser von ungefähr 15 Zentimetern. Im Prinzip lassen sich mit dieser Rollengröße alle großen, flächigen Körperpartien ausrollen. Für kleinere Partien, wie die Unterarme, oder sogenannte Triggerpunkte – auf bestimmte Stellen begrenzte, druckempfindliche Muskelverhärtungen, die sich als kleine Knötchen ertasten lassen und von denen Schmerzen ausgehen können – werden kürzere Rollen mit einem geringeren Durchmesser verwendet. Sie haben in der Regel eine Länge von ungefähr 15 Zentimetern und einen Durchmesser von maximal 6 Zentimetern und sind somit deutlich kleiner und handlicher als die großen Rollen. Diese Rollen im Miniformat sind auch praktisch zum Mitnehmen.

Als Kugel eignen sich neben den offiziellen Faszienprodukten auch Lacrosse-Bälle, Tennisbälle oder Golfbälle. Je nachdem, wie verspannt und schmerzempfindlich Sie sind, können Sie bei den Hilfsmitteln von »sehr weich und nachgiebig« bis »hart und klein« wählen und für jede Körperpartie die passende Kugel nutzen.

Die Praxis – der Aufbau der Workouts

»Keep it simple!«, sollte das Motto lauten. Ob Einsteiger oder erfahrener Sportler – mit dem einfachen und strukturierten Aufbau der Trainingspläne kann jeder direkt mit dem Beweglichkeitstraining starten. Das Besondere an diesen Plänen ist, dass Sie nicht wahllos starten, sondern sich entsprechend Ihrer Zielsetzung, Ihres Zeitfensters und eventueller Beschwerden den passenden Plan aussuchen. Dadurch ist es möglich, effektiv und zielorientiert zu trainieren. Die Workouts sind so aufgebaut, dass sie jederzeit und überall durchgeführt werden können. Als zusätzliches Equipment benötigen Sie maximal eine Matte und Faszienrolle oder Faszienkugel. Achten Sie dazu auf die Angaben bei den Trainingsplänen.

Die richtige Zeit für das Training finden

Die Workouts sind nach thematischen Schwerpunkten aufgebaut. Ob einzelne Körperpartien, Beschwerdebilder, Sportarten oder Tageszeiten – die Übungen sind so gewählt, dass sie keinerlei Vorbereitung benötigen und als eigenständiges Training durchgeführt werden können. Die Kombination mit einer anderen Trainingseinheit ist allerdings empfehlenswert. So wirkt sich beispielsweise das Beweglichkeitstraining im Anschluss an ein Kraft- oder Ausdauertraining positiv auf die Regeneration aus. Auch das Einbauen eines Beweglichkeitstrainings vor sportlichen Belastungen kann in einigen Fällen sinnvoll sein. Gerade bei Workouts mit viel aktiver Gelenkmobilisation wird der Körper auf die folgende Belastung vorbereitet und aufgewärmt. Zu möglichen Kombinationen finden Sie die entsprechenden Hinweise im jeweiligen Workout.

Die korrekte Körperhaltung

Beim Beweglichkeitstraining ist die richtige Ausgangsposition und korrekte Übungsdurchführung entscheidend, um die gewünschten Körperpartien zu erreichen und von der vollen Effektivität der Übungen zu profitieren. Die Ausrichtung des Beckens und der Wirbelsäule spielt dabei eine ganz entscheidende Rolle. Wenn nicht anders in der Übungsausführung beschrieben, achten Sie auf die folgenden Punkte:

- Das Becken ist mittig ausgerichtet.
- Die Wirbelsäule ist aufrecht und gerade.
- Die Schultern bewegen sich stets weg von den Ohren.
- Der Kopf befindet sich in Verlängerung der Wirbelsäule.

Wiederholungszahlen, Übungsdauer und Sätze – die Workouts verstehen

Jedes Workout enthält der Übersichtlichkeit halber eine Tabelle mit sämtlichen Übungen und ist durchgängig illustriert. Sie finden so auf einen Blick alle Informationen, die Sie für das gesamte Workout benötigen.

Die Übungsausführung und die Übungsdauer, also wie lange eine Übung gehalten wird, beziehungsweise die Wiederholungszahl wird neben dem Übungsnamen in einer separaten Spalte angegeben. Die Art der Ausführung und somit auch, ob Sie in Wiederholungen oder nach Zeit trainieren, ist abhängig davon, zu welcher Kategorie die Übung zählt. Hier eine Übersicht, an der Sie sich orientieren können:

Art	Ausführung	Dauer oder Wiederholungen (Angaben für jeweils eine Körperseite, danach Seitenwechsel)	Sätze
Dehnen	statisch haltend	45–90 Sekunden	2–3
Schwingen und Federn	elastisch dynamisch	60–90 Sekunden bei kleinen Federungen, 15–20 Wiederholungen bei großen Schwüngen	2–3
Aktive Gelenkmobilisation	kontrolliert dynamisch	15–20 Wiederholungen	2–3
Faszienmassage	bewusst rollend	1–2 Minuten	1

In der Regel werden je Übung zwei Sätze empfohlen. Das bedeutet, dass nach der Durchführung der Übung eine kurze Pause eingelegt wird und dann die Übung mit der gleichen Dauer oder Wiederholungszahl wiederholt wird (zweiter Satz). Beachten Sie auch die Angaben zum Seitenwechsel. Ein Satz umfasst die Durchführung auf beiden Seiten. Sollte Ihr Zeitbudget für das ausgewählte Programm nicht ausreichen, reduzieren Sie die Satzzahl, das heißt, Sie verzichten auf den zweiten Satz und führen jede Übung nur einmal in der angegebenen Wiederholungszahl oder Dauer aus.

Regelmäßigkeit für langfristigen Erfolg

Um langfristig die Beweglichkeit zu verbessern, sollten Sie sich regelmäßig drei- bis fünfmal pro Woche Zeit nehmen. Hier zählt Regelmäßigkeit vor Intensität. Mit den 50 Workouts in diesem Buch haben Sie eine abwechslungsreiche Auswahl zur Hand.

Die Workouts

2

1 Rundum beweglich für Einsteiger – Kurzprogramm 1

1 2 3

Trainingsdauer: 20 Minuten
Equipment: Matte

	Übungen	Ausführung	Dauer/Wiederholungen je Seite	Sätze	Seitenwechsel	Seite
1	Einseitiges Armschwingen	dynamisch	15 Wdh.	2	x	127
2	Seitliches Strecken mit Wippen	federn	45 Sek.	2	x	128
3	Drehsitz	halten	45 Sek.	2	x	119
4	Dehnung der Beinrückseite	halten	45 Sek.	2	x	122
5	Liegende Hüftdehnung	halten	45 Sek.	2	x	121
6	Kindposition	halten	60 Sek.	1		119

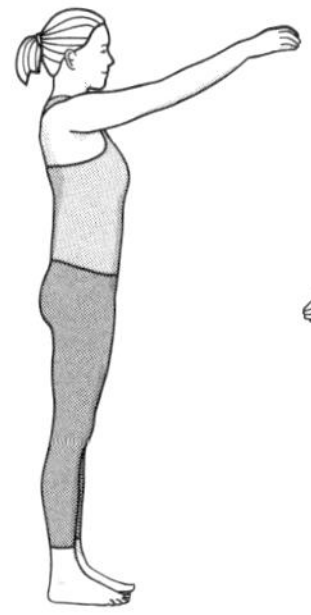

1 Einseitiges Armschwingen

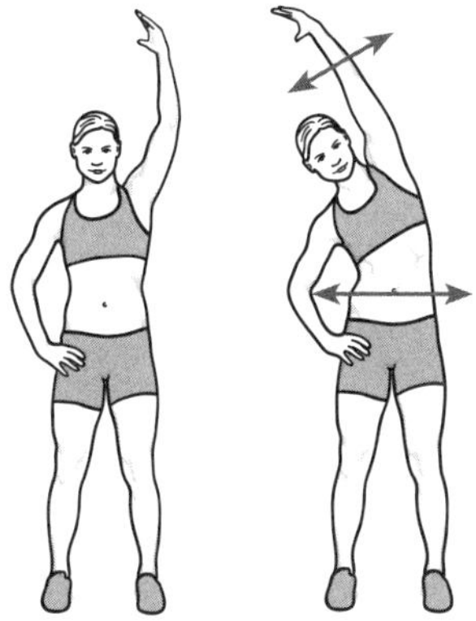

2 Seitliches Strecken mit Wippen

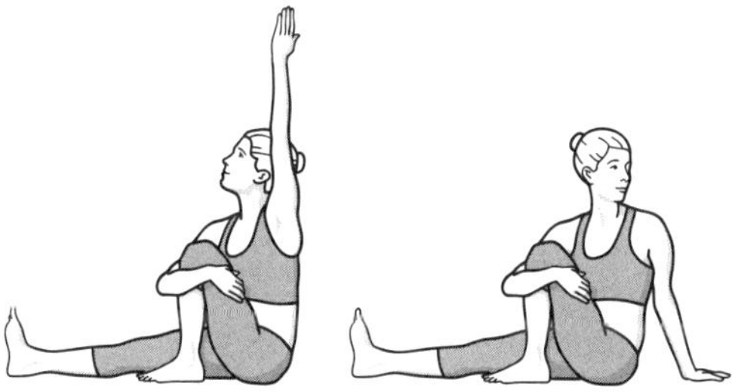

3 Drehsitz

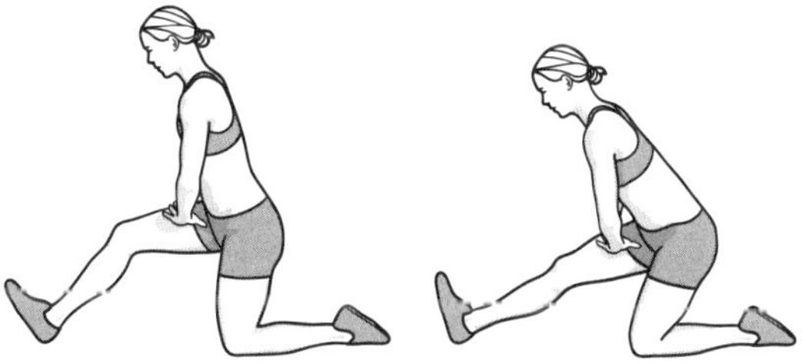

4 Dehnung der Beinrückseite

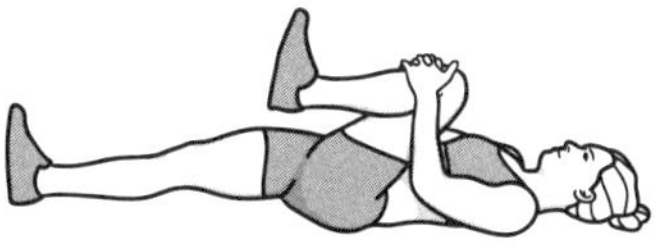

5 Liegende Hüftdehnung

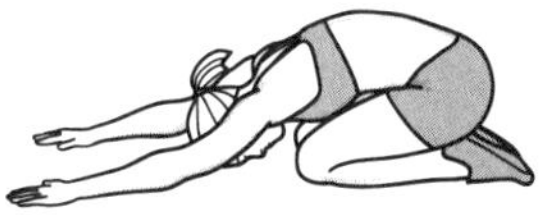

6 Kindposition

2 Rundum beweglich für Einsteiger – Kurzprogramm 2

1 2 3

Trainingsdauer: 20 Minuten
Equipment: Matte

	Übungen	Ausführung	Dauer/Wiederholungen je Seite	Sätze	Seitenwechsel	Seite
1	Schulterkreisen	dynamisch	20 Wdh.	2		132
2	Katze und Kuh	dynamisch	15 Wdh.	2		134
3	Rotation aus dem Vierfüßlerstand	dynamisch	10 Wdh.	2	x	135
4	Hüftdehnung im Ausfallschritt	halten	45 Sek.	2	x	120
5	Liegende Gesäßdehnung	halten	45 Sek.	2	x	120
6	Liegende Rotation	halten	60 Sek.	1	x	119

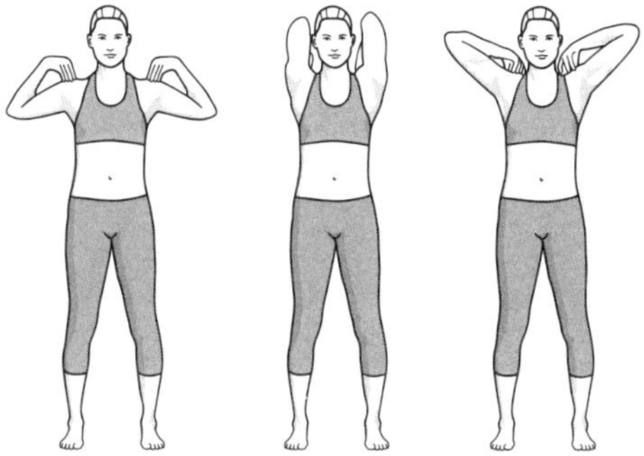

1 Schulterkreisen

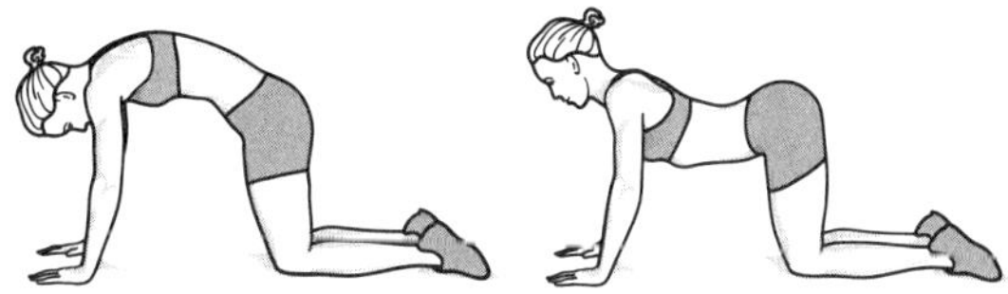

2 Katze und Kuh

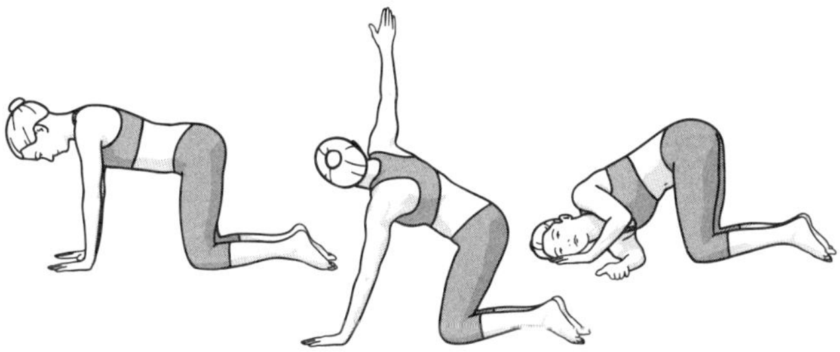

3 Rotation aus dem Vierfüßlerstand

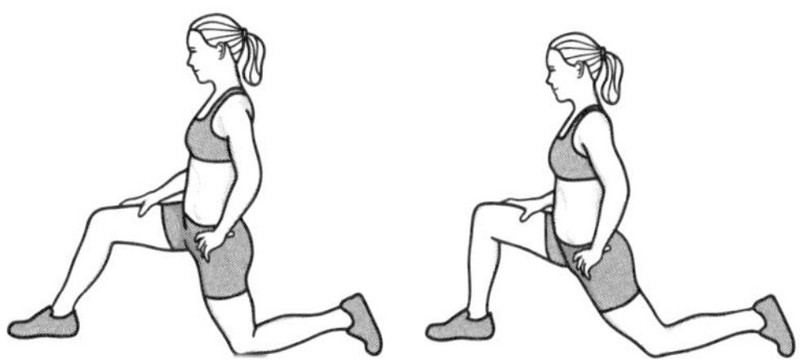

4 Hüftdehnung im Ausfallschritt

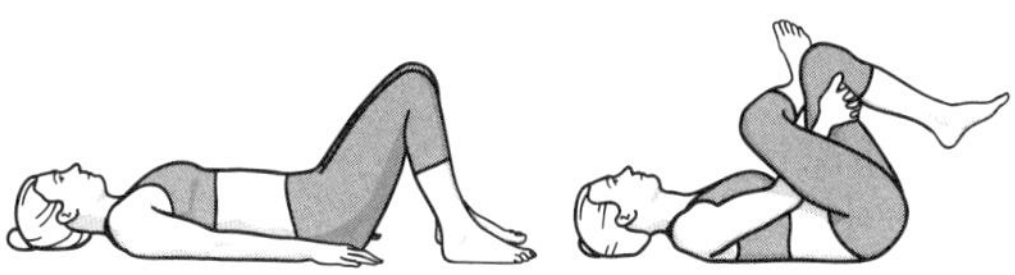

5 Liegende Gesäßdehnung

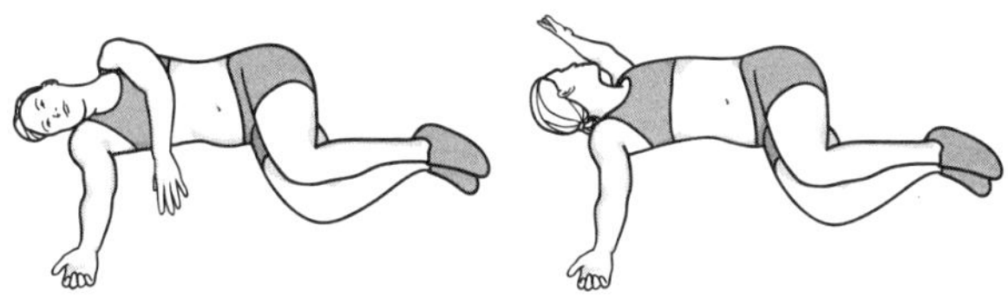

6 Liegende Rotation

3 Rundum beweglich für Einsteiger 1

Trainingsdauer: 45 Minuten
Equipment: Matte

1 2 3

	Übungen	Ausführung	Dauer/Wiederholungen je Seite	Sätze	Seitenwechsel	Seite
1	Kopfkreisen	dynamisch	10 Wdh.	1		131
2	Armschwingen vor dem Körper	dynamisch	15 Wdh.	2	x	127
3	Versetztes Armkreisen	dynamisch	15 Wdh.	2	x	128
4	Brustmuskeldehnung	halten	45 Sek.	2		118
5	Beinschwingen	dynamisch	15 Wdh.	2	x	129
6	Stehende Vorbeuge	halten	45 Sek.	2		122
7	Hüftmobilisation aus dem Ausfallschritt	dynamisch	10 Wdh.	2	x	138
8	Ausfallschritt mit Rotation	dynamisch	10 Wdh.	2	x	136
9	Schneidersitz mit Vorbeuge	halten	45 Sek.	2		121
10	Hüftwiegen	federn	60 Sek.	1	x	129

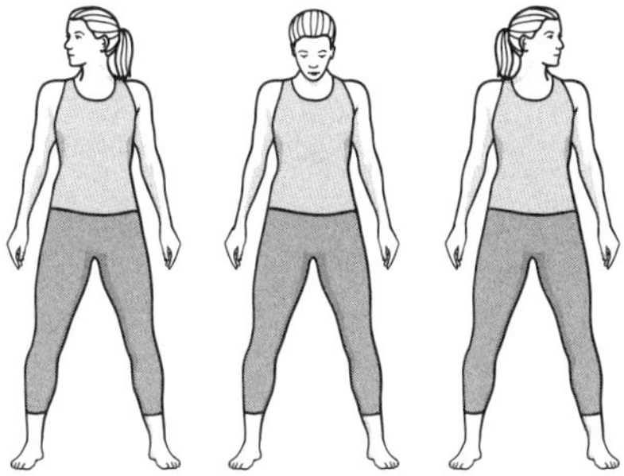

1 Kopfkreisen

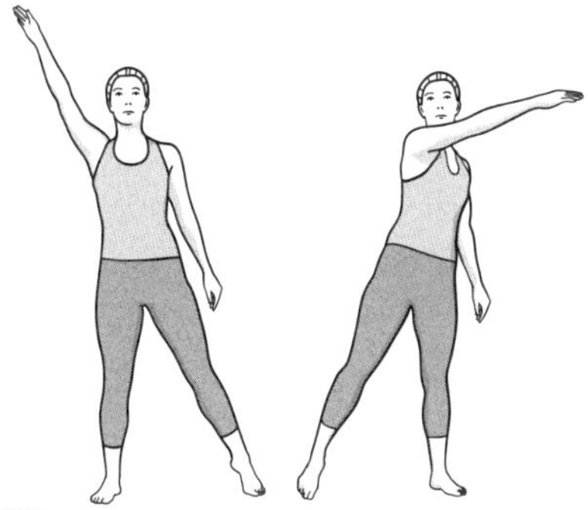

2 Armschwingen vor dem Körper

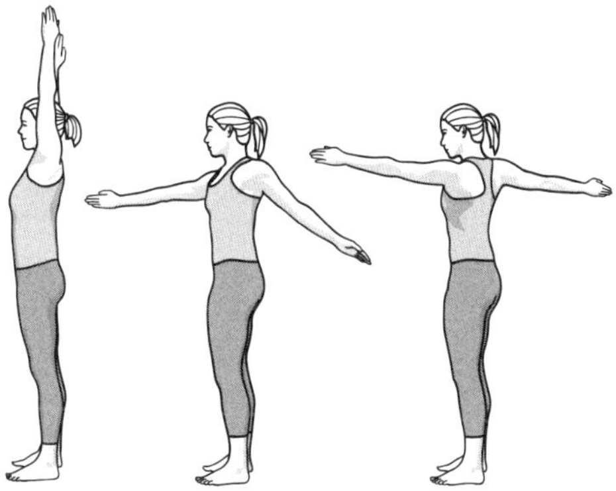

3 Versetztes Armkreisen

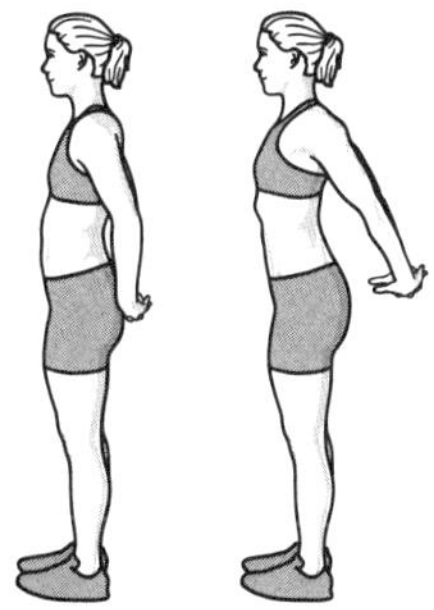

4 Brustmuskeldehnung

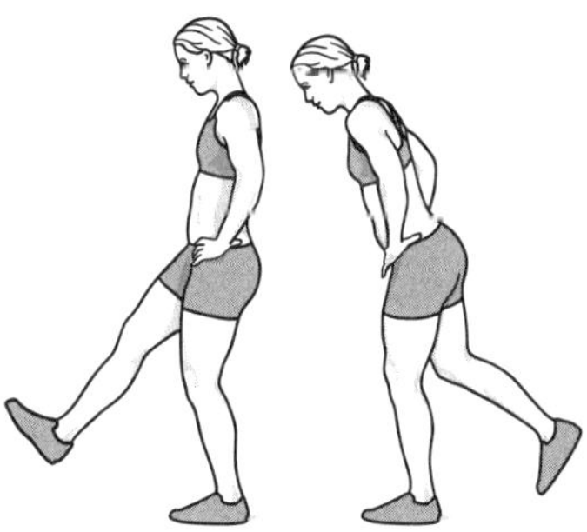

5 Beinschwingen

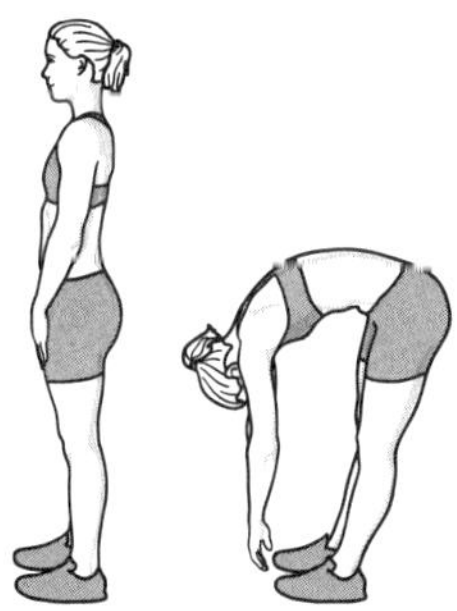

6 Stehende Vorbeuge

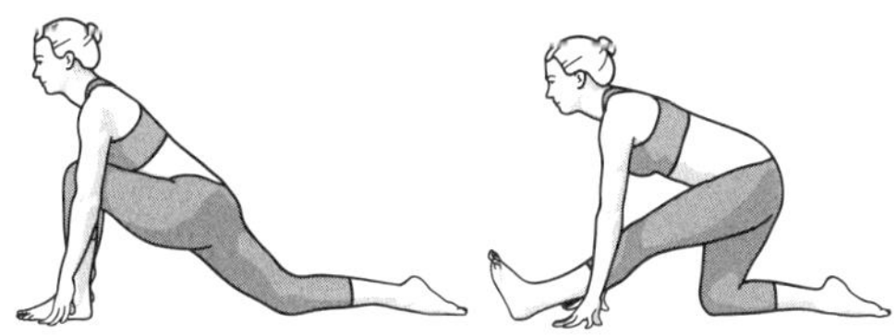

7 Hüftmobilisation aus dem Ausfallschritt

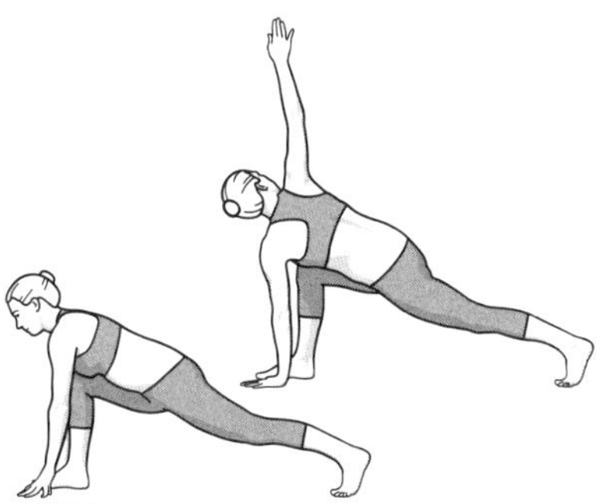

8 Ausfallschritt mit Rotation

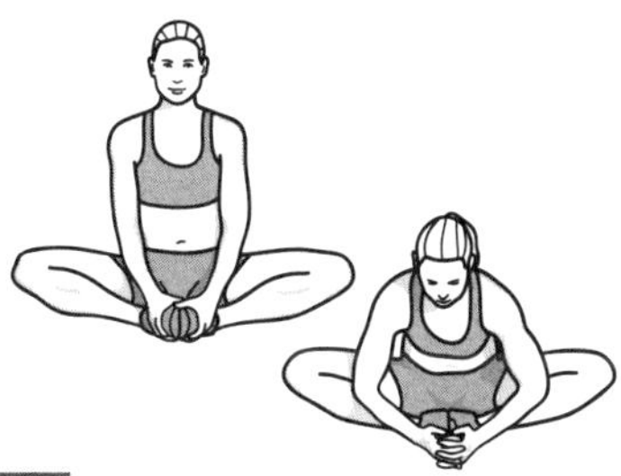

9 Schneidersitz mit Vorbeuge

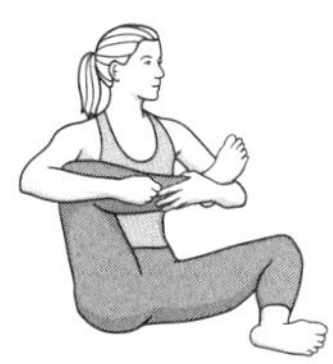

10 Hüftwiegen

4 Rundum beweglich für Einsteiger 2

Trainingsdauer: 45 Minuten
Equipment: Matte, Faszienrolle und Faszienkugel

1 2 3

	Übungen	Ausführung	Dauer/Wiederholungen je Seite	Sätze	Seitenwechsel	Seite
1	Fußsohle abrollen	rollen	90 Sek.	1	x	127
2	Wippende Vorbeuge	federn	60 Sek.	2		131
3	Gehender Hund	dynamisch	20 Wdh.	2		138
4	Oberschenkelvorderseite abrollen	rollen	90 Sek.	1	x	125
5	Oberkörperheben aus der Bauchlage	dynamisch	10 Wdh.	2		135
6	Schultermobilisation mit der Rolle	rollen	15 Wdh.	2		132
7	Diagonales Strecken und Beugen aus dem Vierfüßlerstand	dynamisch	10 Wdh.	2	x	134
8	Ausfallschritt mit Rotation	dynamisch	10 Wdh.	2	x	136
9	Hüftmobilisation aus dem Hürdensitz	dynamisch	10 Wdh.	2		137
10	Gesäßmassage mit der Kugel	rollen	90 Sek.	1	x	125

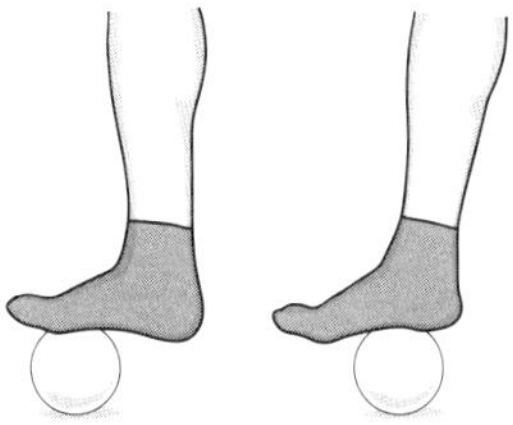

1 Fußsohle abrollen

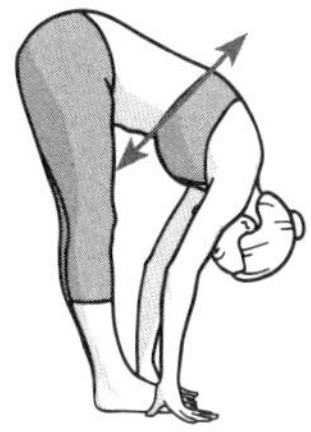

2 Wippende Vorbeuge

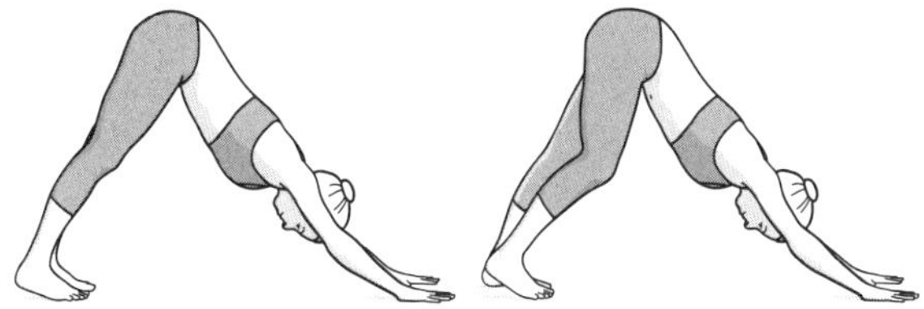

3 Gehender Hund

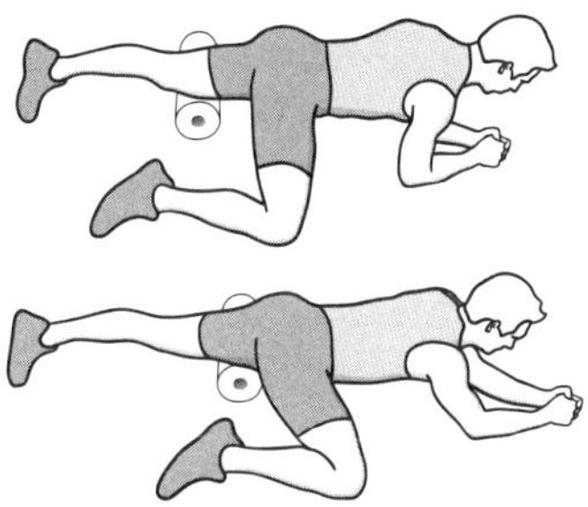

4 Oberschenkelvorderseite abrollen

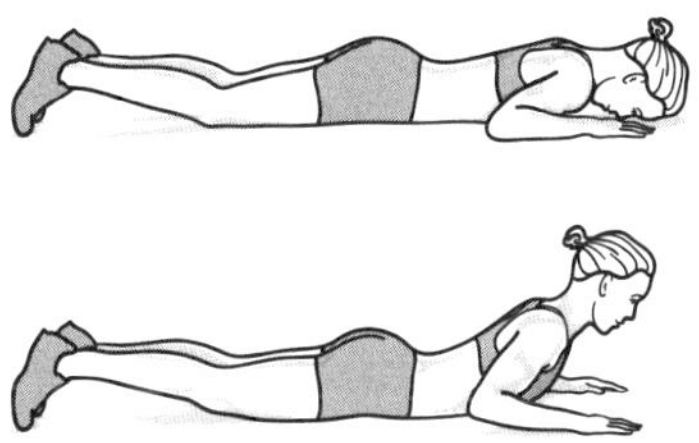

5 Oberkörperheben aus der Bauchlage

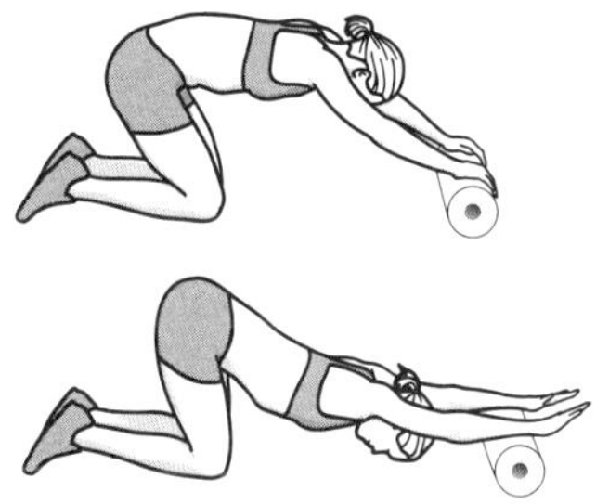

6 Schultermobilisation mit der Rolle

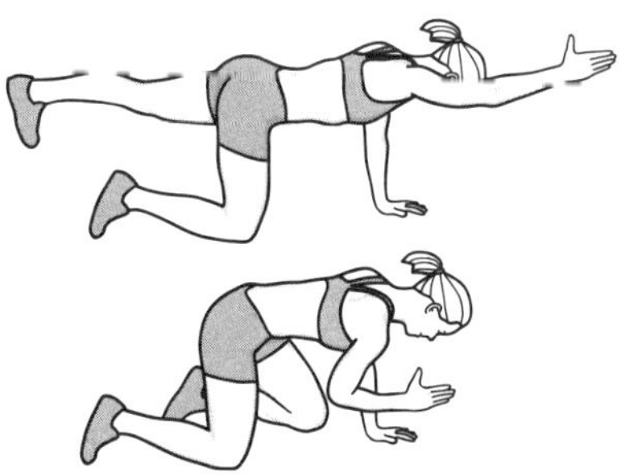

7 Diagonales Strecken und Beugen aus dem Vierfüßlerstand

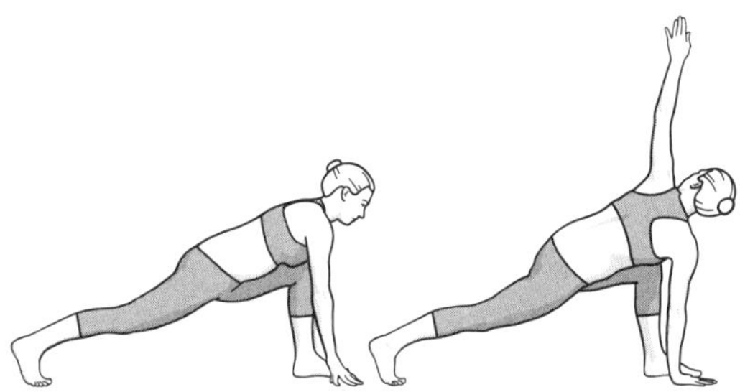

8 Ausfallschritt mit Rotation

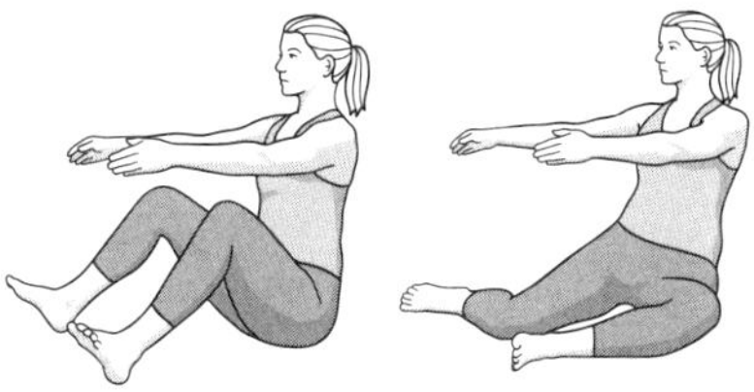

9 Hüftmobilisation aus dem Hürdensitz

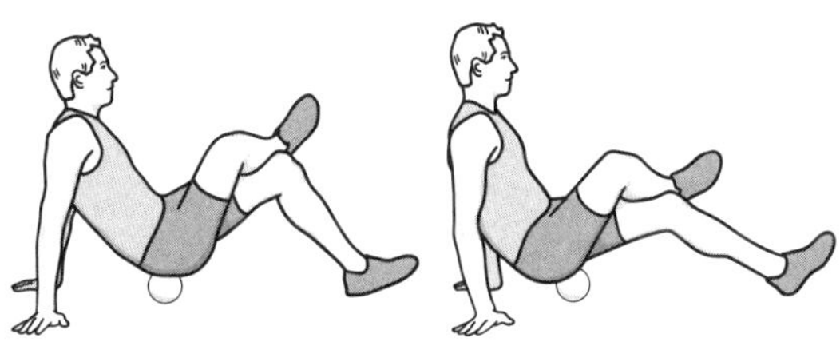

10 Gesäßmassage mit der Kugel

5 Rundum beweglich für Geübte – Kurzprogramm 1

1 **2** 3

Trainingsdauer: 20 Minuten
Equipment: Matte

	Übungen	Ausführung	Dauer/Wiederholungen je Seite	Sätze	Seitenwechsel	Seite
1	Schulterspirale	dynamisch	10 Wdh.	1	x	133
2	Seitliches Strecken mit Wippen	federn	60 Sek.	1	x	128
3	Standwaage	dynamisch	10 Wdh.	2	x	137
4	Herabschauender Hund mit Oberkörperfedern	federn	60 Sek.	2		129
5	Hocke mit Rotation	dynamisch	10 Wdh.	2		141
6	Liegende Rotation	halten	60 Sek.		x	119

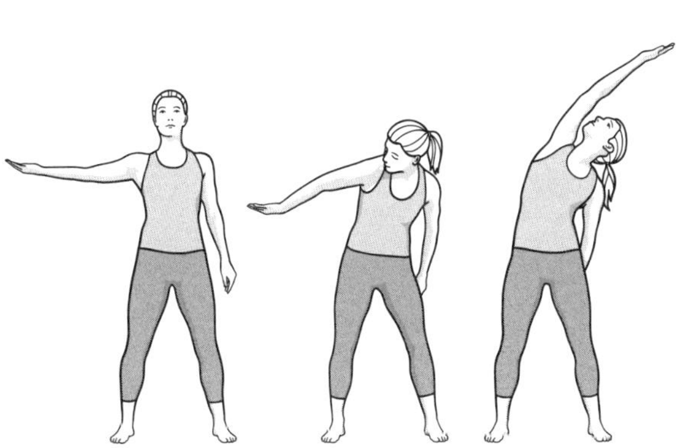

1 Schulterspirale

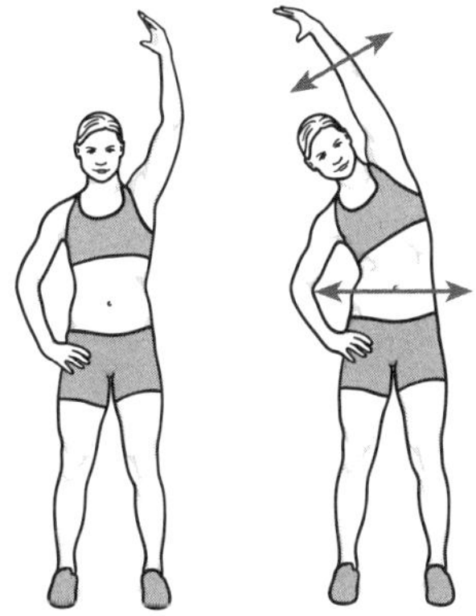

2 Seitliches Strecken mit Wippen

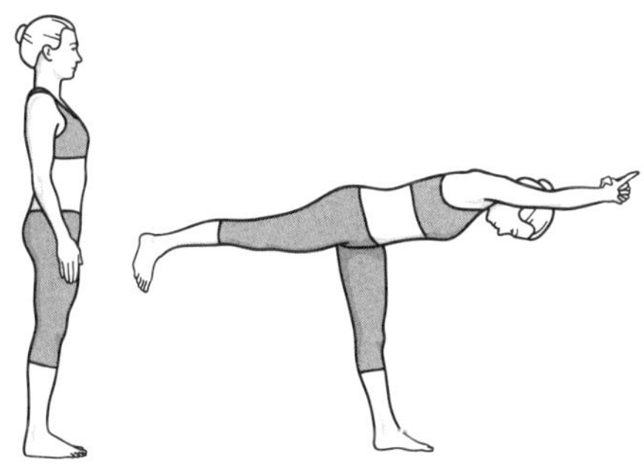

3 Standwaage

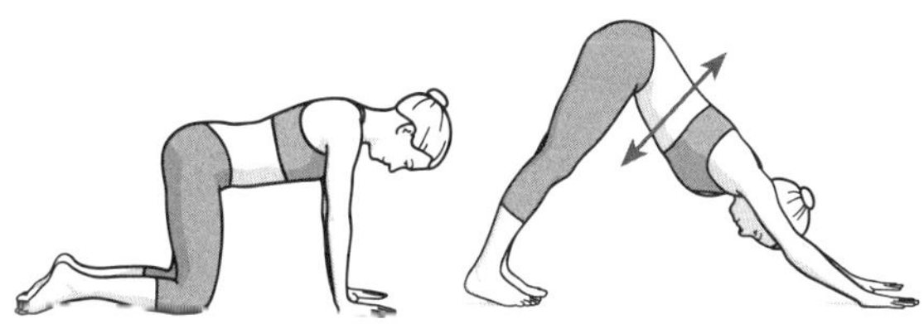

4 Herabschauender Hund mit Oberkörperfedern

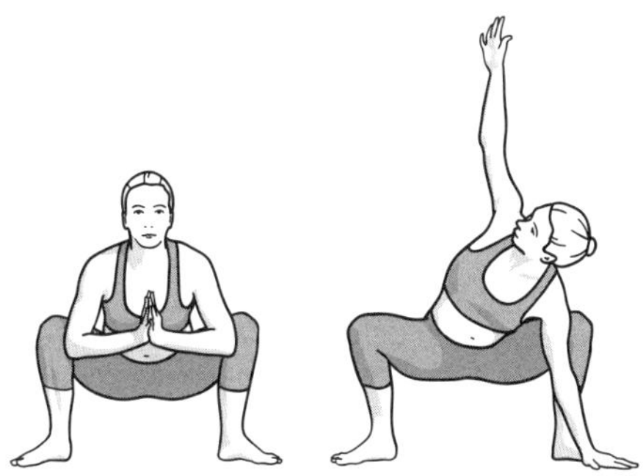

5 Hocke mit Rotation

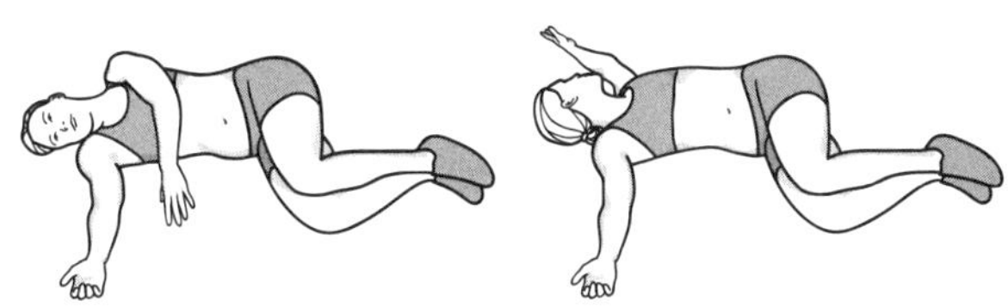

6 Liegende Rotation

6 Rundum beweglich für Geübte – Kurzprogramm 2

1 **2** 3

Trainingsdauer: 20 Minuten
Equipment: Matte, Handtuch, Faszienrolle

	Übungen	Ausführung	Dauer/Wiederholungen je Seite	Sätze	Seitenwechsel	Seite
1	Schulteraußen- und -innenrotation	dynamisch	10 Wdh.	2		132
2	Schulterzirkel	dynamisch	15 Wdh.	2		133
3	Mobilisation über der Rolle	dynamisch	15 Wdh.	2		136
4	Hüftmobilisation aus dem Ausfallschritt	dynamisch	10 Wdh.	2	x	138
5	Grätsche mit Vorbeuge	halten	60–90 Sek.	2		122
6	Taube	halten	60–90 Sek.	1	x	120

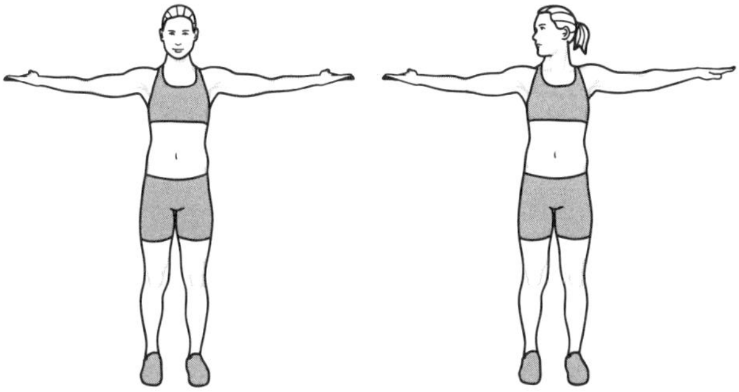

1 Schulteraußen- und -innenrotation

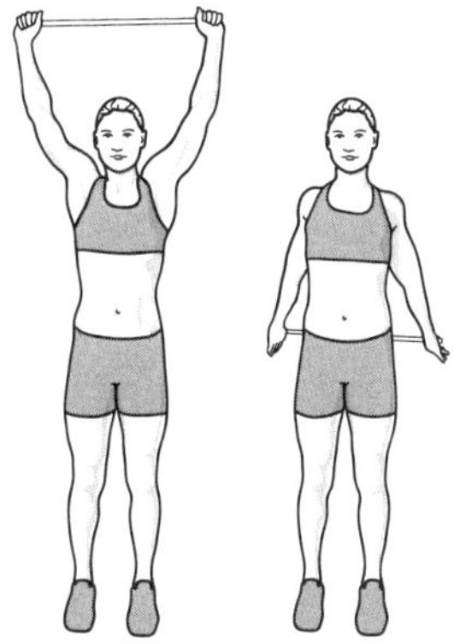

2 Schulterzirkel

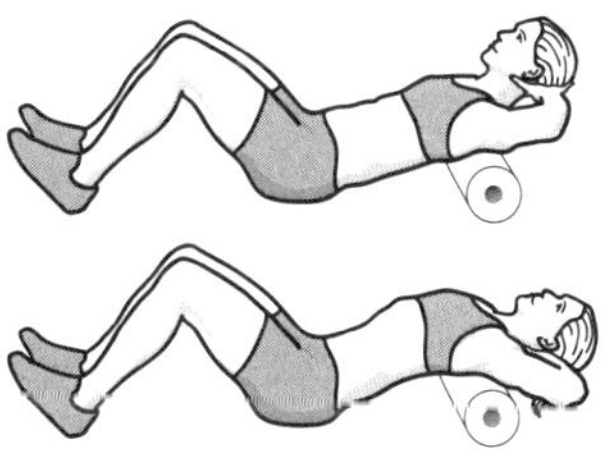

3 Mobilisation über der Rolle

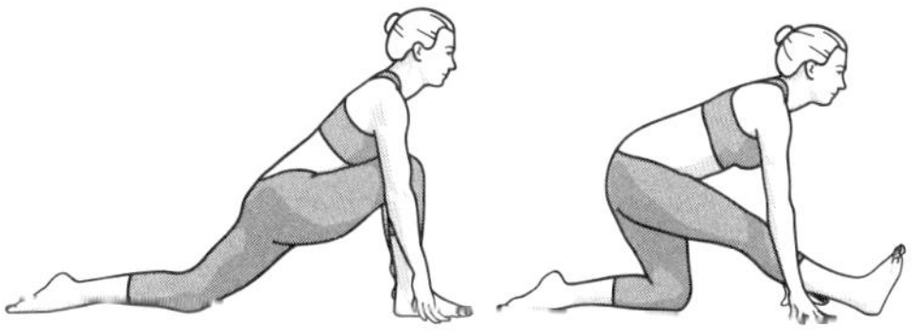

4 Hüftmobilisation aus dem Ausfallschritt

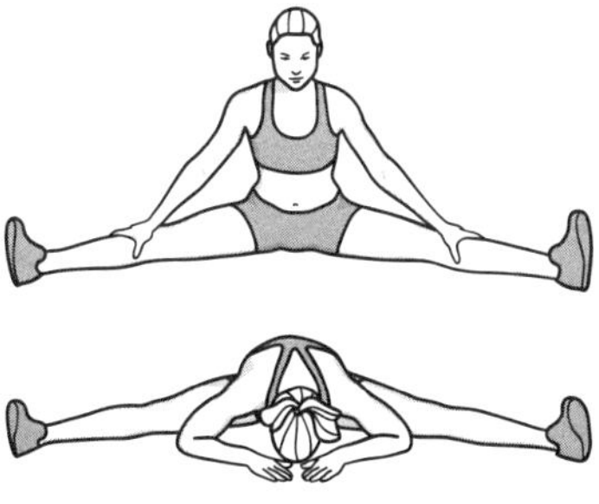

5 Grätsche mit Vorbeuge

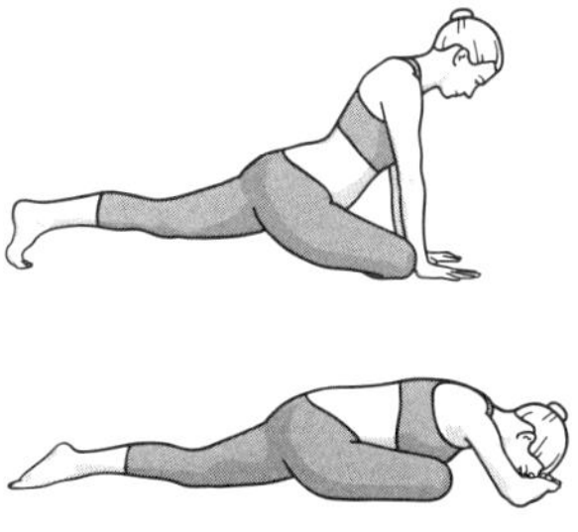

6 Taube

7 Rundum beweglich für Geübte 1

Trainingsdauer: 45 Minuten
Equipment: Matte

1 **2** 3

	Übungen	Ausführung	Dauer/Wiederholungen je Seite	Sätze	Seitenwechsel	Seite
1	Fußkreisen	dynamisch	15 Wdh.	1	x	140
2	Standwaage	dynamisch	10 Wdh.	2	x	137
3	Gehender Hund	dynamisch	20 Wdh.	2		138
4	Herabschauender Hund mit Oberkörperfedern	federn	60 Sek.	2		129
5	Rotation aus dem Vierfüßlerstand	dynamisch	15 Wdh.	2	x	135
6	Dreibeiniger Hund	dynamisch	10 Wdh.	2	x	140
7	Hocke mit Rotation	dynamisch	10 Wdh.	2		141
8	Oberkörperpendeln in der Grätsche	dynamisch	20 Wdh.	2		130
9	Beinrückseite federn	federn	60 Sek.	1	x	130

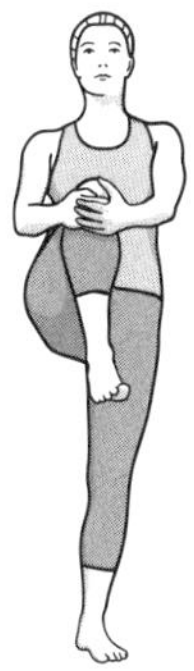

1 Fußkreisen

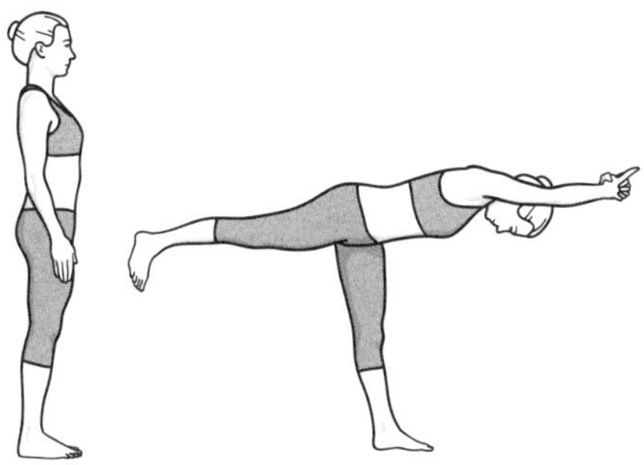

2 Standwaage

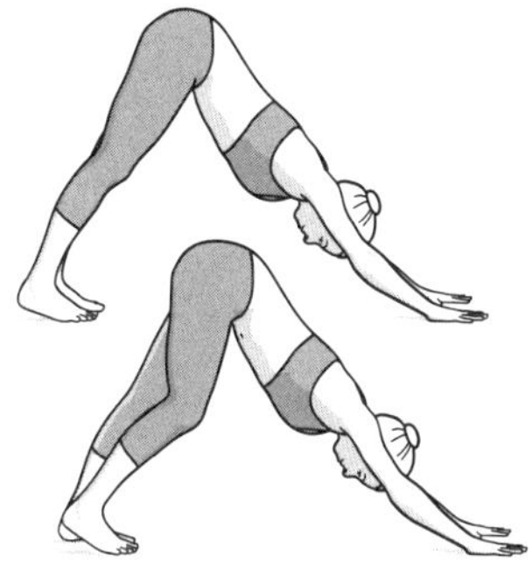

3 Gehender Hund

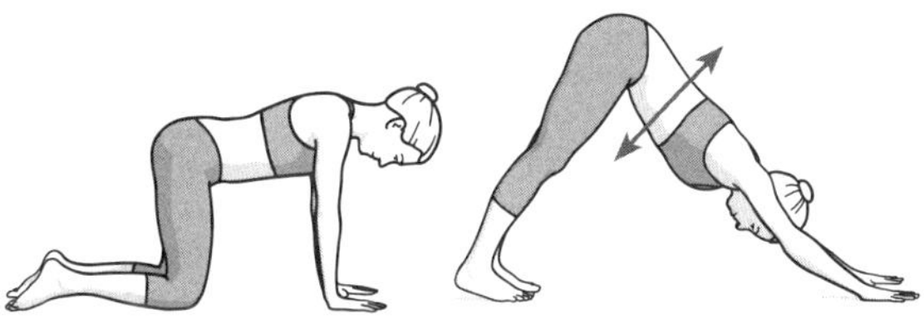

4 Herabschauender Hund mit Oberkörperfedern

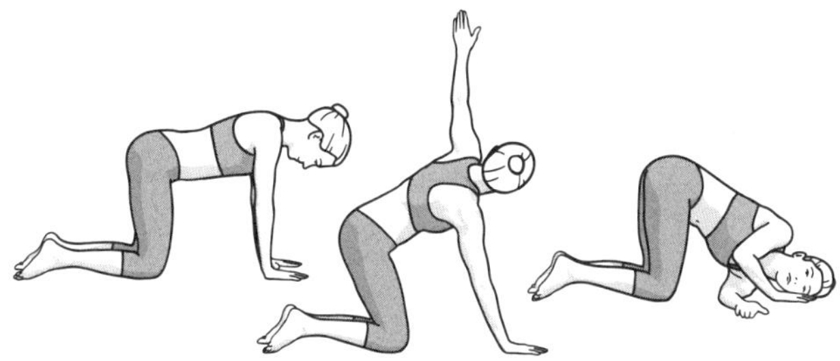

5 Rotation aus dem Vierfüßlerstand

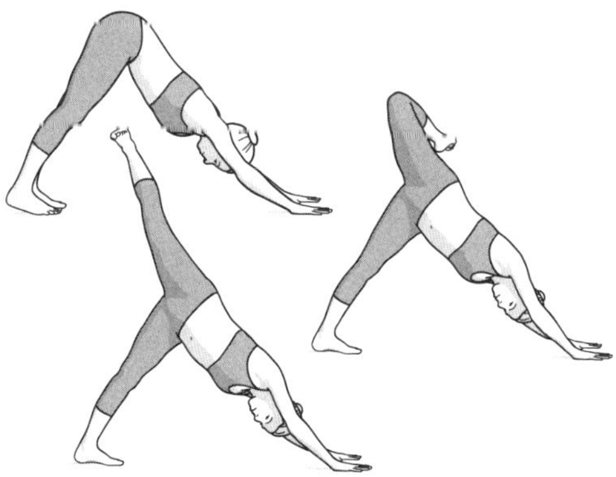

6 Dreibeiniger Hund

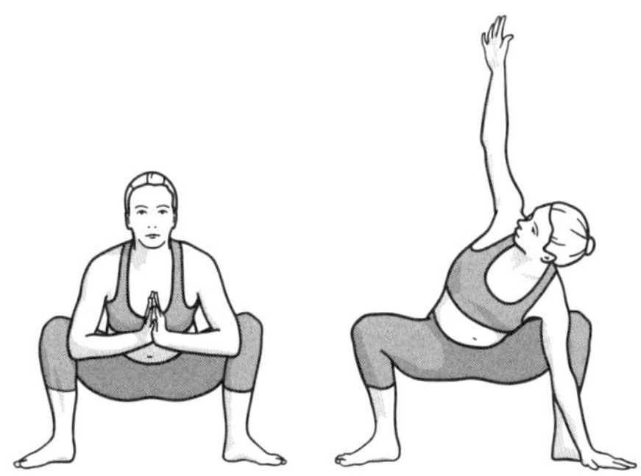

7 Hocke mit Rotation

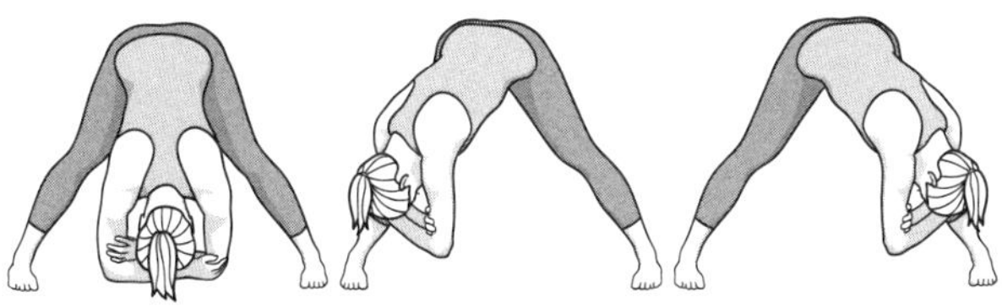

8 Oberkörperpendeln in der Grätsche

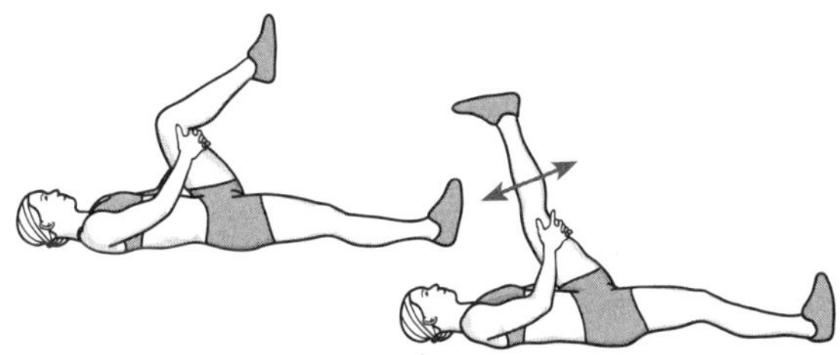

9 Beinrückseite federn

8 Rundum beweglich für Geübte 2

Trainingsdauer: 30 Minuten
Equipment: Matte und Faszienrolle

1 **2** 3

	Übungen	Ausführung	Dauer/Wiederholungen je Seite	Sätze	Seitenwechsel	Seite
1	Versetztes Armkreisen	dynamisch	10 Wdh.	2	x	128
2	Schulterspirale	dynamisch	10 Wdh.	2	x	133
3	Brustmuskeldehnung	halten	60 Sek.	2		118
4	Herabschauender Hund und Planke	dynamisch	15 Wdh.	2		139
5	Ausfallschritt mit Rotation	dynamisch	10 Wdh.	2	x	136
6	Wippende Vorbeuge	federn	60 Sek.	2		131
7	Oberschenkelaußenseite abrollen	rollen	90 Sek.	1	x	126
8	Oberschenkelvorderseite abrollen	rollen	90 Sek.	1	x	125
9	Oberen Rücken liegend abrollen	rollen	2 Min.	1		124
10	Nackenmassage	rollen	2 Min.	1		123

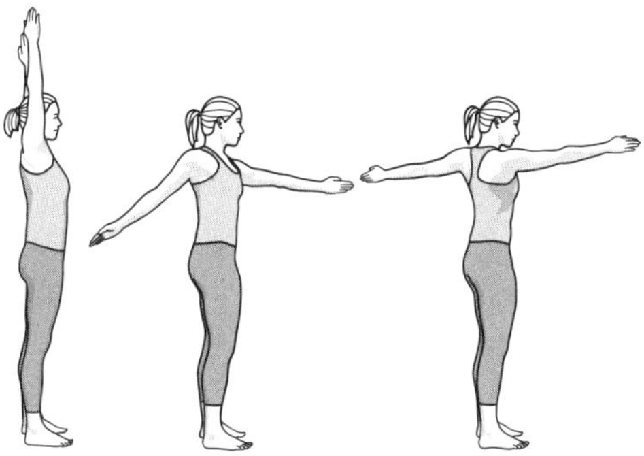

1 Versetztes Armkreisen

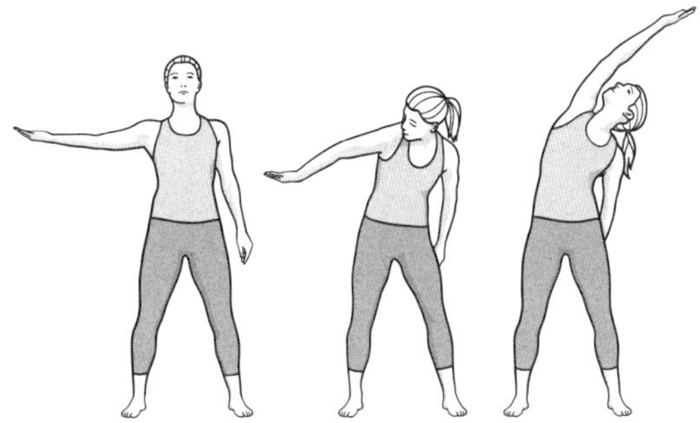

2 Schulterspirale

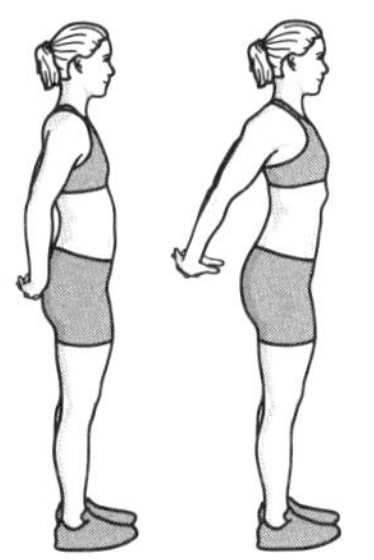

3 Brustmuskeldehnung

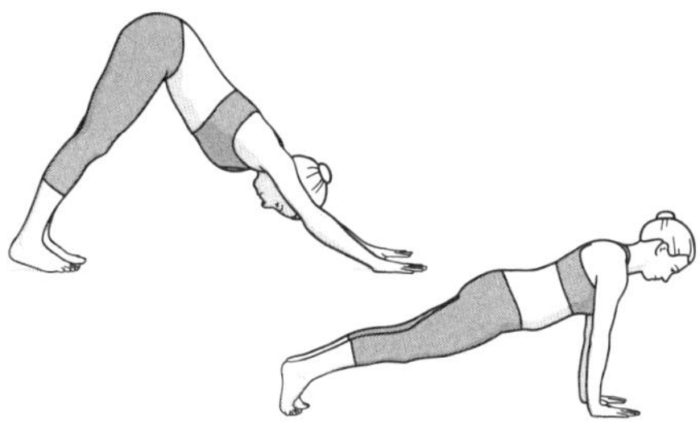

4 Herabschauender Hund und Planke

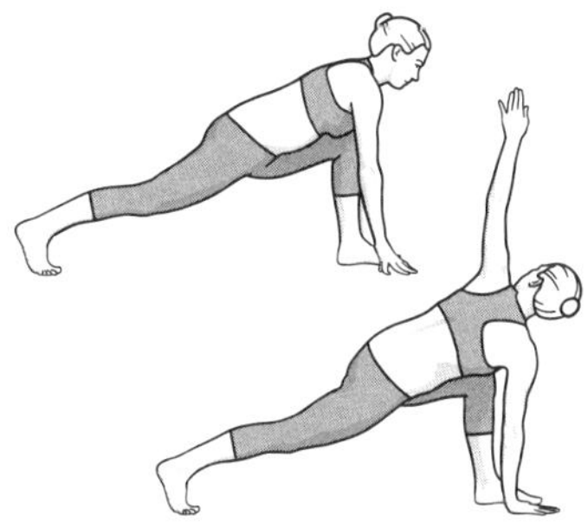

5 Ausfallschritt mit Rotation

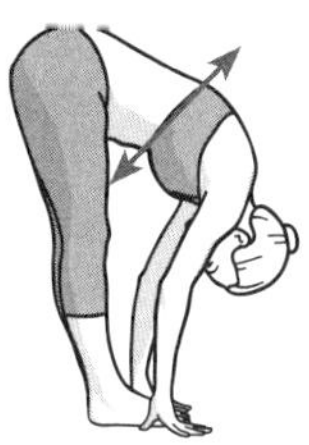

6 Wippende Vorbeuge

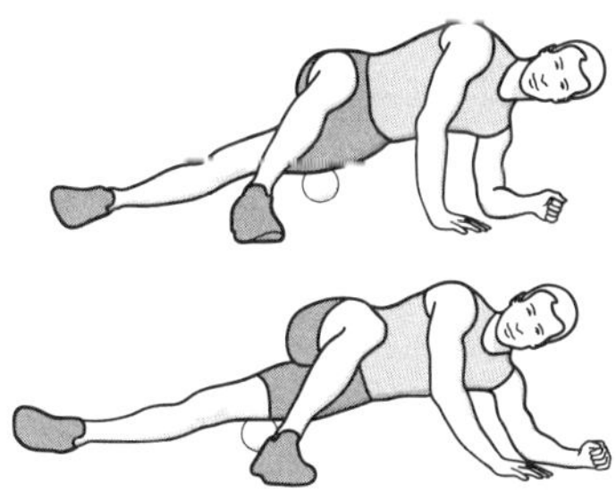

7 Oberschenkelaußenseite abrollen

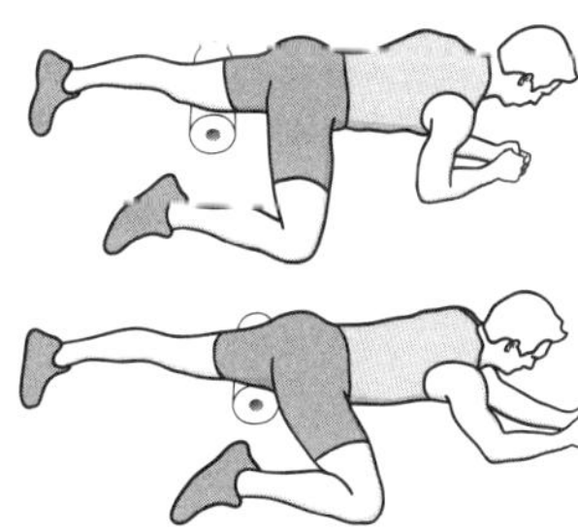

8 Oberschenkelvorderseite abrollen

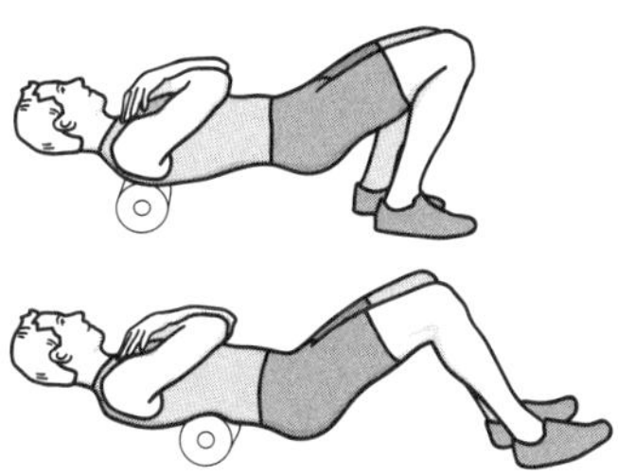

9 Oberen Rücken liegend abrollen

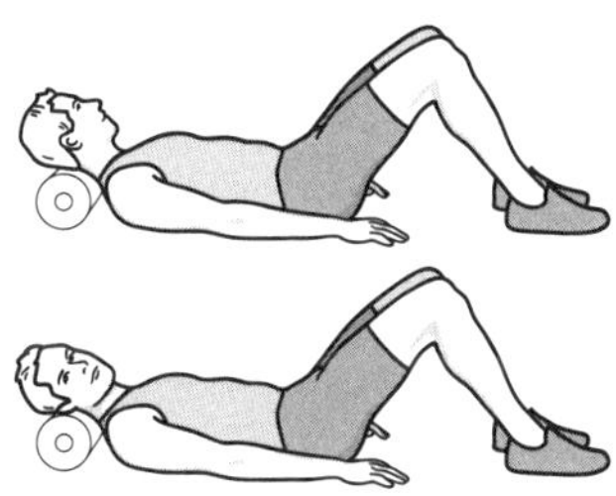

10 Nackenmassage

9 Bewegliche Schultern – Kurzprogramm

Trainingsdauer: 20 Minuten
Equipment: Matte, Faszienrolle

1 2 3

	Übungen	Ausführung	Dauer/Wiederholungen je Seite	Sätze	Seitenwechsel	Seite
1	Versetztes Armkreisen	dynamisch	10 Wdh.	2	x	128
2	Schulterspirale	dynamisch	10 Wdh.	2	x	133
3	Katze und Kuh	dynamisch	10 Wdh.	2		134
4	Rotation aus dem Vierfüßlerstand	dynamisch	10 Wdh.	2	x	135
5	Oberkörperheben aus der Bauchlage	dynamisch	10 Wdh.	2		135
6	Oberen Rücken liegend abrollen	rollen	90 Sek.	1		124

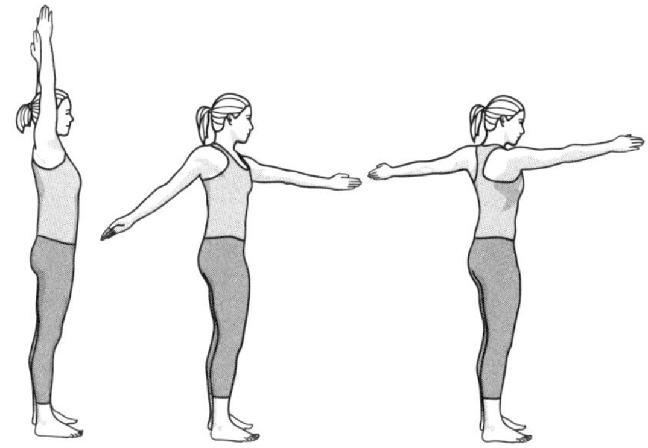

1 Versetztes Armkreisen

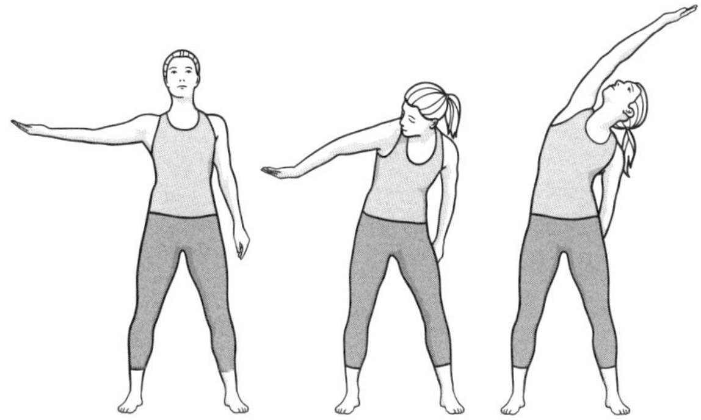

2 Schulterspirale

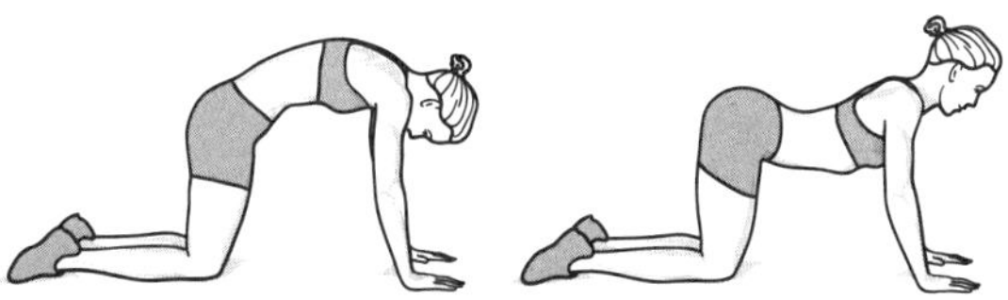

3 Katze und Kuh

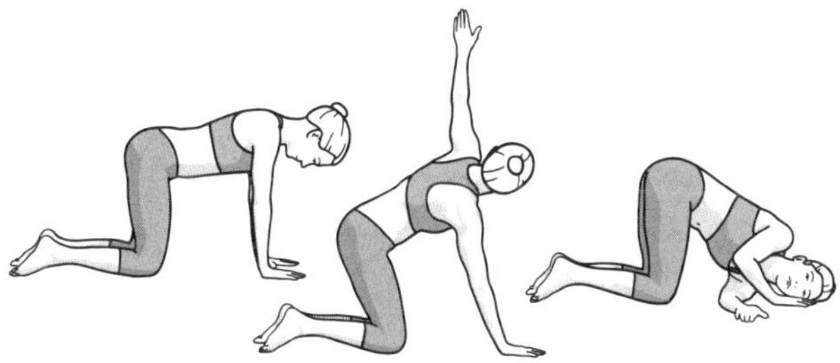

4 Rotation aus dem Vierfüßlerstand

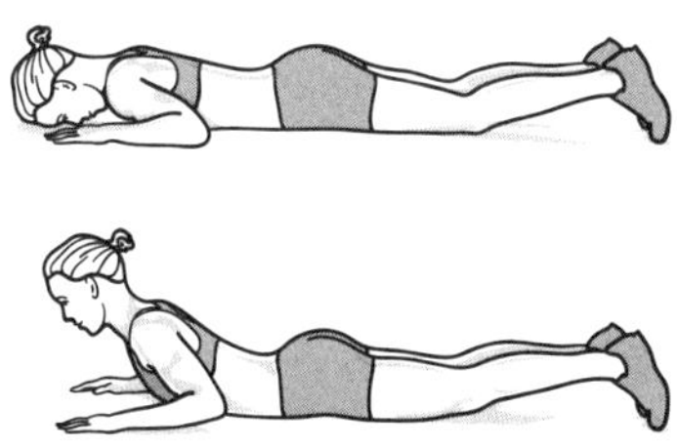

5 Oberkörperheben aus der Bauchlage

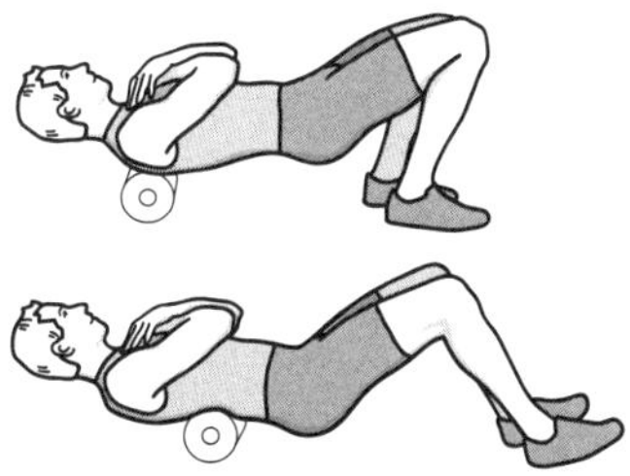

6 Oberen Rücken liegend abrollen

10 Bewegliche Schultern

Trainingsdauer: 35 Minuten
Equipment: Matte, Handtuch und Faszienrolle

1 2 3

	Übungen	Ausführung	Dauer/Wiederholungen je Seite	Sätze	Seitenwechsel	Seite
1	Kopfkreisen	dynamisch	10 Wdh.	1		131
2	Einseitiges Armschwingen	dynamisch	15 Wdh.	2	x	127
3	Armschwingen vor dem Körper	dynamisch	15 Wdh.	2	x	127
4	Schulteraußen- und -innenrotation	dynamisch	10 Wdh.	2		132
5	Schulterkreisen	dynamisch	10 Wdh.	2		132
6	Schulterzirkel	dynamisch	10 Wdh.	2		133
7	Schultermobilisation mit der Rolle	dynamisch	10 Wdh.	2		132
8	Herabschauender Hund mit Oberkörperfedern	dynamisch	60 Sek.	2		129
9	Mobilisation über der Rolle	dynamisch	10 Wdh.	1		136
10	Oberen Rücken liegend abrollen	rollen	90 Sek.	1		124

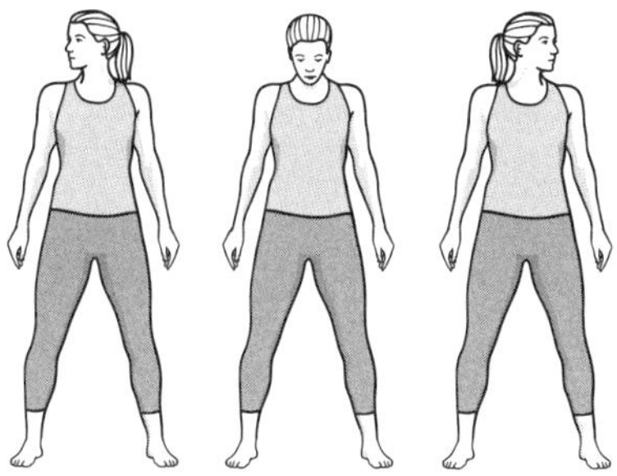

1 Kopfkreisen

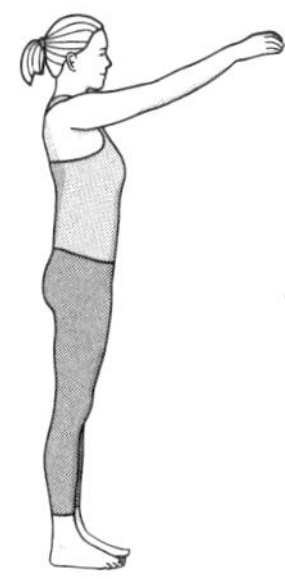

2 Einseitiges Armschwingen

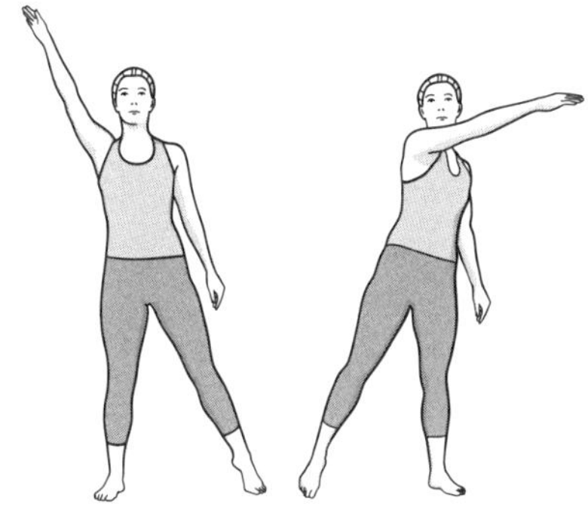

3 Armschwingen vor dem Körper

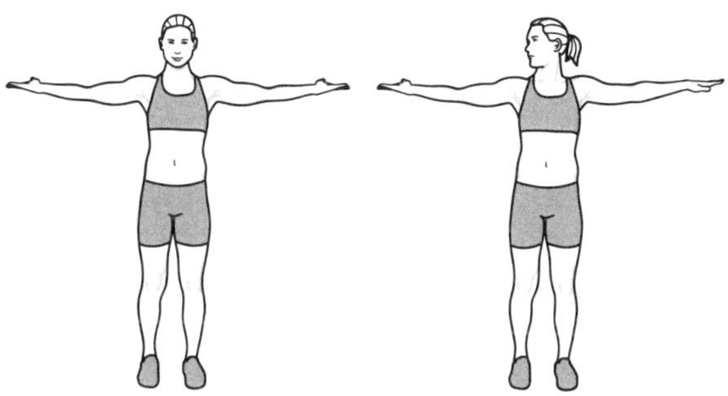

4 Schulteraußen- und -innenrotation

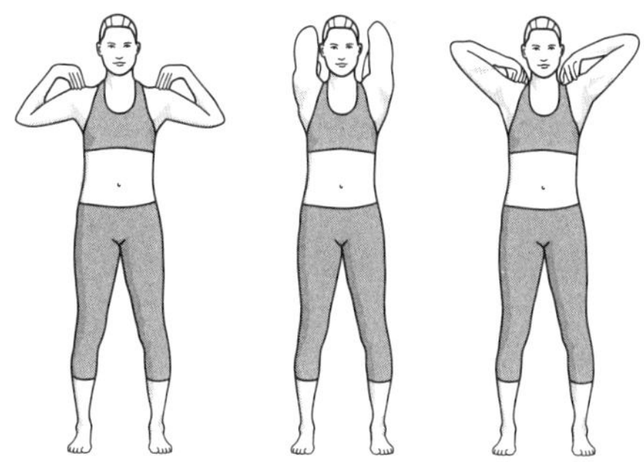

5 Schulterkreisen

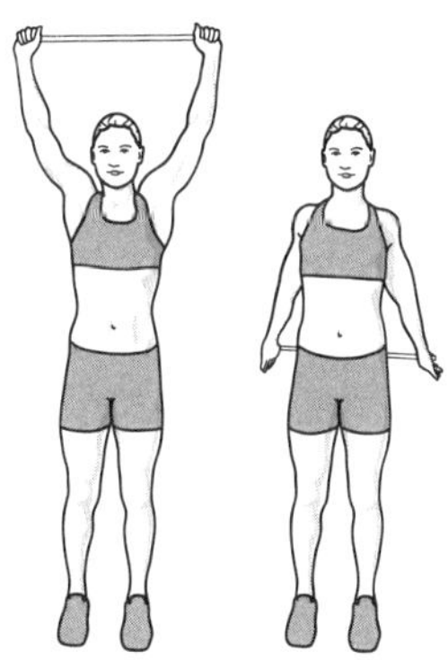

6 Schulterzirkel

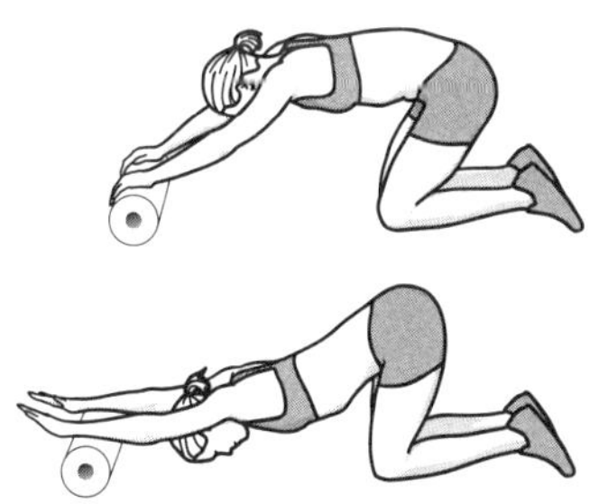

7 Schultermobilisation mit der Rolle

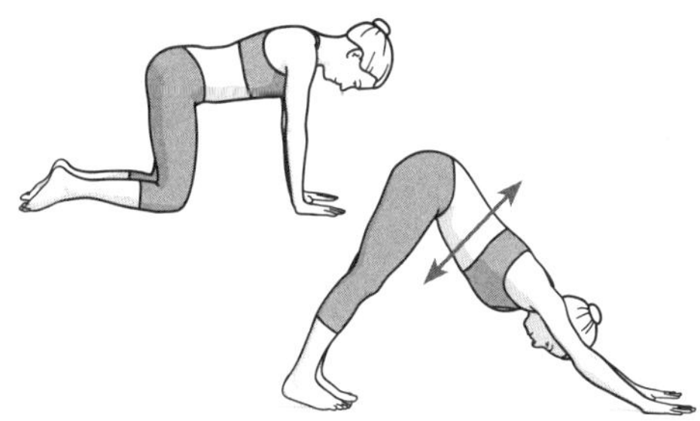

8 Herabschauender Hund mit Oberkörperfedern

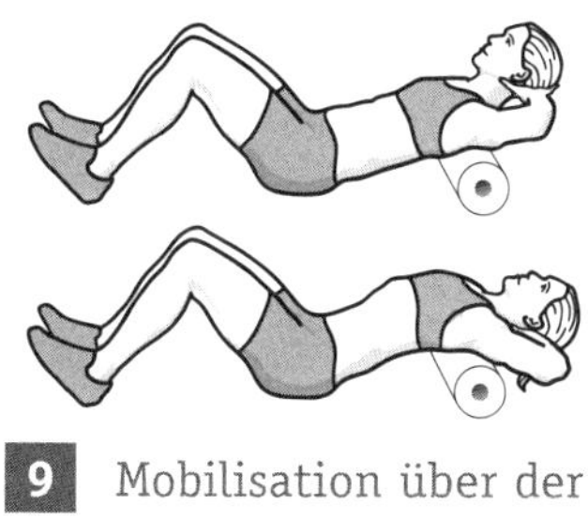

9 Mobilisation über der Rolle

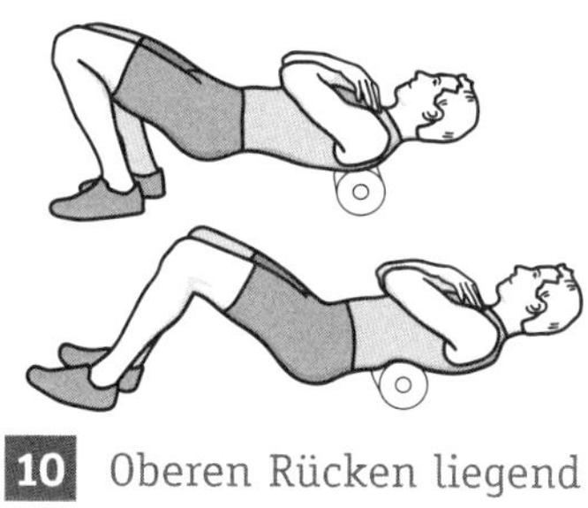

10 Oberen Rücken liegend abrollen

11 Schmerzfreie Schultern

Trainingsdauer: 30 Minuten
Equipment: Matte und Faszienrolle

1 2 3

	Übungen	Ausführung	Dauer/Wiederholungen je Seite	Sätze	Seitenwechsel	Seite
1	Einseitiges Armschwingen	dynamisch	10 Wdh.	2	x	127
2	Armschwingen vor dem Körper	dynamisch	10 Wdh.	2	x	127
3	Schulteraußenseite an der Wand abrollen	rollen	90 Sek.	1	x	123
4	Oberen Rücken an der Wand abrollen	rollen	90 Sek.	1		124
5	Schulterkreisen	dynamisch	15 Wdh.	2		132
6	Brustmuskeldehnung	halten	45 Sek.	2		118
7	Dehnung der Schulteraußenseite	halten	45 Sek.	2	x	118
8	Katze und Kuh	dynamisch	10 Wdh.	2		134
9	Kindposition	halten	60 Sek.	1		119

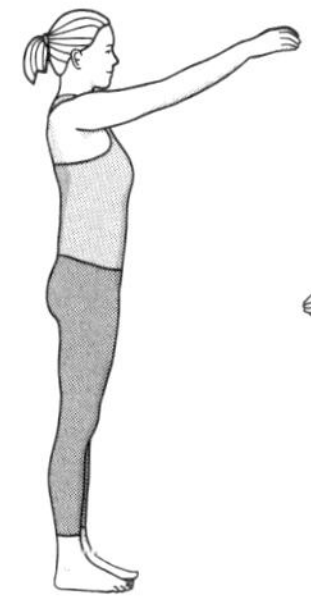

1 Einseitiges Armschwingen

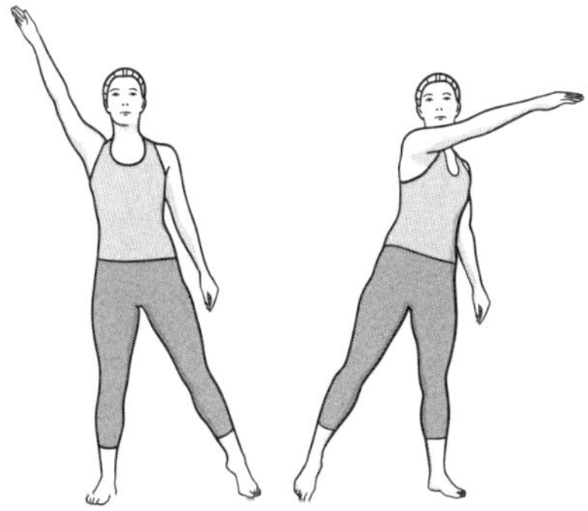

2 Armschwingen vor dem Körper

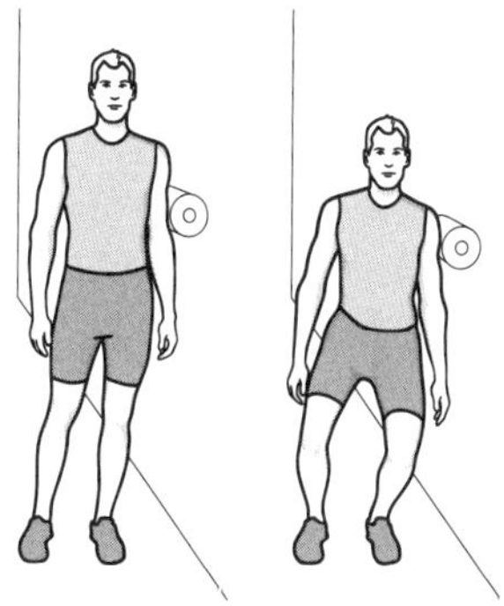

3 Schulteraußenseite an der Wand abrollen

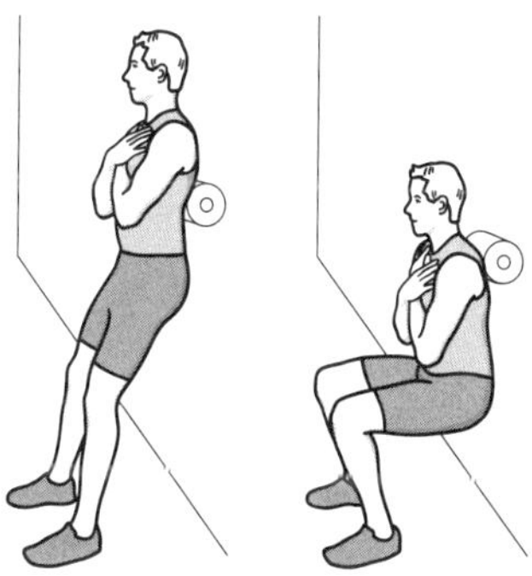

4 Oberen Rücken an der Wand abrollen

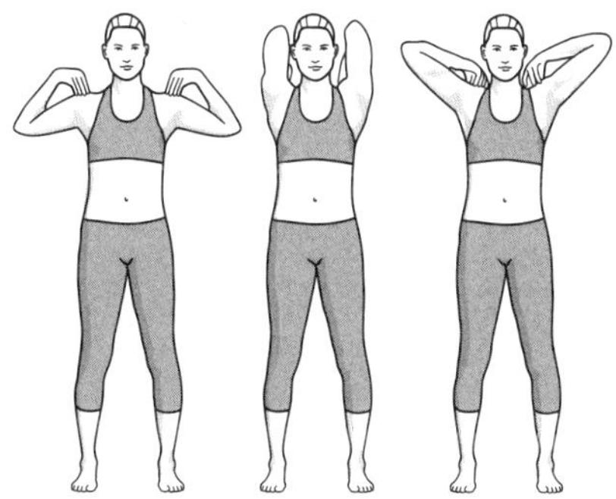

5 Schulterkreisen

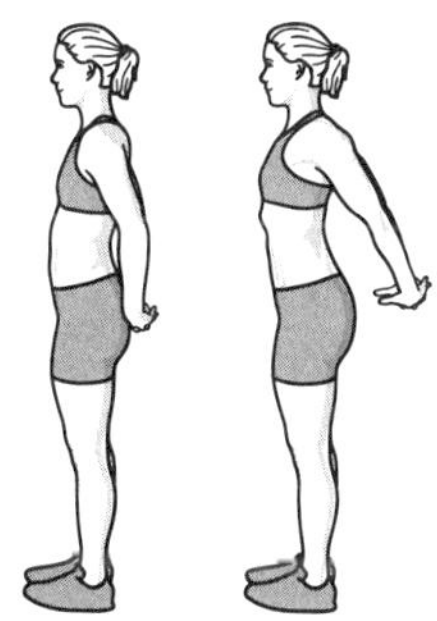

6 Brustmuskeldehnung

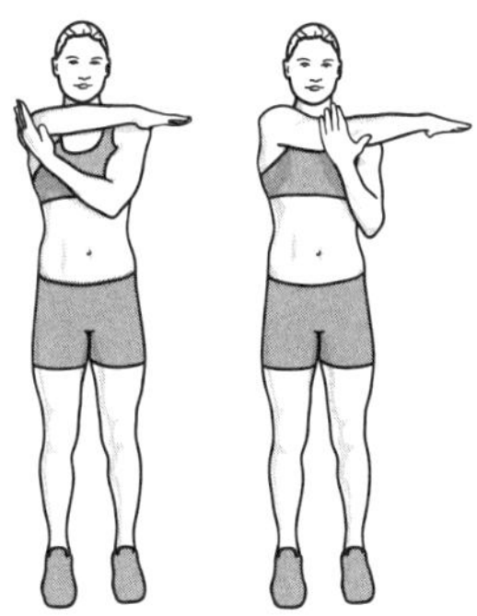

7 Dehnung der Schulteraußenseite

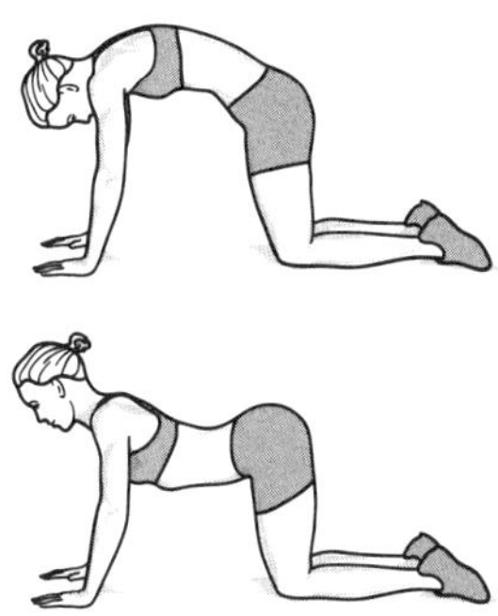

8 Katze und Kuh

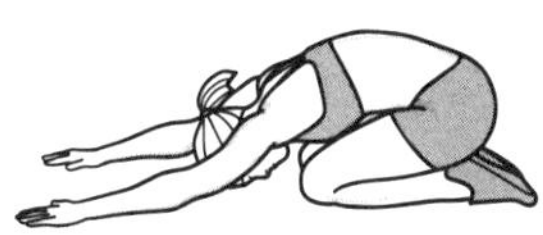

9 Kindposition

12 Mobile Wirbelsäule – Kurzprogramm

Trainingsdauer: 15 Minuten
Equipment: Matte und Faszienrolle

1 2 3

	Übungen	Ausführung	Dauer/Wiederholungen je Seite	Sätze	Seitenwechsel	Seite
1	Seitliche Nackendehnung	halten	45 Sek.	2	x	141
2	Rotation aus dem Vierfüßlerstand	dynamisch	10 Wdh.	2	x	135
3	Mobilisation über der Rolle	dynamisch	10 Wdh.	2		136
4	Herabschauender Hund mit Oberkörperfedern	federn	60 Sek.	2		129
5	Drehsitz	halten	45 Sek.	2	x	119
6	Liegende Rotation	halten	60 Sek.	1	x	119

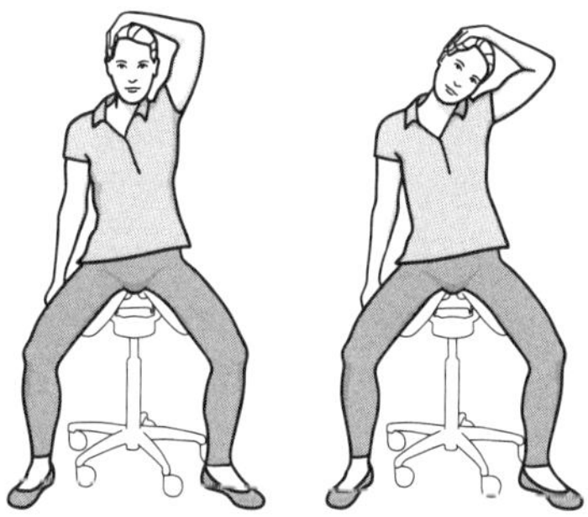

1 Seitliche Nackendehnung

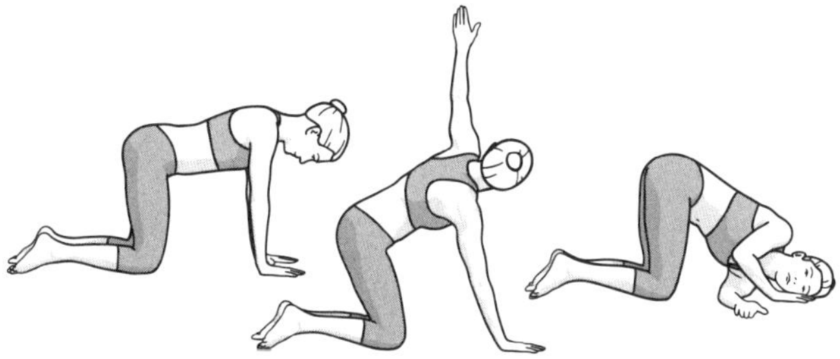

2 Rotation aus dem Vierfüßlerstand

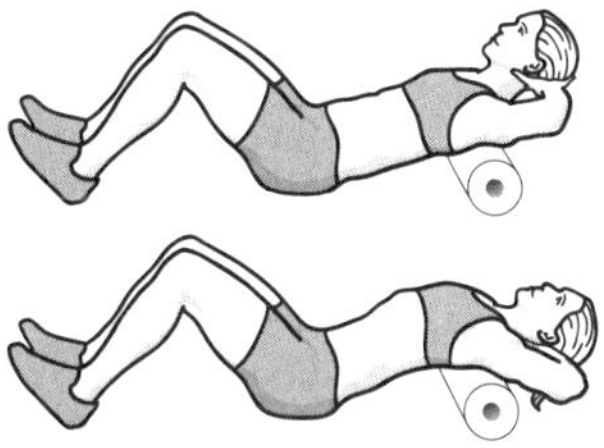

3 Mobilisation über der Rolle

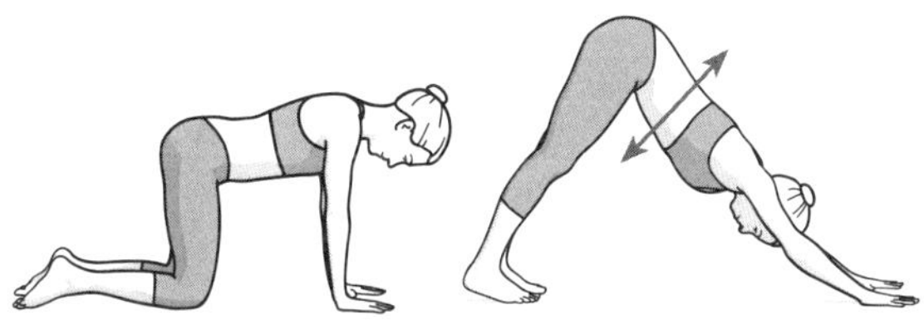

4 Herabschauender Hund mit Oberkörperfedern

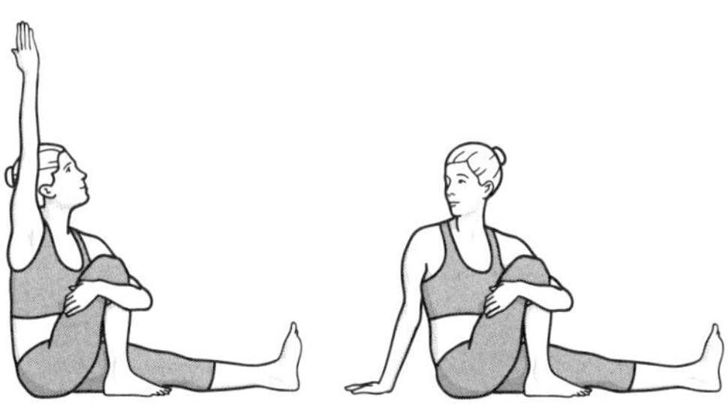

5 Drehsitz

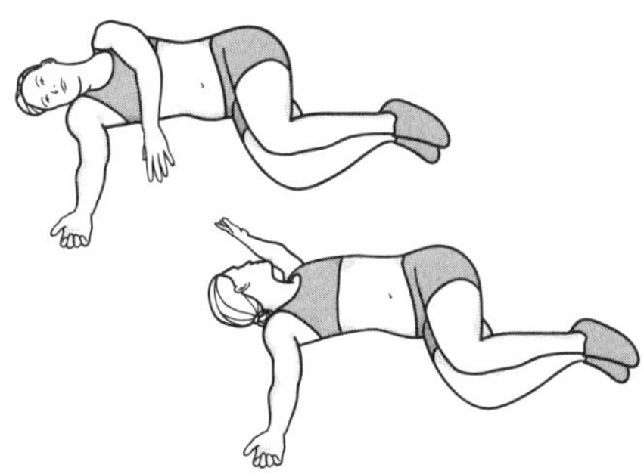

6 Liegende Rotation

13 Mobile Wirbelsäule

Trainingsdauer: 30 Minuten
Equipment: Matte, Faszienrolle und Faszienkugel

1 2 3

	Übungen	Ausführung	Dauer/Wiederholungen je Seite	Sätze	Seitenwechsel	Seite
1	Kindposition	halten	60 Sek.	1		119
2	Katze und Kuh	dynamisch	15 Wdh.	2		134
3	Diagonales Strecken und Beugen aus dem Vierfüßlerstand	dynamisch	10 Wdh.	2	x	134
4	Oberen Rücken liegend abrollen	rollen	60 Sek.	2		124
5	Ausfallschritt mit Rotation	dynamisch	10 Wdh.	2	x	136
6	Herabschauender Hund mit Oberkörperfedern	federn	60 Sek.	2		129
7	Wippende Vorbeuge	federn	60 Sek.	2		131
8	Hocke mit Rotation	dynamisch	10 Wdh.	2	x	141
9	Gesäßmassage mit der Kugel	rollen	60 Sek.	1	x	125
10	Nackenmassage	rollen	60 Sek.	1		123

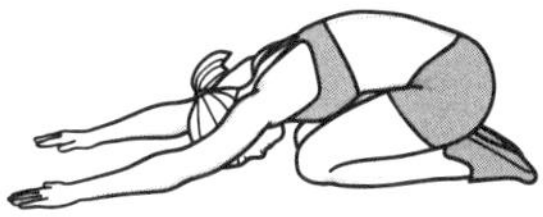

1 Kindposition

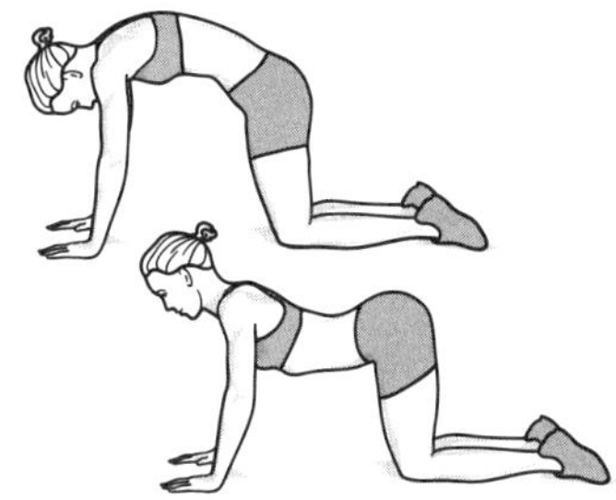

2 Katze und Kuh

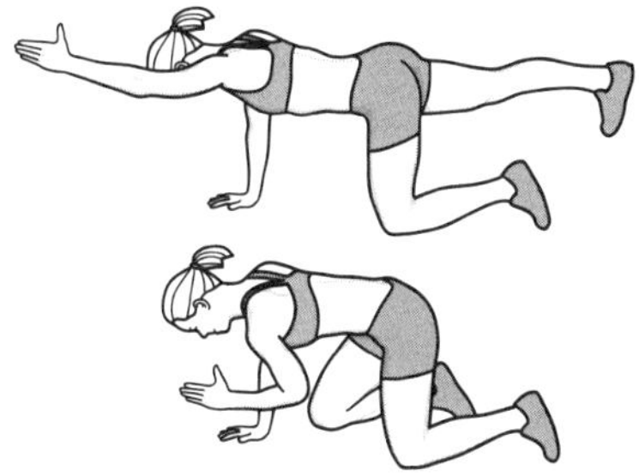

3 Diagonales Strecken und Beugen aus dem Vierfüßlerstand

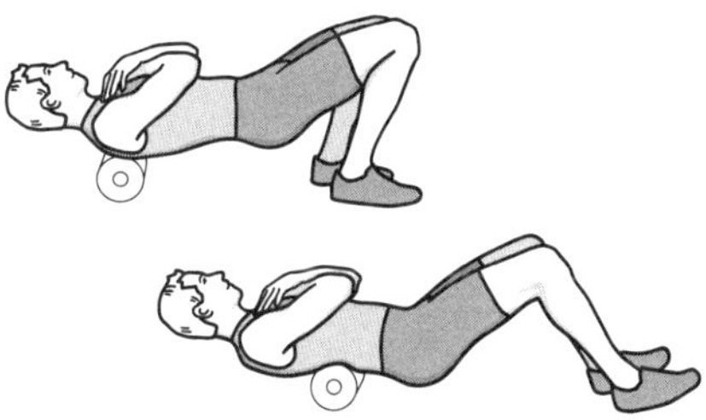

4 Oberen Rücken liegend abrollen

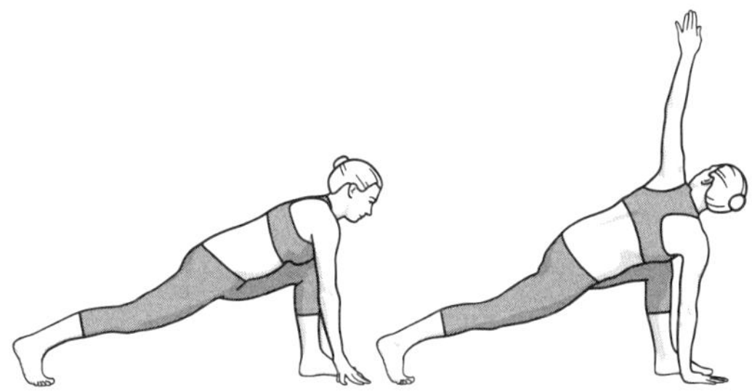

5 Ausfallschritt mit Rotation

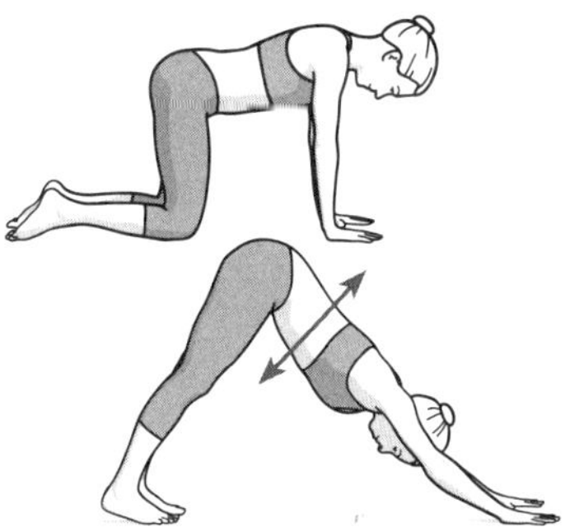

6 Herabschauender Hund mit Oberkörperfedern

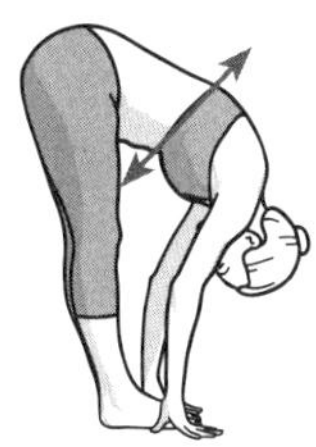

7 Wippende Vorbeuge

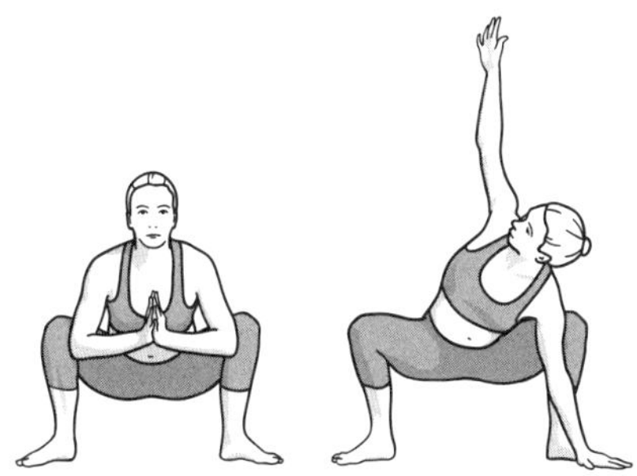

8 Hocke mit Rotation

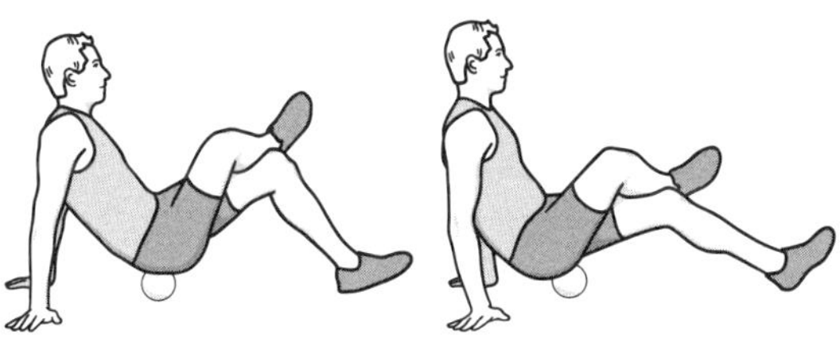

9 Gesäßmassage mit der Kugel

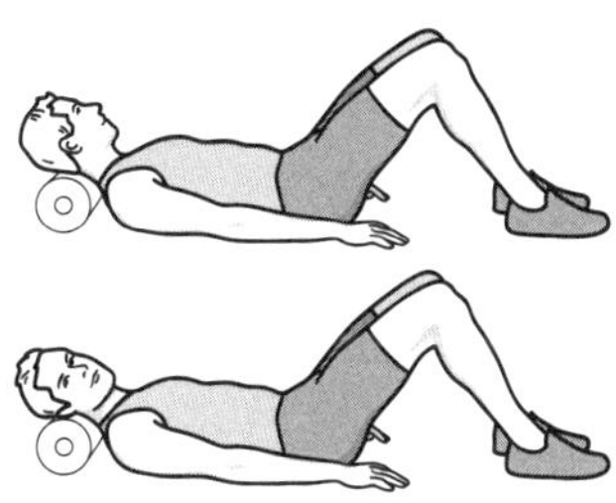

10 Nackenmassage

14 Schmerzfreie Wirbelsäule

Trainingsdauer: 20 Minuten
Equipment: Matte und Faszienrolle

1 2 3

	Übungen	Ausführung	Dauer/Wiederholungen je Seite	Sätze	Seitenwechsel	Seite
1	Kopfkreisen	dynamisch	10 Wdh.	1		131
2	Seitliches Strecken mit Wippen	federn	60 Sek.	2	x	128
3	Katze und Kuh	dynamisch	15 Wdh.	2		134
4	Oberen Rücken an der Wand abrollen	rollen	90 Sek.	1		124
5	Oberkörperheben aus der Bauchlage	dynamisch	10 Wdh.	2	x	135
6	Liegende Rotation	halten	60 Sek.	2	x	119
7	Liegende Gesäßdehnung	halten	60 Sek.	2	x	120

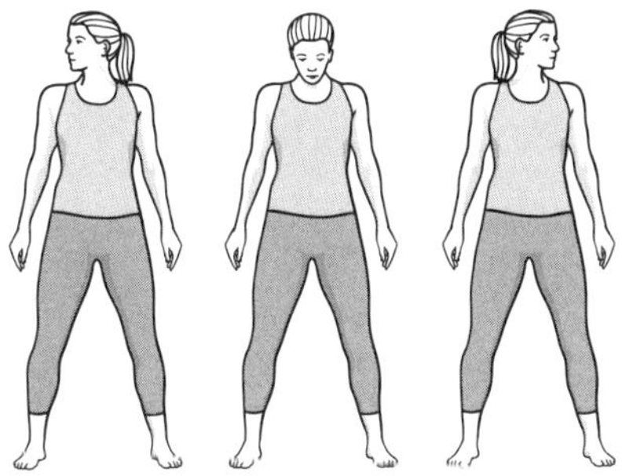

1 1 Kopfkreisen

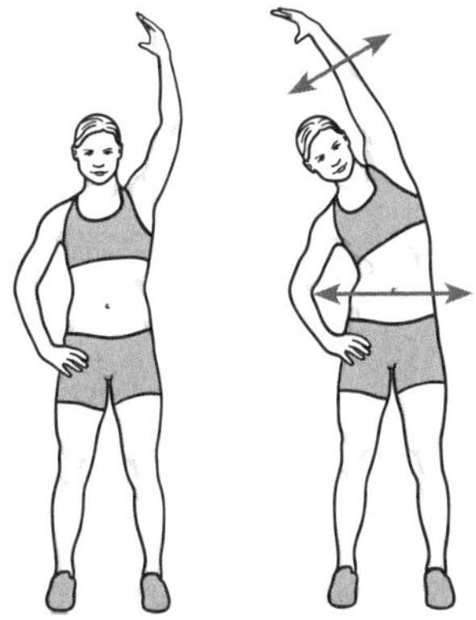

2 Seitliches Strecken mit Wippen

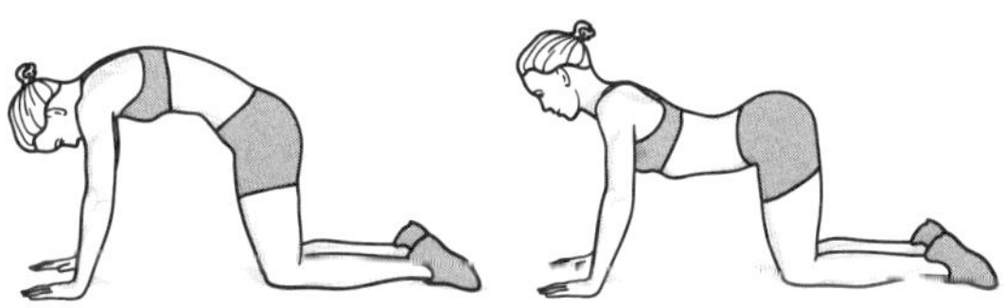

3 Katze und Kuh

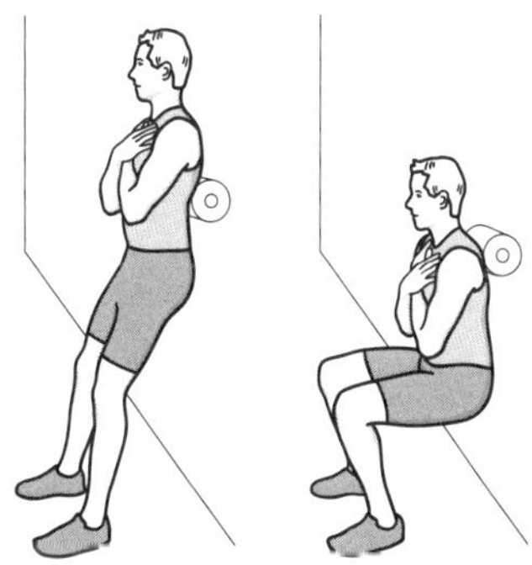

4 Oberen Rücken an der Wand abrollen

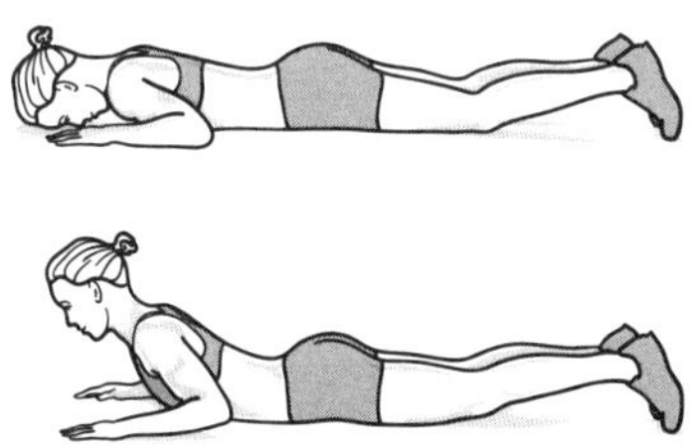

5 Oberkörperheben aus der Bauchlage

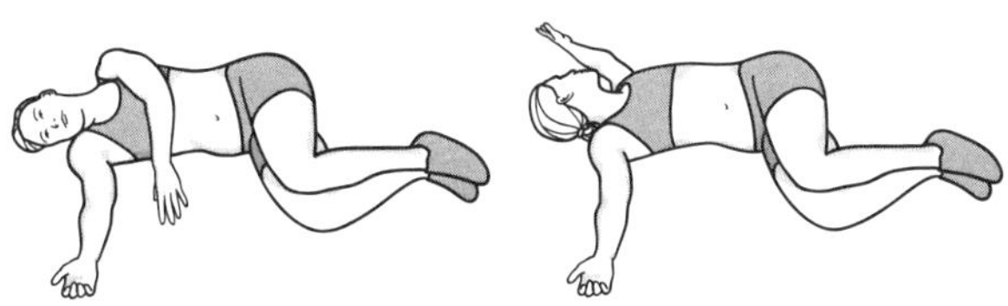

6 Liegende Rotation

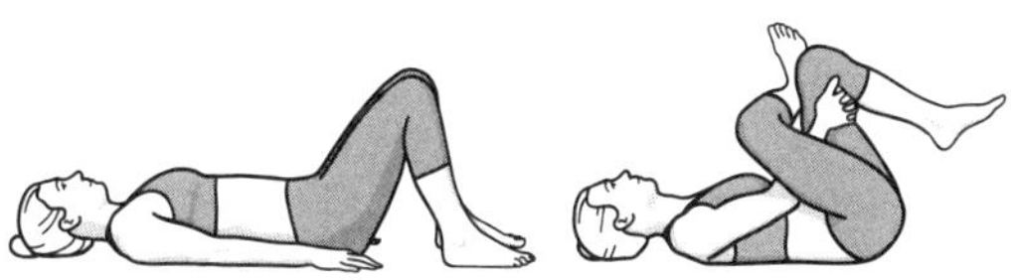

7 Liegende Gesäßdehnung

15 Geschmeidige Hüften – Kurzprogramm

Trainingsdauer: 20 Minuten
Equipment: Matte und Faszienkugel

1 2 3

	Übungen	Ausführung	Dauer/Wiederholungen je Seite	Sätze	Seitenwechsel	Seite
1	Gesäßmassage mit der Kugel	rollen	90 Sek.	1	x	125
2	Hüftmobilisation aus dem Hürdensitz	dynamisch	20 Wdh.	2		137
3	Hüftmobilisation aus dem Ausfallschritt	dynamisch	15 Wdh.	2	x	138
4	Standwaage	dynamisch	10 Wdh.	2	x	137
5	Grätsche mit Vorbeuge	halten	60 Sek.	2		122
6	Taube	halten	60 Sek.	1	x	120

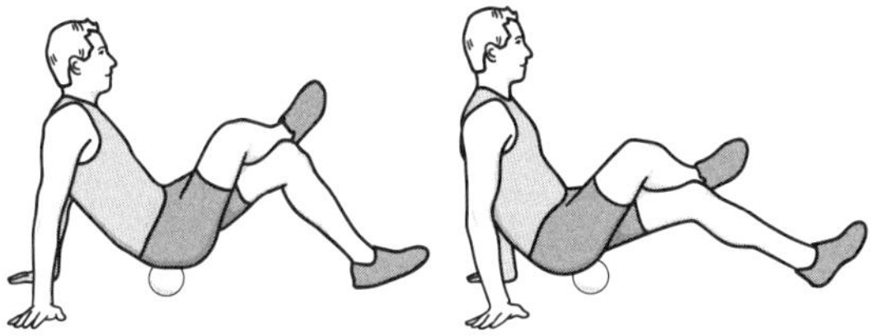

1 Gesäßmassage mit der Kugel

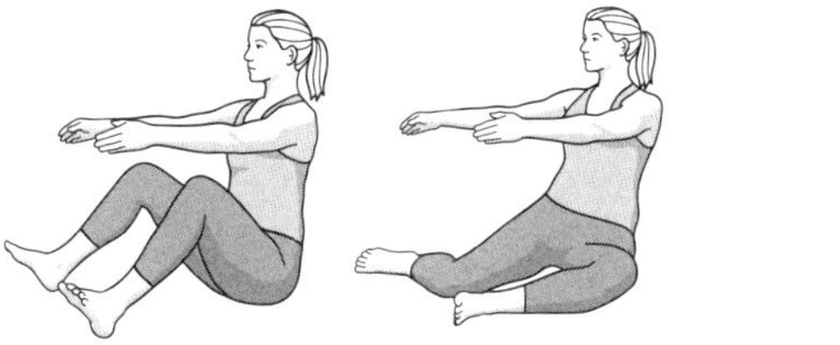

2 Hüftmobilisation aus dem Hürdensitz

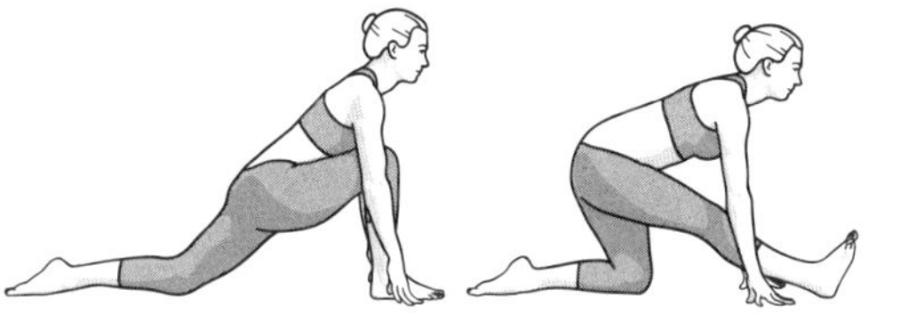

3 Hüftmobilisation aus dem Ausfallschritt

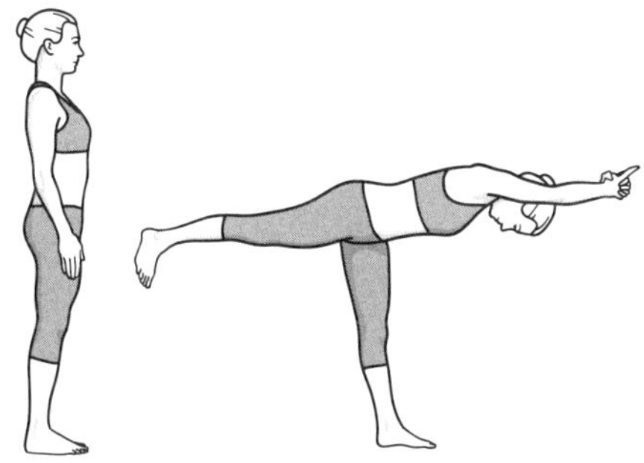

4 Standwaage

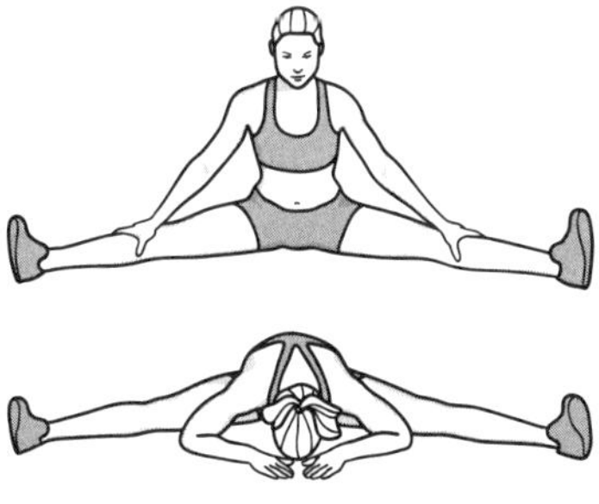

5 Grätsche mit Vorbeuge

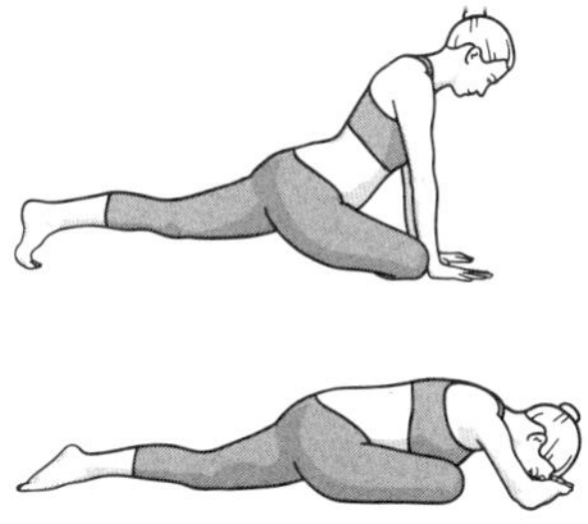

6 Taube

16 Geschmeidige Hüften

Trainingsdauer: 40 Minuten
Equipment: Matte

1 **2** 3

	Übungen	Ausführung	Dauer/Wiederholungen je Seite	Sätze	Seitenwechsel	Seite
1	Beinschwingen	dynamisch	10 Wdh.	2	x	129
2	Standwaage	dynamisch	10 Wdh.	2	x	137
3	Hüftmobilisation aus dem Hürdensitz	dynamisch	20 Wdh.	2		137
4	Hüftmobilisation aus dem Ausfallschritt	dynamisch	10 Wdh.	2	x	138
5	Hocke mit Rotation	dynamisch	10 Wdh.	2		141
6	Dreibeiniger Hund	dynamisch	5 Wdh.	3	x	140
7	Oberkörperpendeln in der Grätsche	dynamisch	10 Wdh.	2		130
8	Hüftdehnung im Ausfallschritt	halten	60 Sek.	2	x	120
9	Taube	halten	60 Sek.	2	x	120
10	Liegende Hüftdehnung	halten	60 Sek.	2	x	121

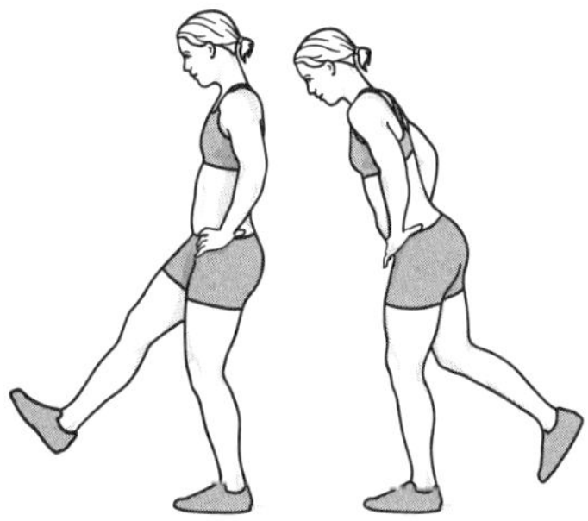

1 Beinschwingen

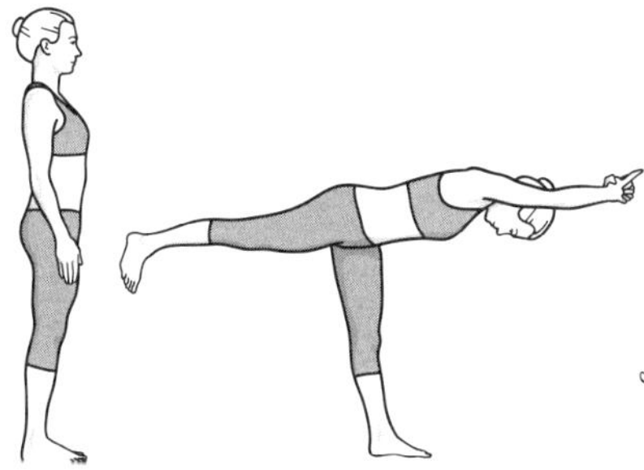

2 Standwaage

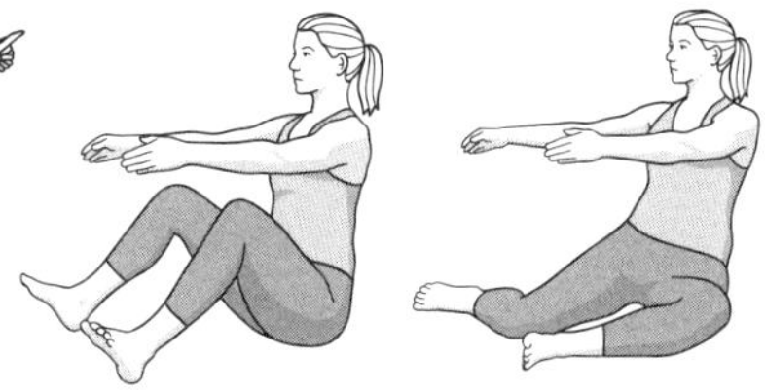

3 Hüftmobilisation aus dem Hürdensitz

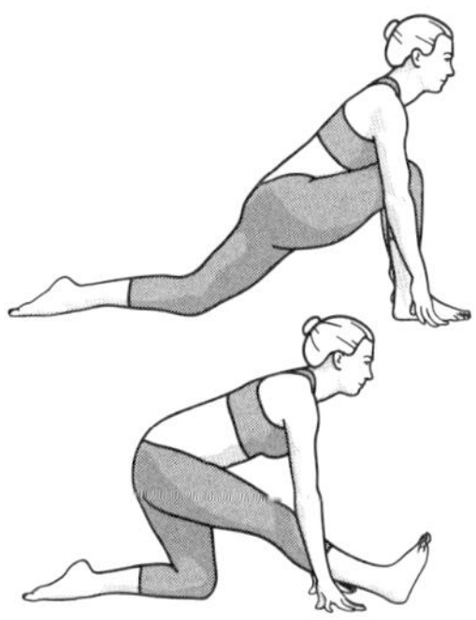

4 Hüftmobilisation aus dem Ausfallschritt

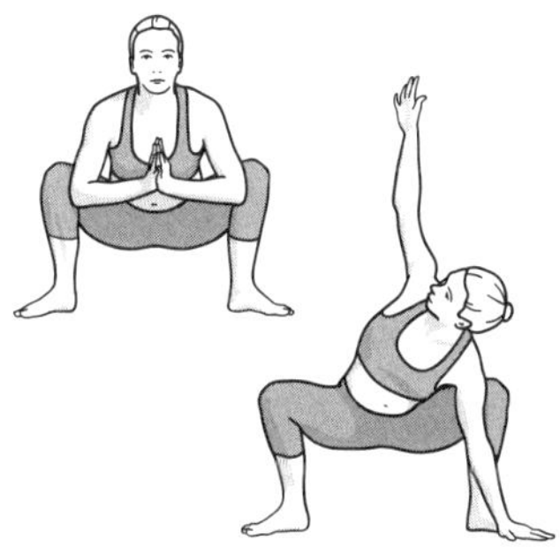

5 Hocke mit Rotation

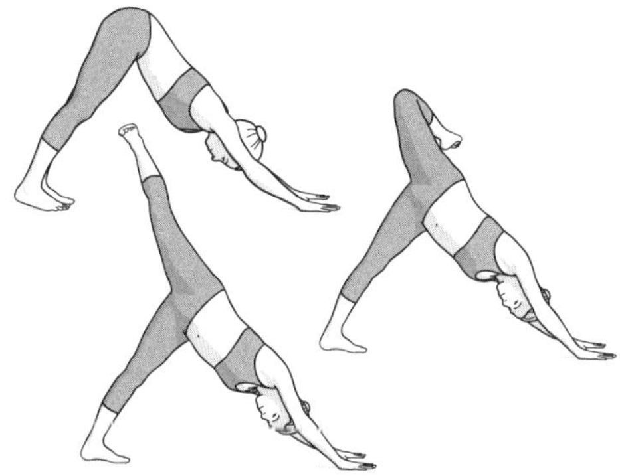

6 Dreibeiniger Hund

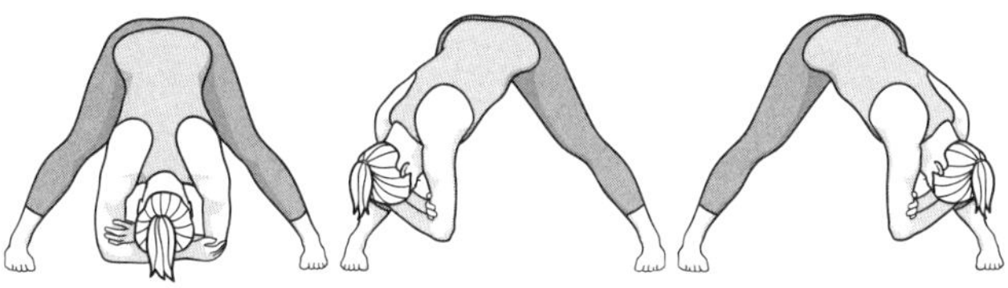

7 Oberkörperpendeln in der Grätsche

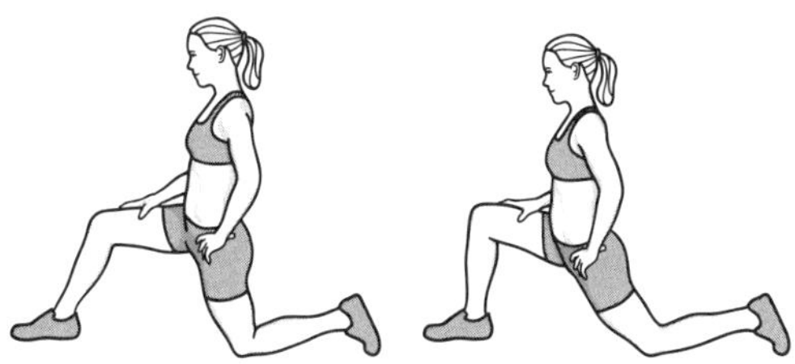

8 Hüftdehnung im Ausfallschritt

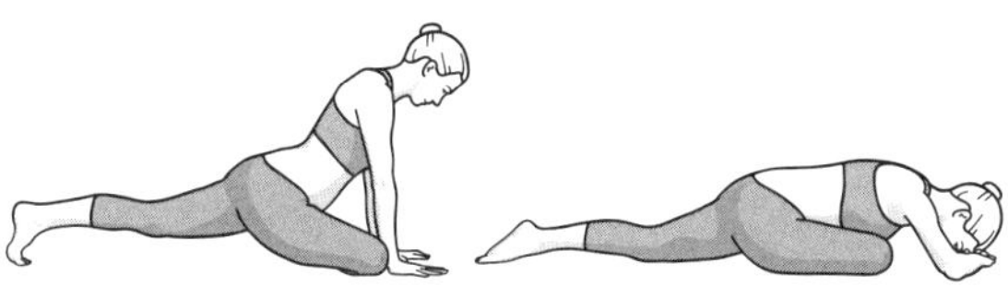

9 Taube

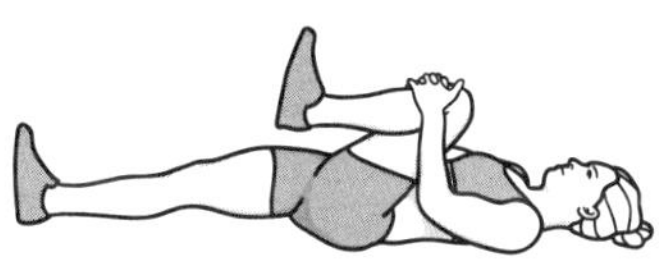

10 Liegende Hüftdehnung

17 Schmerzfreie Hüften

Trainingsdauer: 25 Minuten
Equipment: Matte

1 2 3

	Übungen	Ausführung	Dauer/Wiederholungen je Seite	Sätze	Seitenwechsel	Seite
1	Hüftwiegen	federn	45 Sek.	2	x	129
2	Liegende Gesäßdehnung	halten	60 Sek.	2	x	120
3	Schneidersitz mit Vorbeuge	halten	45 Sek.	2		121
4	Hüftmobilisation aus dem Hürdensitz	dynamisch	20 Wdh.	2		137
5	Liegende Hüftdehnung	halten	60 Sek.	2	x	121
6	Dehnung der Beinrückseite	halten	60 Sek.	2	x	122

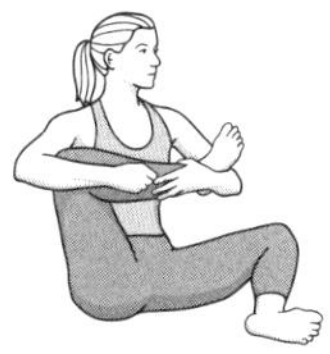

1 Hüftwiegen

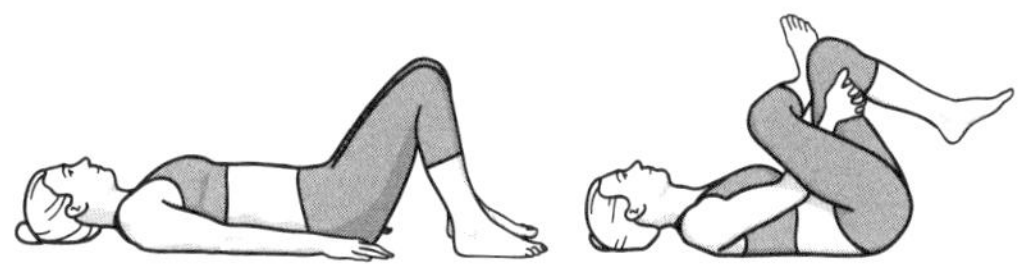

2 Liegende Gesäßdehnung

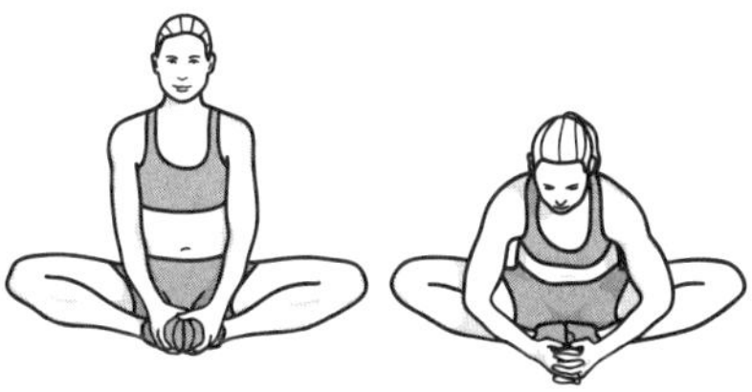

3 Schneidersitz mit Vorbeuge

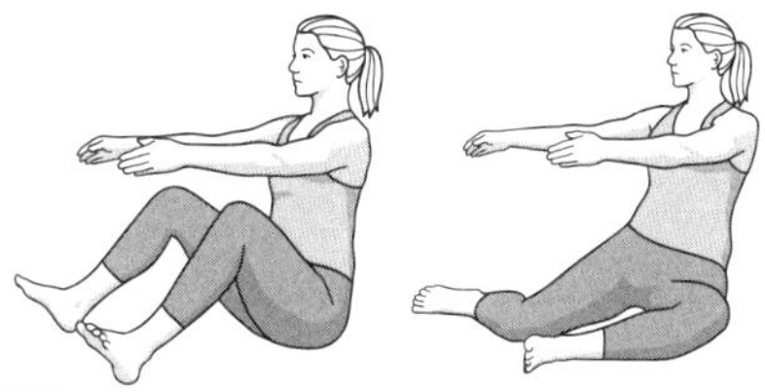

4 Hüftmobilisation aus dem Hürdensitz

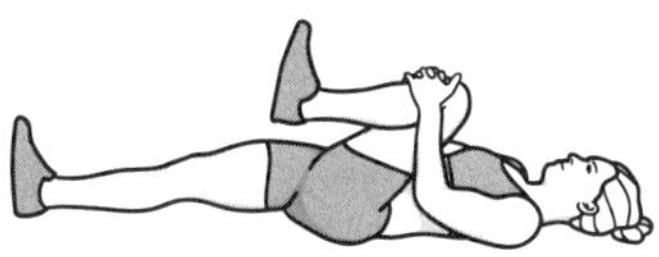

5 Liegende Hüftdehnung

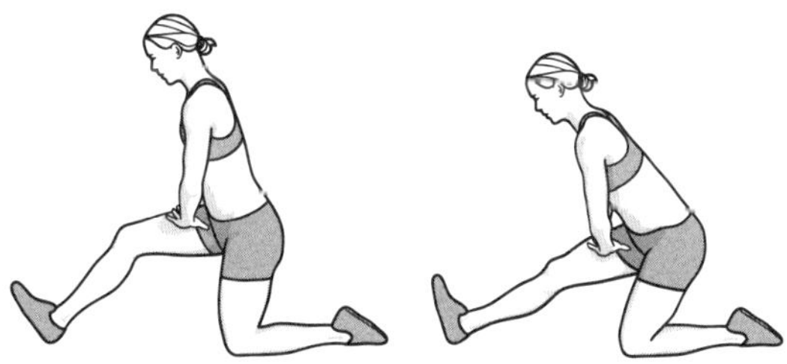

6 Dehnung der Beinrückseite

18 Für entspannte Beine – Kurzprogramm

Trainingsdauer: 20 Minuten
Equipment: Matte

1 2 3

	Übungen	Ausführung	Dauer/Wiederholungen je Seite	Sätze	Seitenwechsel	Seite
1	Beinschwingen	dynamisch	20 Wdh.	2	x	129
2	Wippende Vorbeuge	federn	45 Sek.	2		131
3	Gehender Hund	dynamisch	45 Sek.	3		138
4	Beinrückseite federn	federn	45 Sek.	2	x	130
5	Oberschenkeldehnung in der Bauchlage	halten	45 Sek.	2	x	121
6	Schneidersitz mit Vorbeuge	halten	45 Sek.	2		121

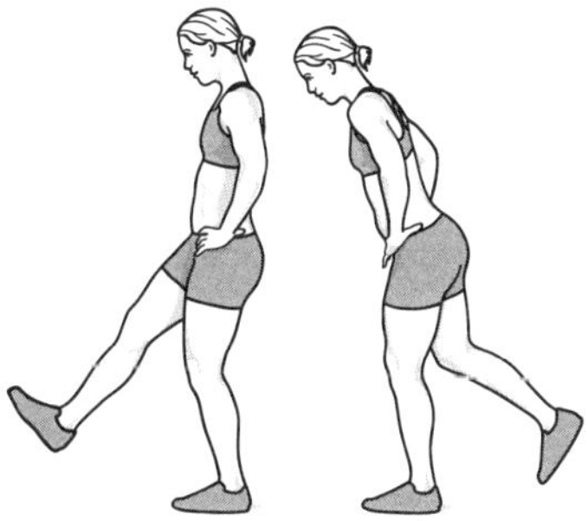

1 Beinschwingen

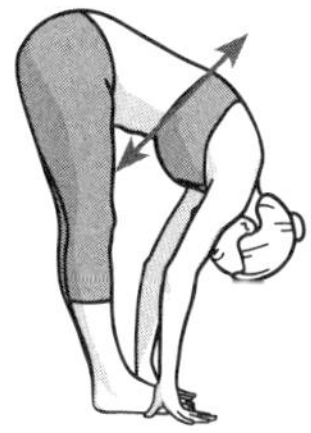

2 Wippende Vorbeuge

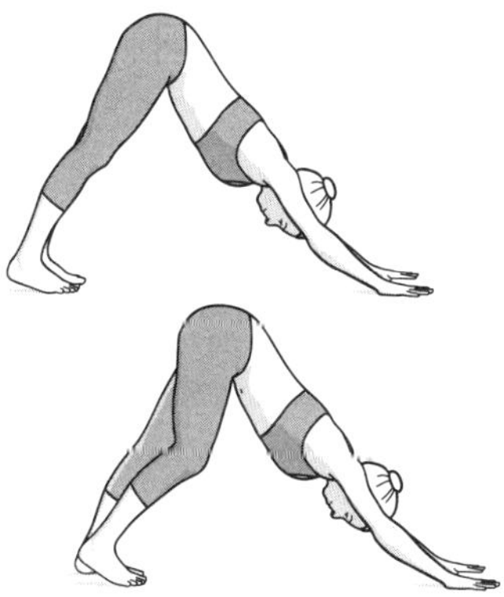

3 Gehender Hund

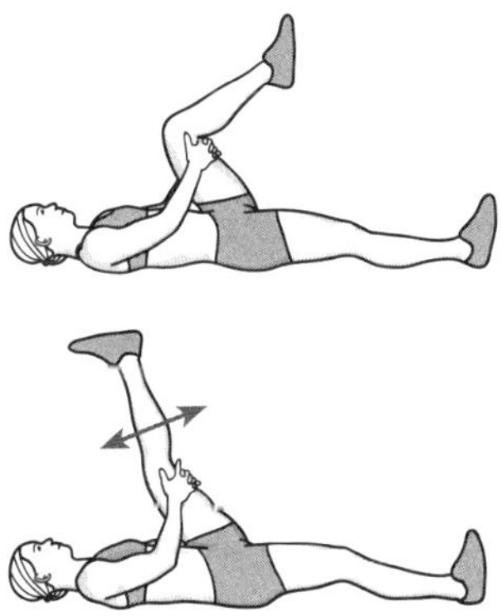

4 Beinrückseite federn

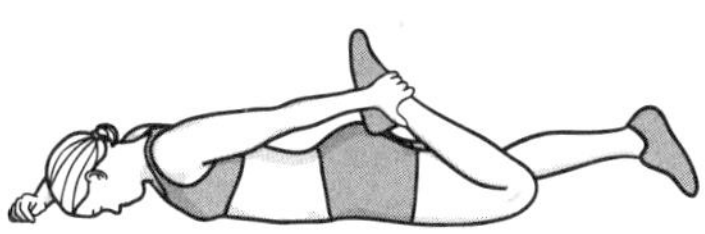

5 Oberschenkeldehnung in der Bauchlage

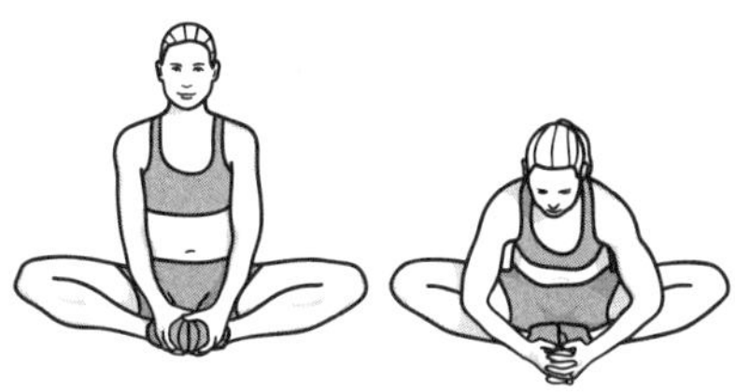

6 Schneidersitz mit Vorbeuge

19 Für entspannte Beine

Trainingsdauer: 35 Minuten
Equipment: Matte und Faszienrolle

1 2 3

	Übungen	Ausführung	Dauer/Wiederholungen je Seite	Sätze	Seitenwechsel	Seite
1	Waden abrollen	rollen	90 Sek.	1	x	125
2	Oberschenkelvorderseite abrollen	rollen	90 Sek.	1	x	125
3	Oberschenkelrückseite abrollen	rollen	90 Sek.	1	x	126
4	Oberschenkelaußenseite abrollen	rollen	90 Sek.	1	x	126
5	Oberschenkelinnenseite abrollen	rollen	90 Sek.	1	x	126
6	Hüftdehnung im Ausfallschritt	dynamisch	15 Wdh.	2	x	120
7	Stehende Vorbeuge	halten	60 Sek.	2		122
8	Gehender Hund	dynamisch	60 Sek.	2		138
9	Beinrückseite federn	federn	60 Sek.	2	x	130
10	Grätsche mit Vorbeuge	halten	60 Sek.	1		122

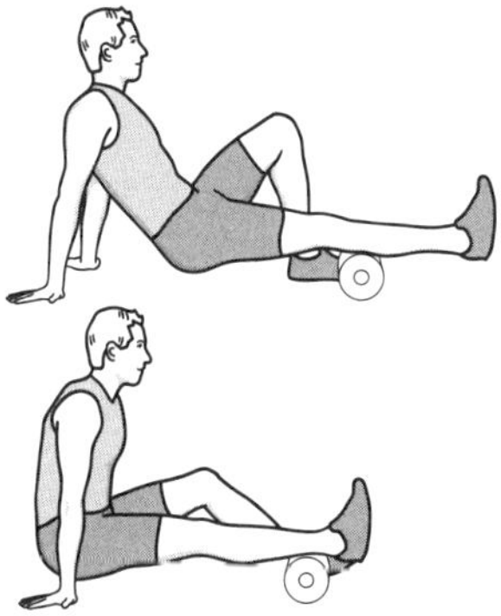

1 Waden abrollen

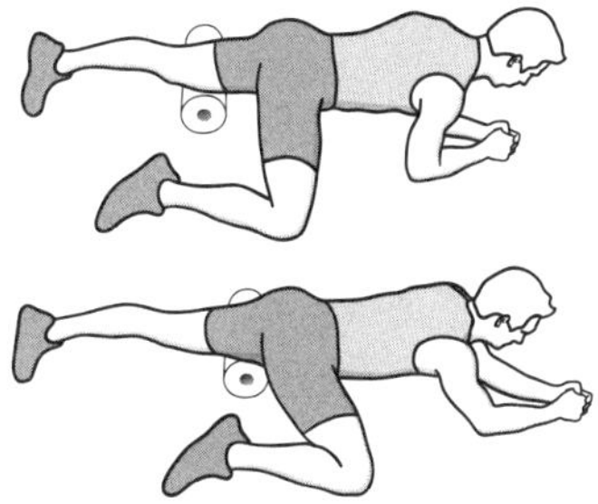

2 Oberschenkel-vorderseite abrollen

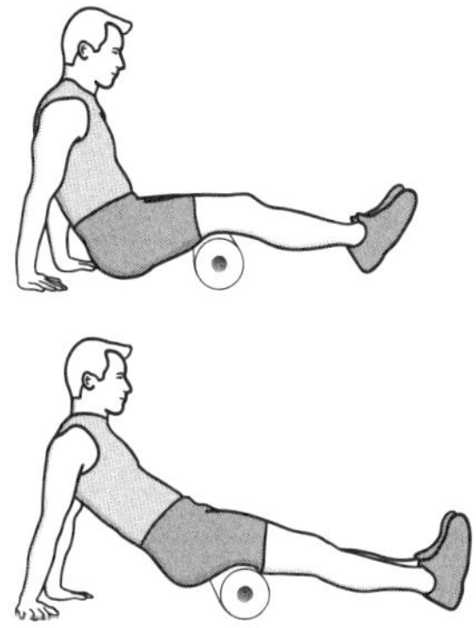

3 Oberschenkelrückseite abrollen

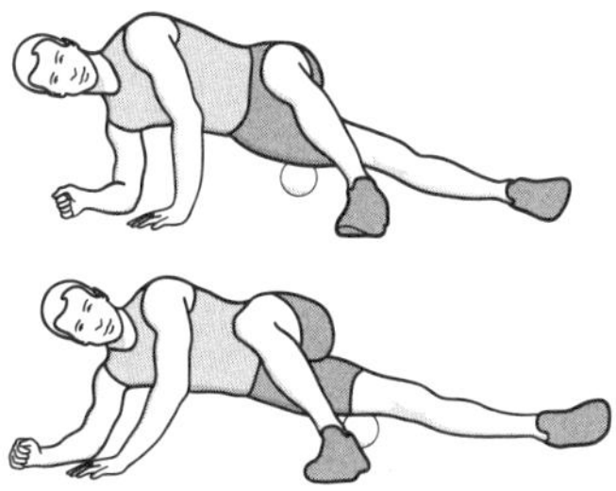

4 Oberschenkelaußenseite abrollen

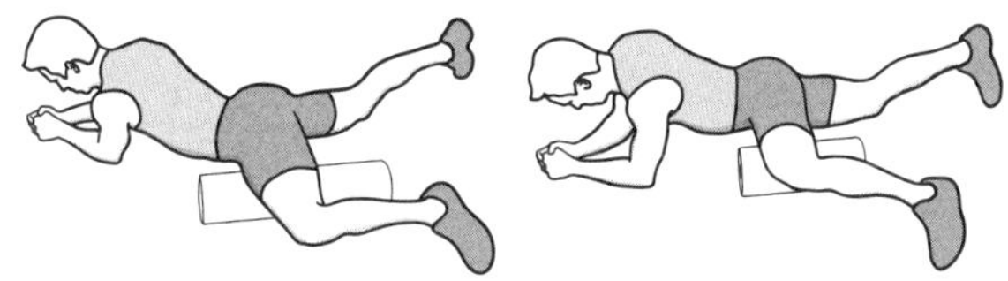

5 Oberschenkelinnenseite abrollen

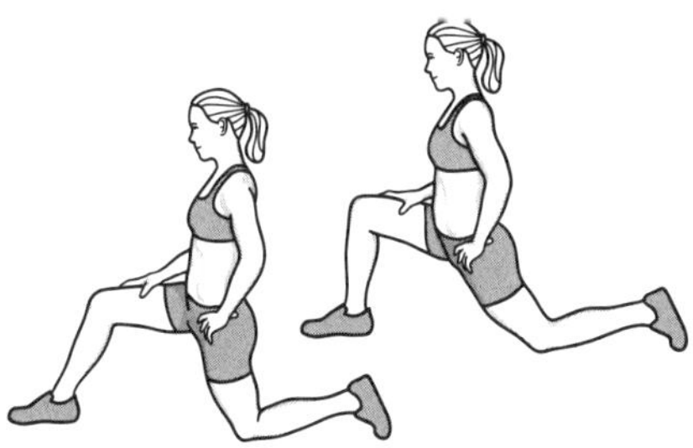

6 Hüftdehnung im Ausfallschritt

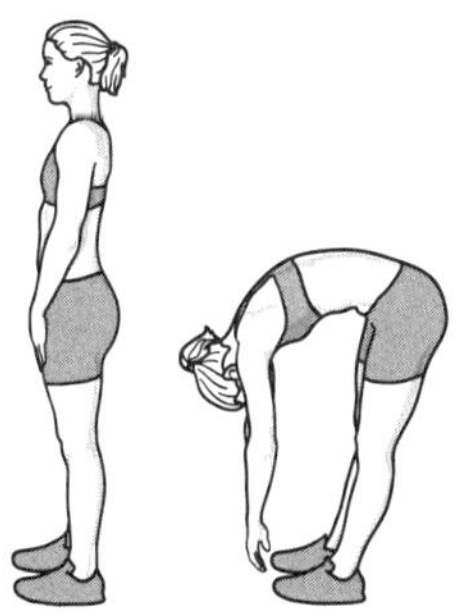

7 Stehende Vorbeuge

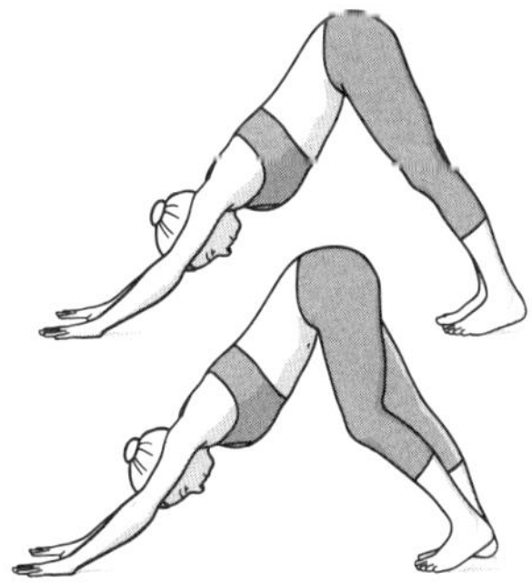

8 Gehender Hund

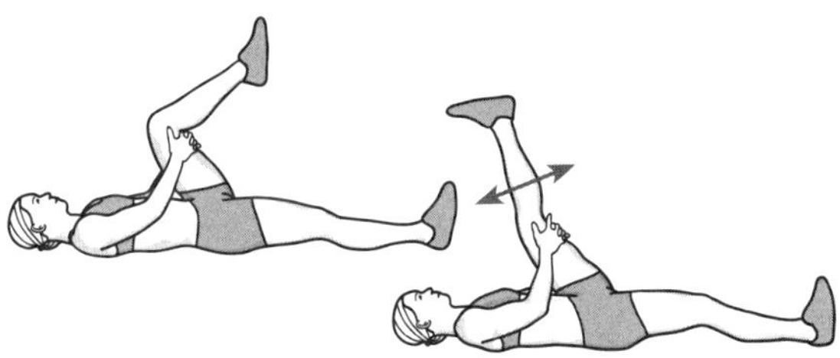

9 Beinrückseite federn

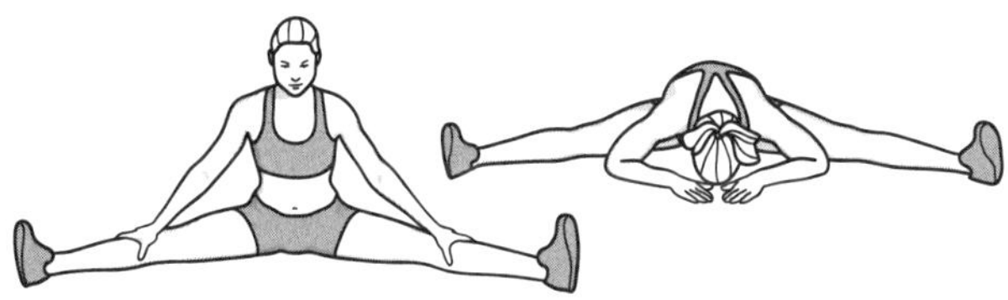

10 Grätsche mit Vorbeuge

20 Bei Schulter- und Nackenverspannungen

Trainingsdauer: 30 Minuten
Equipment: Matte und Faszienrolle

1 2 3

	Übungen	Ausführung	Dauer/Wiederholungen je Seite	Sätze	Seitenwechsel	Seite
1	Seitliche Nackendehnung	halten	60 Sek.	1	x	141
2	Kopfkreisen	dynamisch	10 Wdh.	2		131
3	Einseitiges Armschwingen	dynamisch	10 Wdh.	2	x	127
4	Armschwingen vor dem Körper	dynamisch	10 Wdh.	2	x	127
5	Schulteraußen- und -innenrotation	dynamisch	10 Wdh.	2	x	132
6	Schulterspirale	dynamisch	10 Wdh.	2	x	133
7	Schulterkreisen	dynamisch	10 Wdh.	2		132
8	Oberen Rücken an der Wand abrollen	rollen	90 Sek.	1		124
9	Nackenmassage	rollen	90 Sek.	1		123

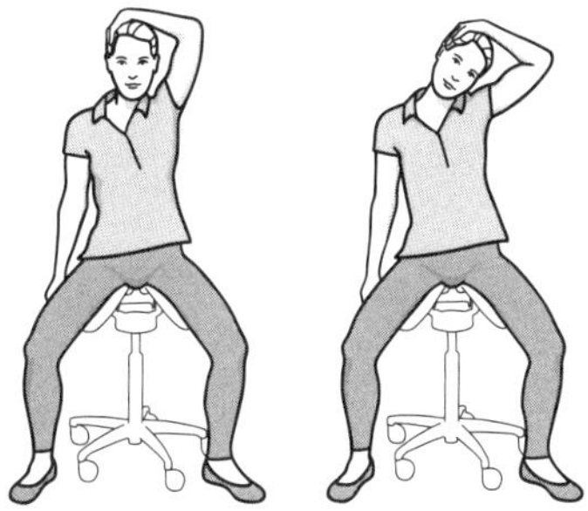

1 Seitliche Nackendehnung

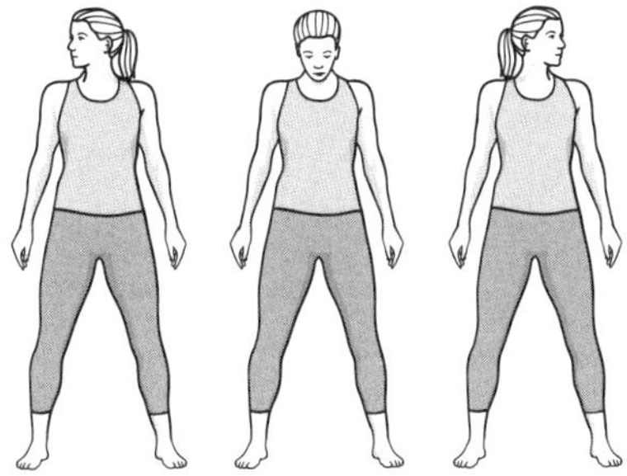

2 Kopfkreisen

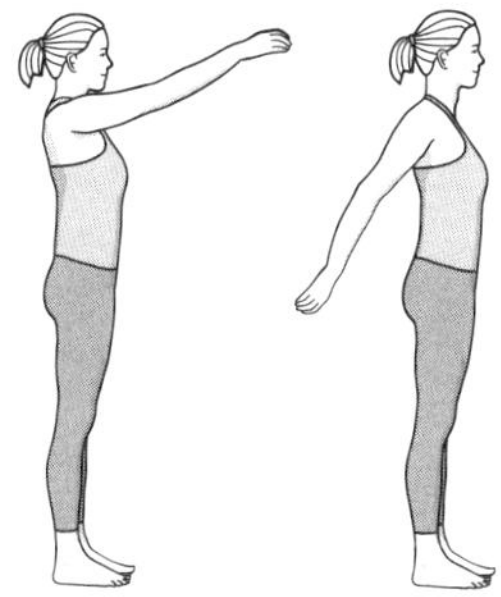

3 Einseitiges Armschwingen

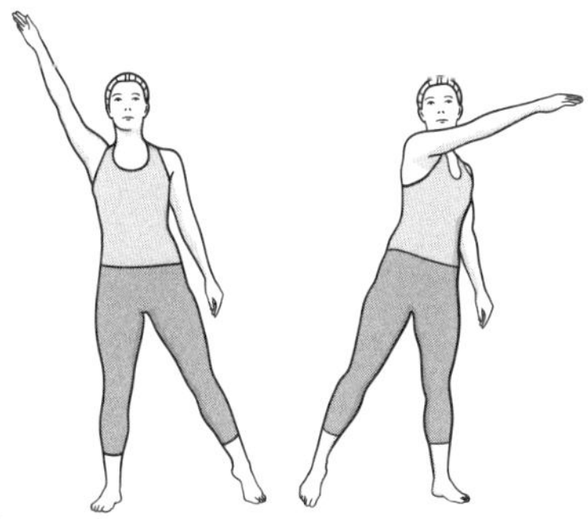

4 Armschwingen vor dem Körper

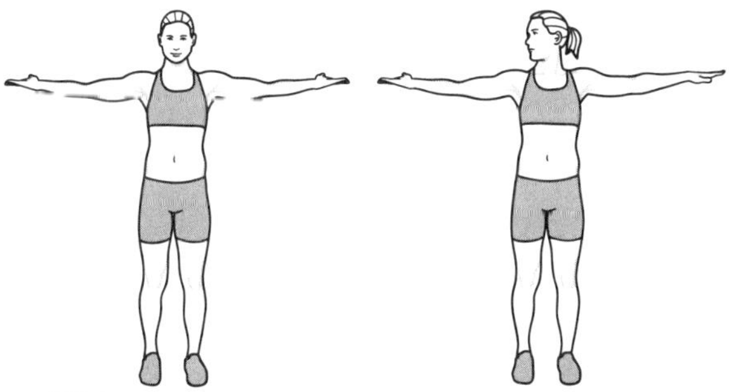

5 Schulteraußen- und -innenrotation

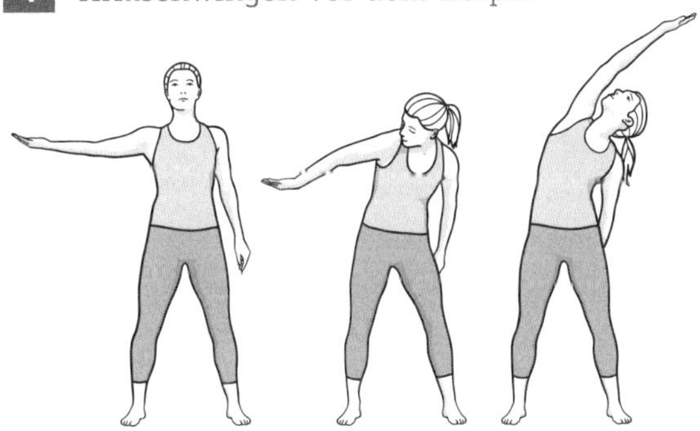

6 Schulterspirale

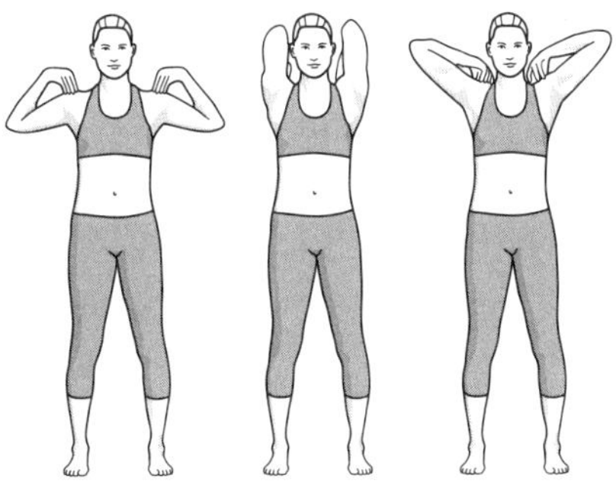

7 Schulterkreisen

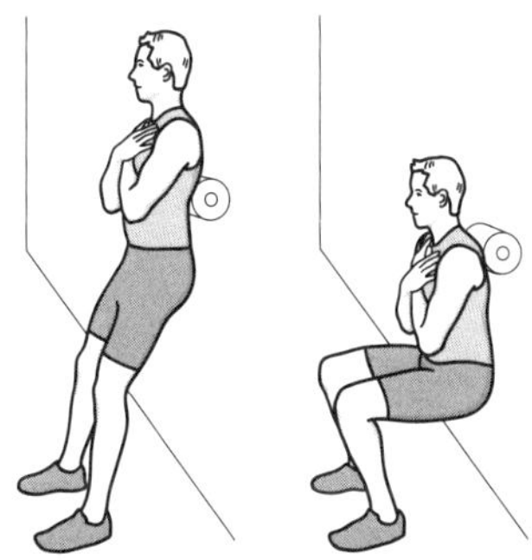

8 Oberen Rücken an der Wand abrollen

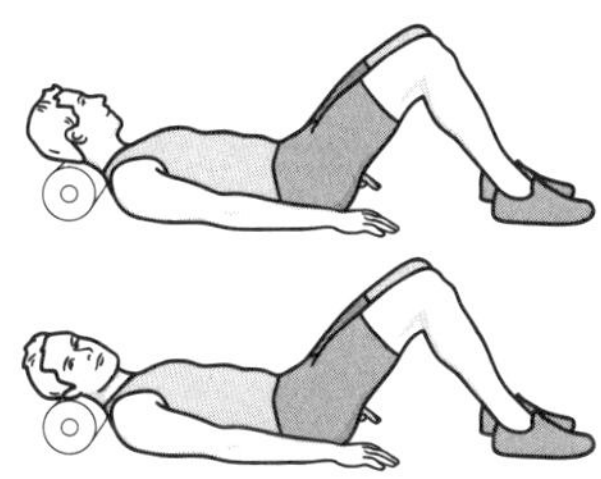

9 Nackenmassage

21 Bei Ischiasbeschwerden

Trainingsdauer: 25 Minuten
Equipment: Matte und Faszienkugel

1 2 3

	Übungen	Ausführung	Dauer/Wiederholungen je Seite	Sätze	Seitenwechsel	Seite
1	Liegende Hüftdehnung	halten	45 Sek.	2	x	121
2	Gesäßmassage mit der Kugel	rollen	90 Sek.	1	x	125
3	Liegende Gesäßdehnung	halten	60 Sek.	2	x	120
4	Hüftmobilisation aus dem Hürdensitz	dynamisch	20 Wdh.	2		137
5	Drehsitz	halten	45 Sek.	2	x	119
6	Liegende Rotation	halten	60 Sek.	2	x	119

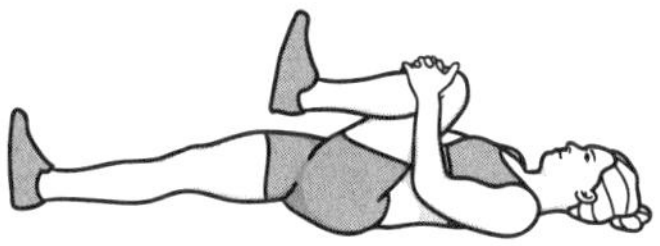

1 Liegende Hüftdehnung

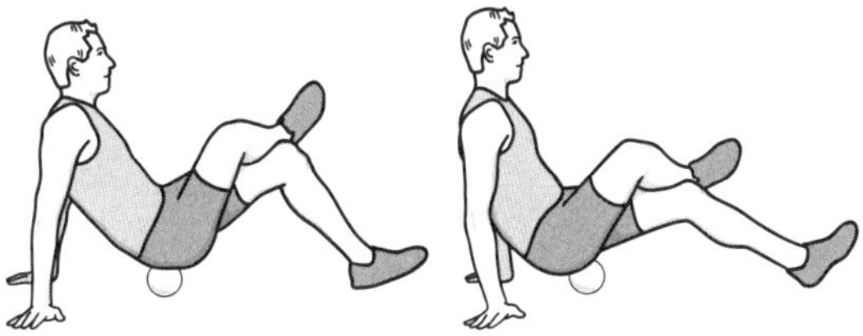

2 Gesäßmassage mit der Kugel

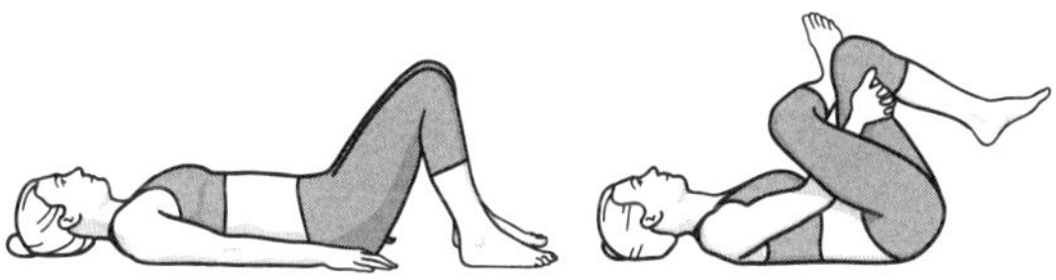

3 Liegende Gesäßdehnung

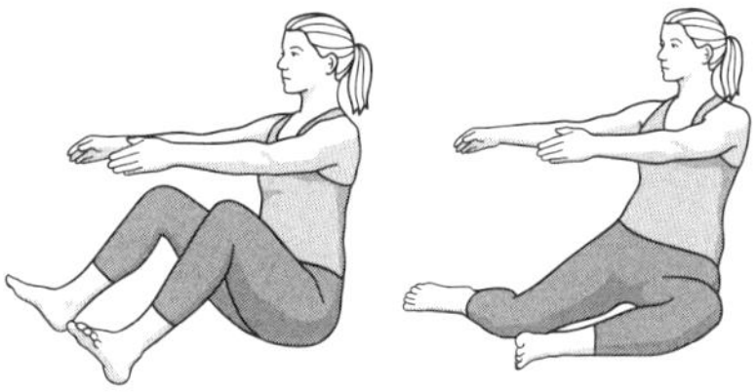

4 Hüftmobilisation aus dem Hürdensitz

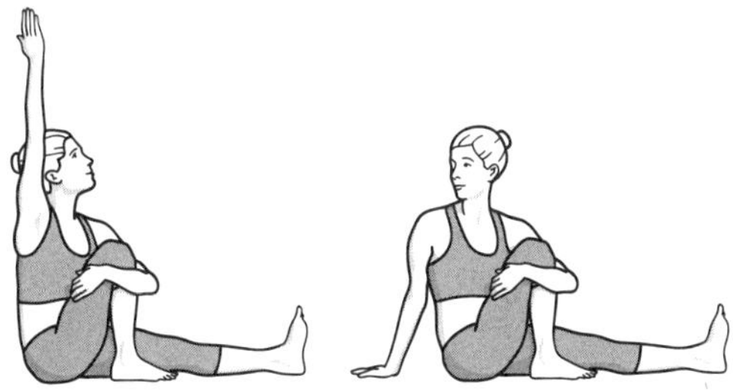

5 Drehsitz

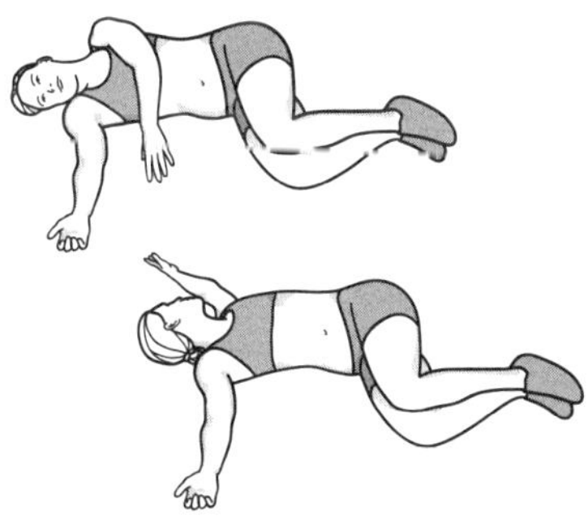

6 Liegende Rotation

22 Bei verkürzten Beinrückseiten

Trainingsdauer: 15 Minuten
Equipment: Matte, Faszienrolle und Faszienkugel

1 2 3

	Übungen	Ausführung	Dauer/Wiederholungen je Seite	Sätze	Seitenwechsel	Seite
1	Fußsohle abrollen	rollen	90 Sek.	1	x	127
2	Waden abrollen	rollen	90 Sek.	1	x	125
3	Oberschenkelrückseite abrollen	rollen	90 Sek.	1	x	126
4	Wippende Vorbeuge	federn	60 Sek.	2		131
5	Beinrückseite federn	federn	60 Sek.	2	x	130
6	Grätsche mit Vorbeuge	halten	45 Sek.	2		122
7	Dehnung der Beinrückseite	halten	45 Sek.	2	x	122

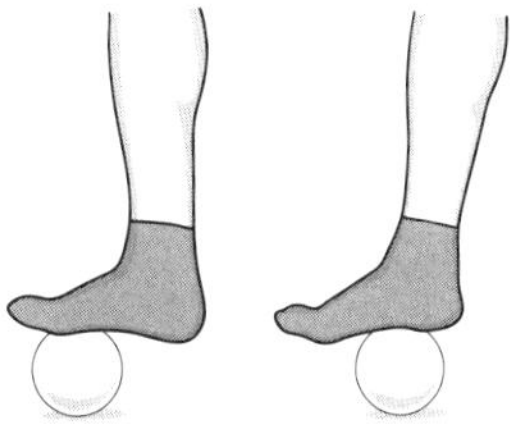

1 Fußsohle abrollen

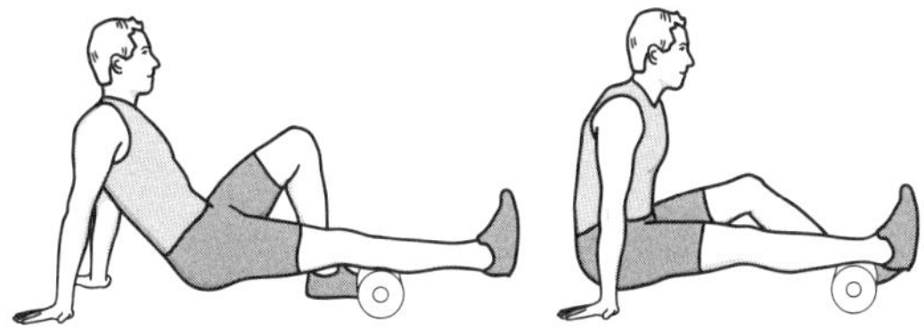

2 Waden abrollen

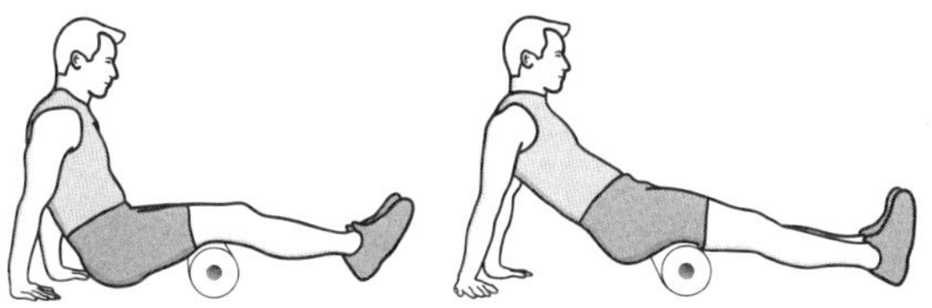

3 Oberschenkelrückseite abrollen

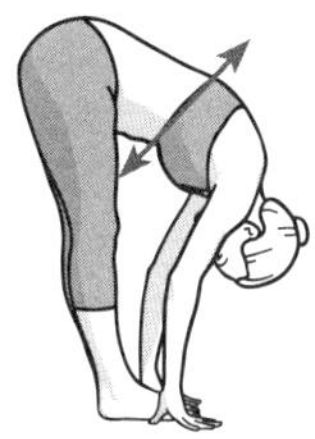

4 Wippende Vorbeuge

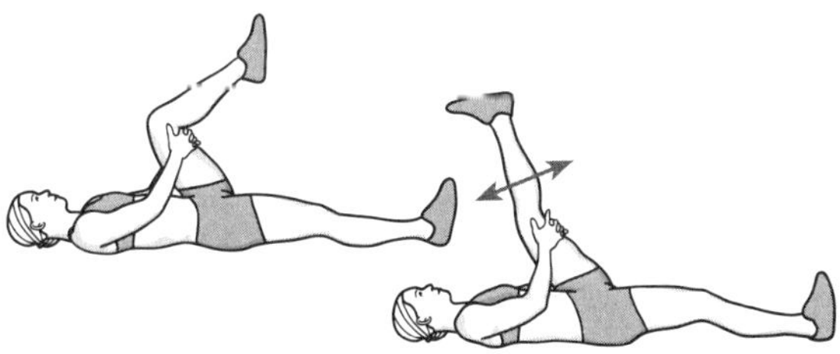

5 Beinrückseite federn

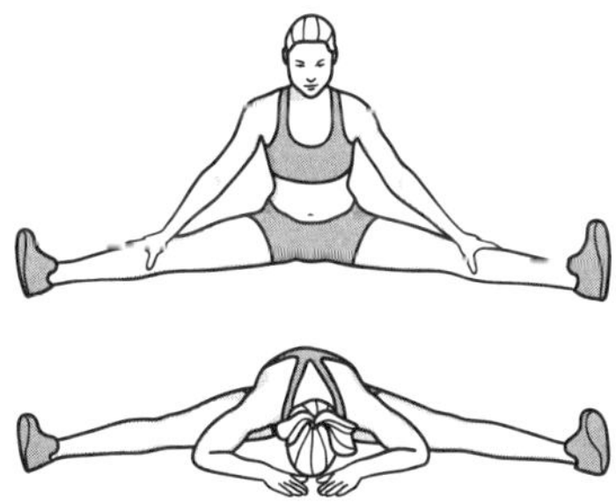

6 Grätsche mit Vorbeuge

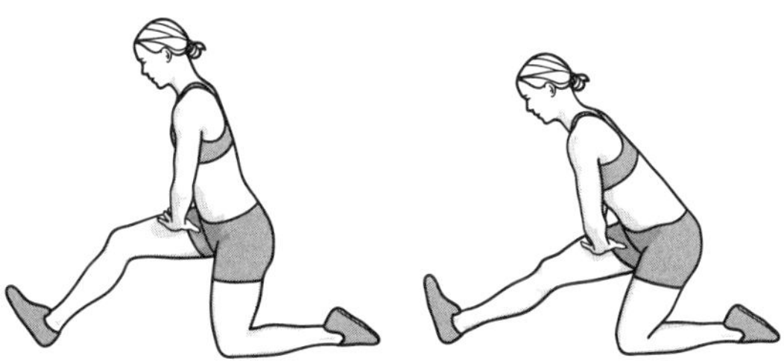

7 Dehnung der Beinrückseite

23 Für eine aufrechte Haltung – Kurzprogramm

1 2 3

Trainingsdauer: 20 Minuten
Equipment: Matte und Faszienrolle

	Übungen	Ausführung	Dauer/Wiederholungen je Seite	Sätze	Seitenwechsel	Seite
1	Schulterkreisen	dynamisch	10 Wdh.	2		132
2	Brustmuskeldehnung	halten	45 Sek.	2		118
3	Seitliches Strecken mit Wippen	dynamisch	45 Sek.	2	x	128
4	Oberkörperheben aus der Bauchlage	dynamisch	10 Wdh.	3		135
5	Rotation aus dem Vierfüßlerstand	dynamisch	10 Wdh.	2	x	135
6	Herabschauender Hund mit Oberkörperfedern	federn	45 Sek.	3		129

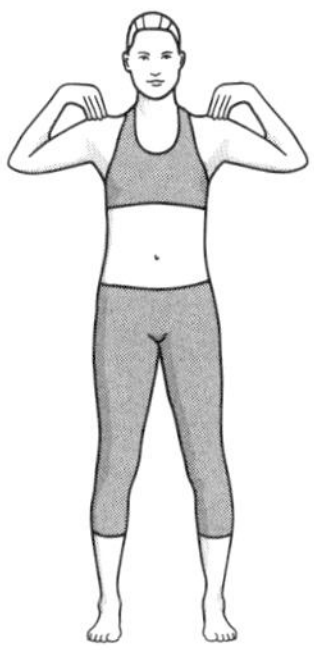

1 Schulterkreisen

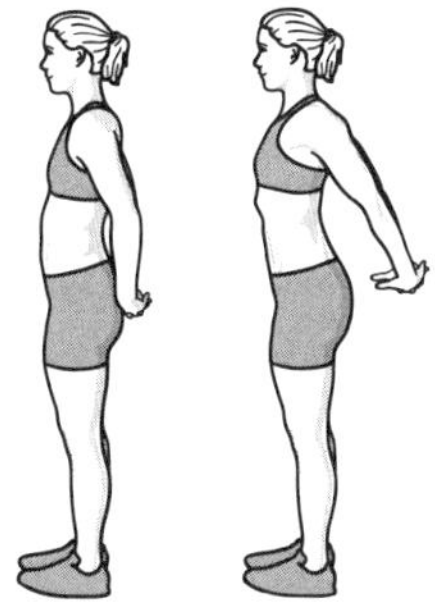

2 Brustmuskeldehnung

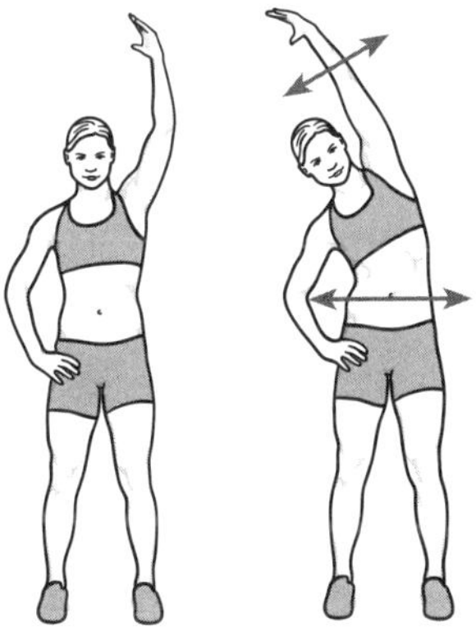

3 Seitliches Strecken mit Wippen

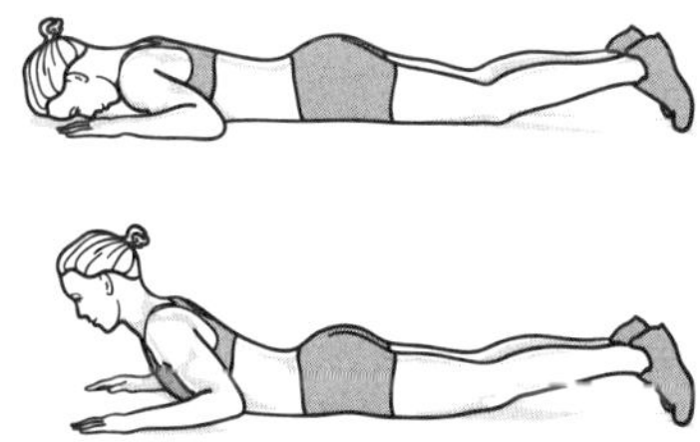

4 Oberkörperheben aus der Bauchlage

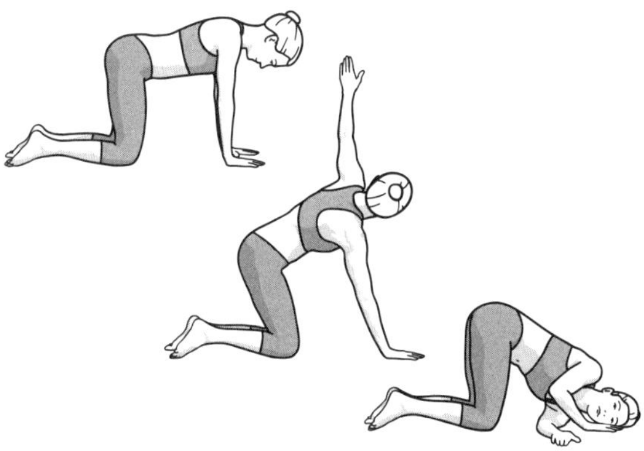

5 Rotation aus dem Vierfüßlerstand

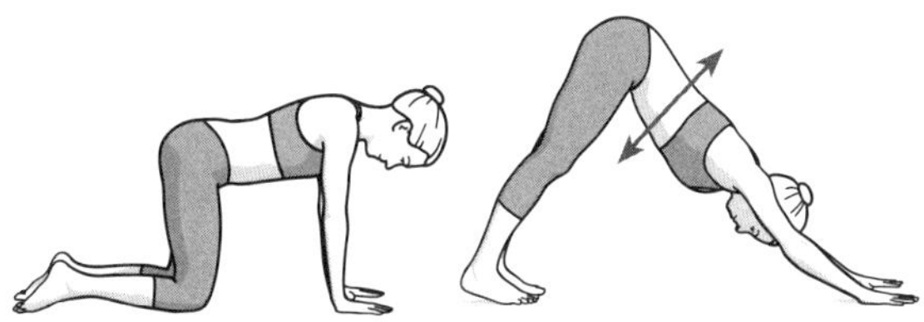

6 Herabschauender Hund mit Oberkörperfedern

24 Für eine aufrechte Haltung

Trainingsdauer: 35 Minuten
Equipment: Matte

1 2 3

	Übungen	Ausführung	Dauer/Wiederholungen je Seite	Sätze	Seitenwechsel	Seite
1	Kindposition	halten	90 Sek.	1		119
2	Katze und Kuh	dynamisch	15 Wdh.	2		134
3	Mobilisation über der Rolle	dynamisch	15 Wdh.	2		136
4	Oberkörperheben aus der Bauchlage	dynamisch	15 Wdh.	2		135
5	Diagonales Strecken und Beugen aus dem Vierfüßlerstand	dynamisch	10 Wdh.	2	x	134
6	Ausfallschritt mit Rotation	dynamisch	10 Wdh.	2	x	136
7	Herabschauender Hund und Planke	dynamisch	8 Wdh.	3		139
8	Hocke mit Rotation	dynamisch	10 Wdh.	2		141
9	Drehsitz	halten	45 Sek.	2	x	119
10	Brustmuskeldehnung	halten	45 Sek.	2		118

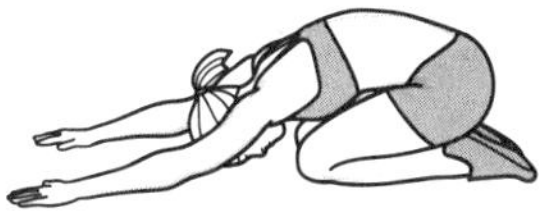

1 Kindposition

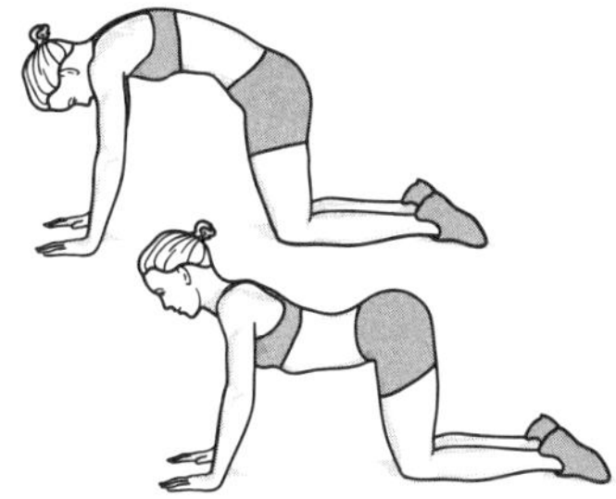

2 Katze und Kuh

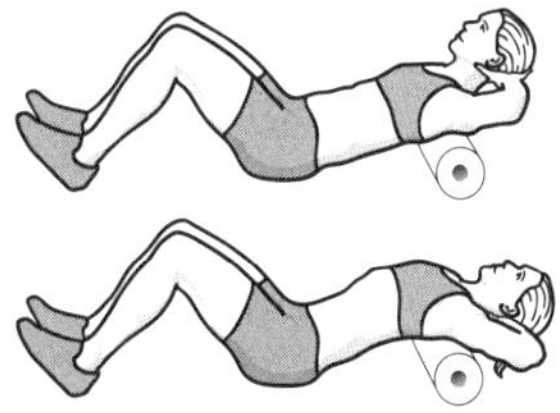

3 Mobilisation über der Rolle

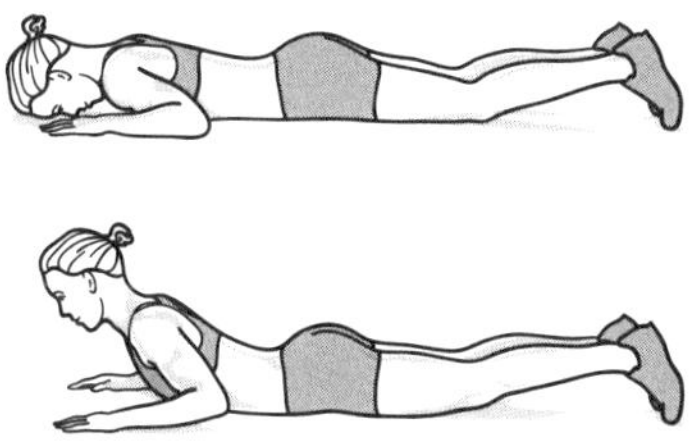

4 Oberkörperheben aus der Bauchlage

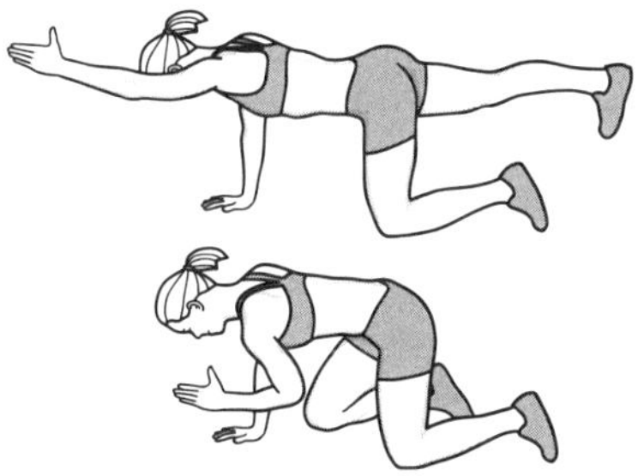

5 Diagonales Strecken und Beugen aus dem Vierfüßlerstand

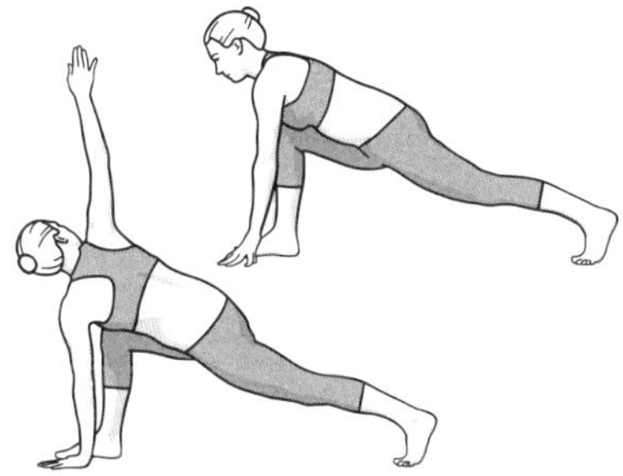

6 Ausfallschritt mit Rotation

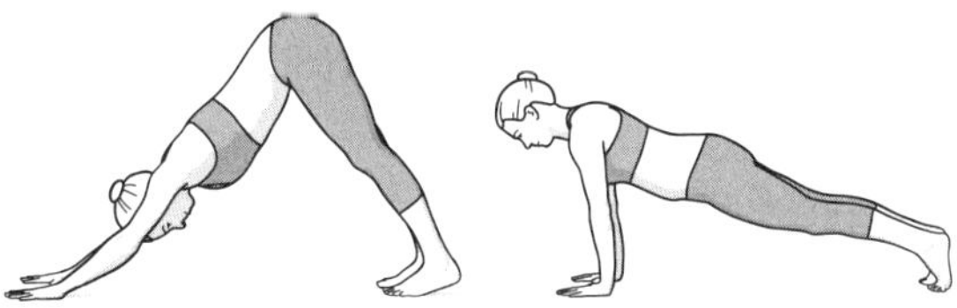

7 Herabschauender Hund und Planke

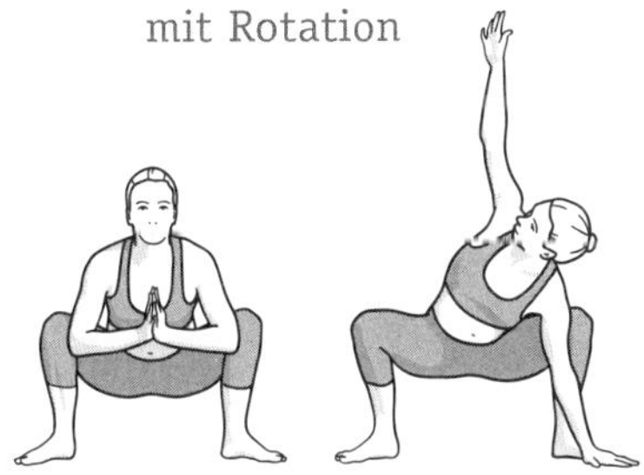

8 Hocke mit Rotation

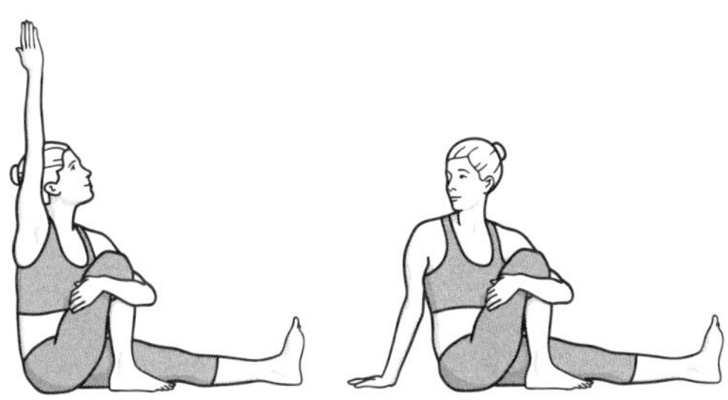

9 Drehsitz

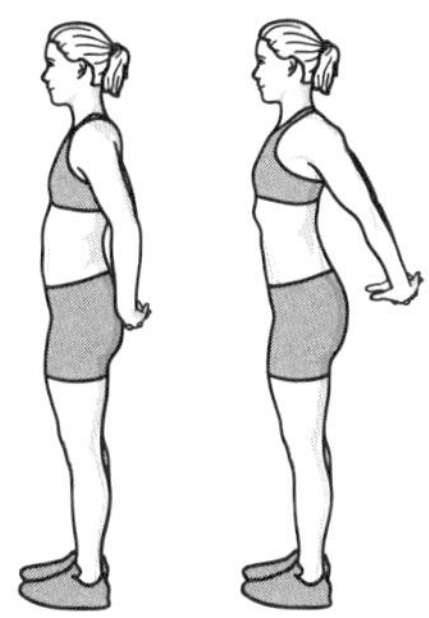

10 Brustmuskeldehnung

25 In der Schwangerschaft

Trainingsdauer: 20 Minuten
Equipment: Matte, Handtuch und Faszienrolle

1 2 3

	Übungen	Ausführung	Dauer/Wiederholungen je Seite	Sätze	Seitenwechsel	Seite
1	Schulterzirkel	dynamisch	10 Wdh.	3		133
2	Rekeln	dynamisch	10 Wdh.	3		134
3	Oberen Rücken an der Wand abrollen	rollen	60 Sek.	1		124
4	Katze und Kuh	dynamisch	10 Wdh.	2–3		134
5	Hüftmobilisation aus dem Hürdensitz	dynamisch	15 Wdh.	2		137
6	Schneidersitz mit Vorbeuge	halten	60 Sek.	2		121
7	Grätsche mit Vorbeuge	halten	60 Sek.	2		122

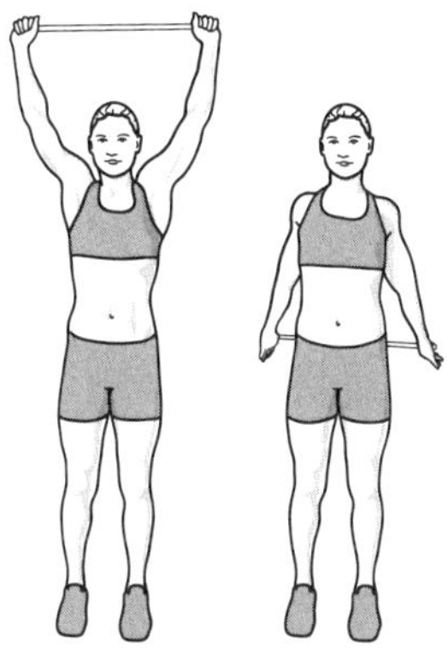

1 Schulterzirkel

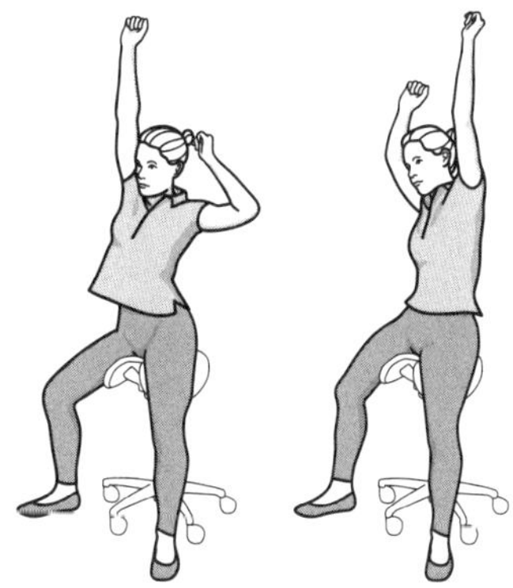

2 Rekeln

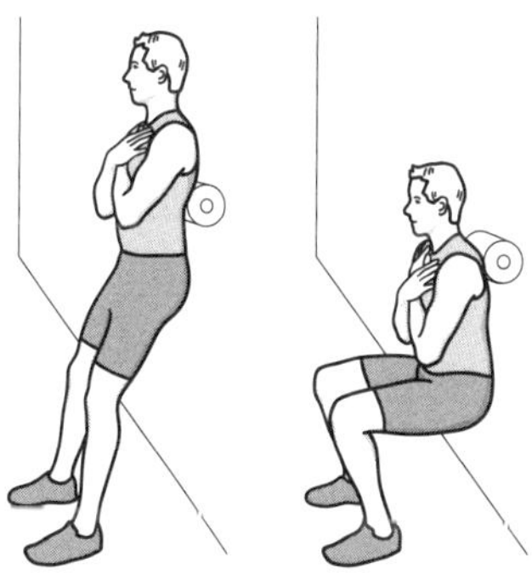

3 Oberen Rücken an der Wand abrollen

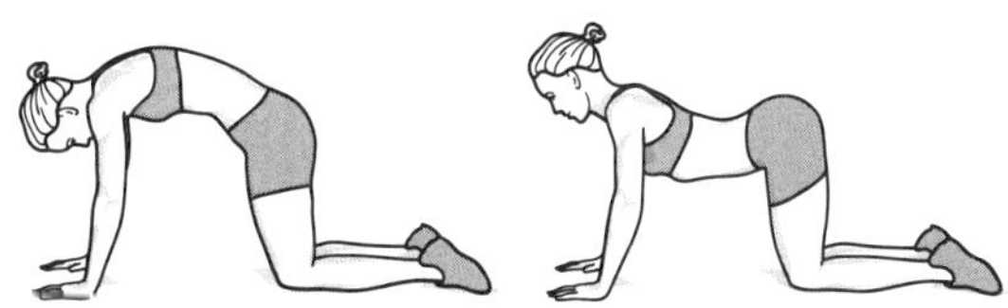

4 Katze und Kuh

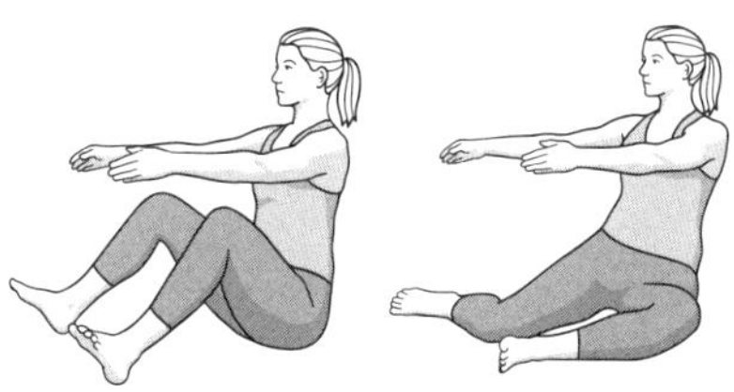

5 Hüftmobilisation aus dem Hürdensitz

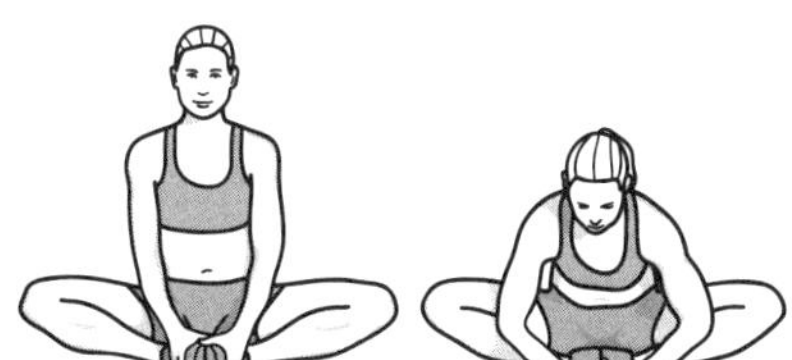

6 Schneidersitz mit Vorbeuge

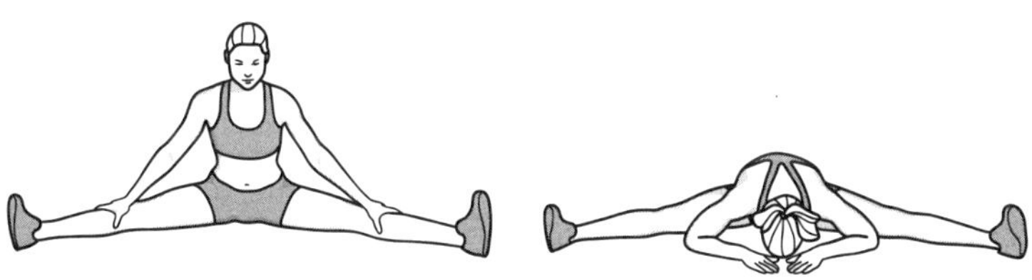

7 Grätsche mit Vorbeuge

26 Rundum elastisch und beweglich

Trainingsdauer: 25 Minuten
Equipment: Matte

1 2 3

	Übungen	Ausführung	Dauer/Wiederholungen je Seite	Sätze	Seitenwechsel	Seite
1	Einseitiges Armschwingen	dynamisch	10 Wdh.	2	x	127
2	Armschwingen vor dem Körper	dynamisch	10 Wdh.	2	x	127
3	Seitliches Strecken mit Wippen	federn	45 Sek.	2	x	128
4	Beinschwingen	dynamisch	10 Wdh.	2	x	129
5	Wippende Vorbeuge	federn	60 Sek.	2		131
6	Herabschauender Hund mit Oberkörperfedern	federn	60 Sek.	2		129
7	Hüftwiegen	federn	60 Sek.	2	x	129
8	Beinrückseite federn	federn	60 Sek.	2	x	130

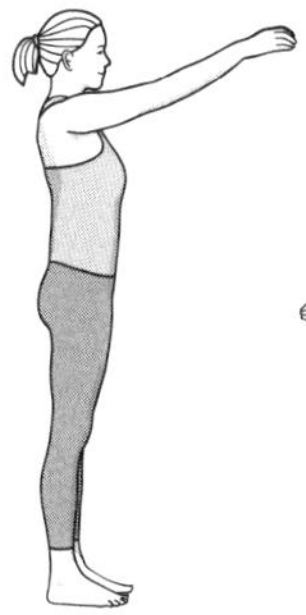

1 Einseitiges Armschwingen

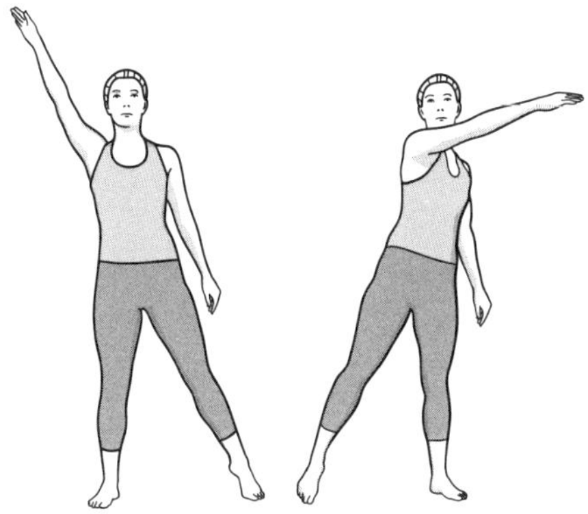

2 Armschwingen vor dem Körper

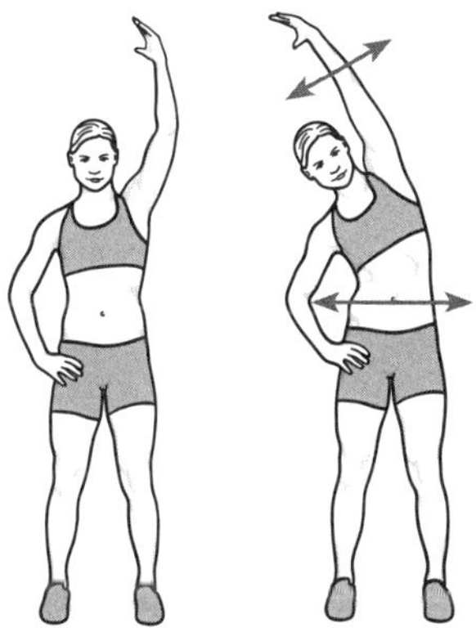

3 Seitliches Strecken mit Wippen

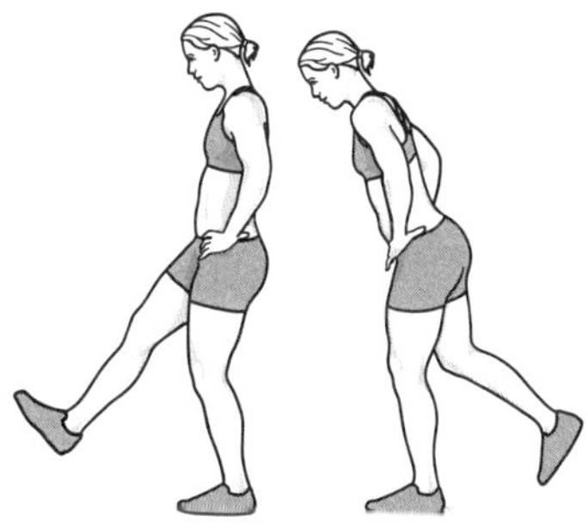

4 Beinschwingen

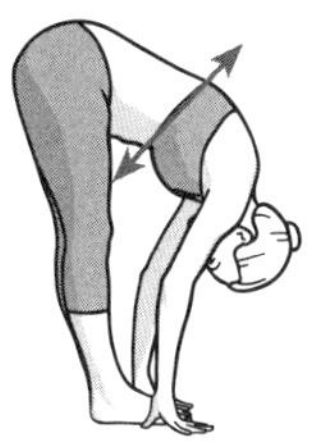

5 Wippende Vorbeuge

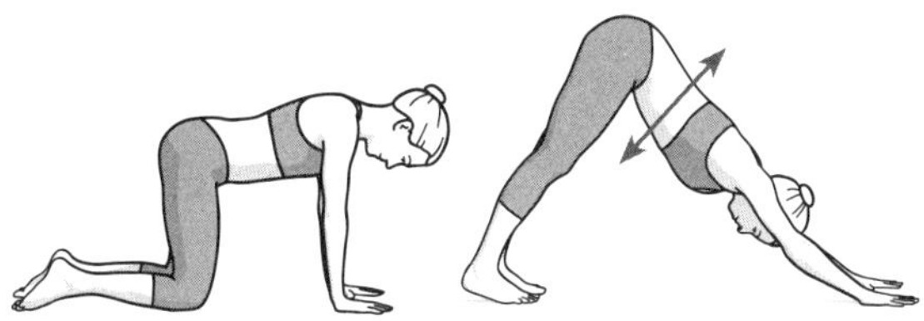

6 Herabschauender Hund mit Oberkörperfedern

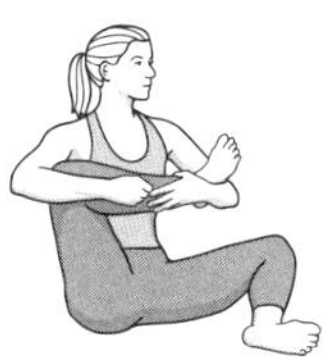

7 Hüftwiegen

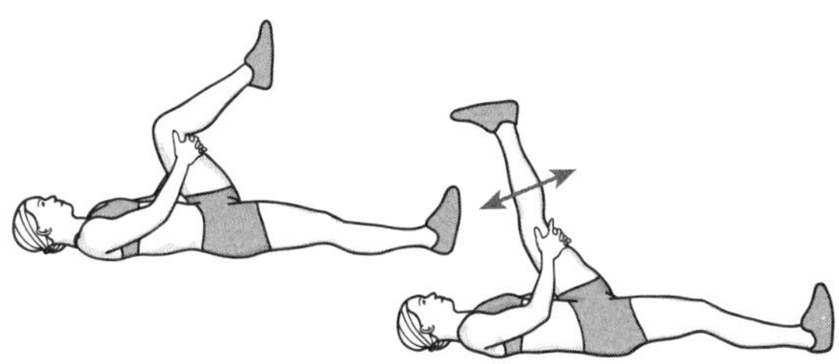

8 Beinrückseite federn

27 Beweglichkeit mit Schwung

Trainingsdauer: 20 Minuten
Equipment: Matte

1 2 3

	Übungen	Ausführung	Dauer/Wiederholungen je Seite	Sätze	Seitenwechsel	Seite
1	Einseitiges Armschwingen	dynamisch	15 Wdh.	2	x	127
2	Versetztes Armkreisen	dynamisch	15 Wdh.	2	x	128
3	Armschwingen vor dem Körper	dynamisch	15 Wdh.	2	x	127
4	Beinschwingen	dynamisch	10 Wdh.	2	x	129
5	Oberkörperpendeln in der Grätsche	dynamisch	20 Wdh.	2		130
6	Wippende Vorbeuge	federn	60 Sek.	1		131

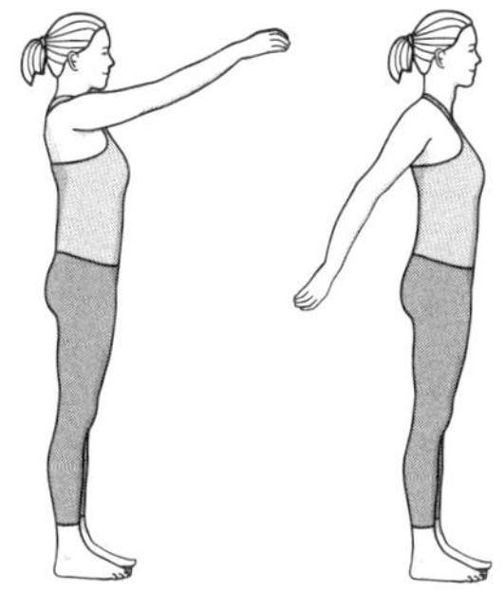

1 Einseitiges Armschwingen

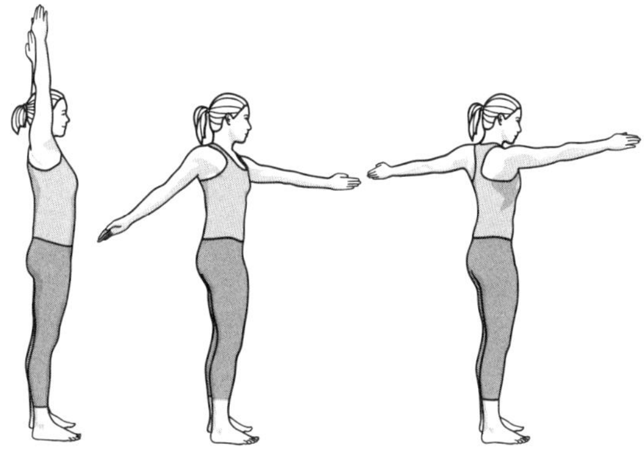

2 Versetztes Armkreisen

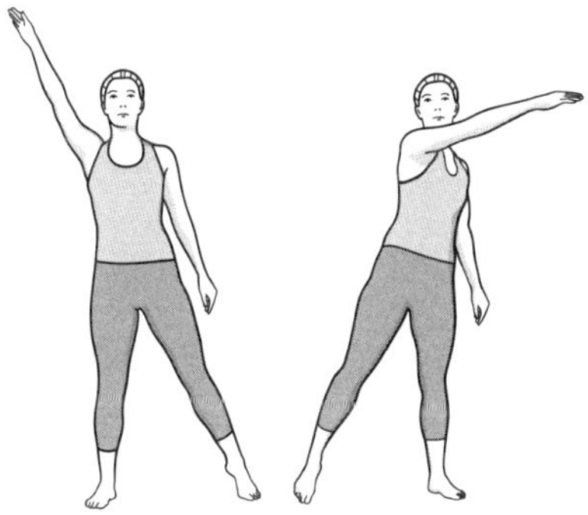

3 Armschwingen vor dem Körper

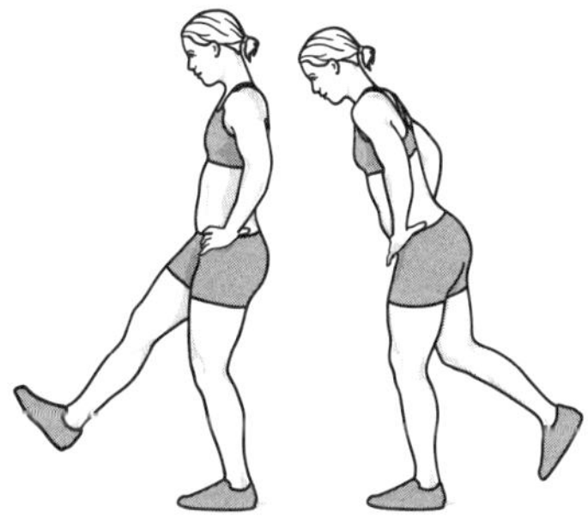

4 Beinschwingen

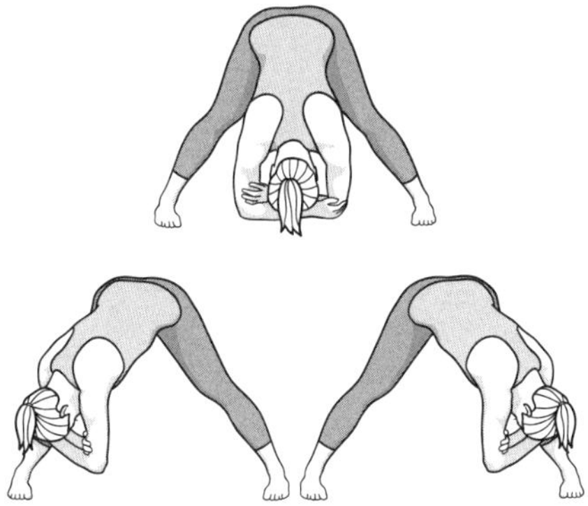

5 Oberkörperpendeln in der Grätsche

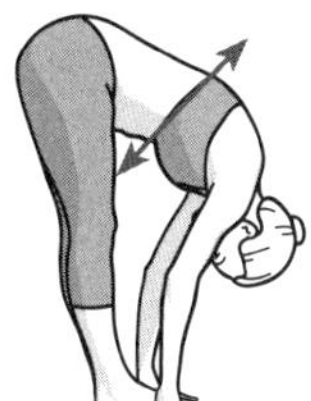

6 Wippende Vorbeuge

28 Beweglich mit der Faszienrolle – Kurzprogramm

1 2 3

Trainingsdauer: 15 Minuten
Equipment: Matte und Faszienrolle

	Übungen	Ausführung	Dauer/Wiederholungen je Seite	Sätze	Seitenwechsel	Seite
1	Oberen Rücken liegend abrollen	rollen	90 Sek.	1		124
2	Oberschenkelvorderseite abrollen	rollen	60 Sek.	1	x	125
3	Oberschenkelaußenseite abrollen	rollen	60 Sek.	1	x	126
4	Oberschenkelinnenseite abrollen	rollen	60 Sek.	1	x	126
5	Oberschenkelrückseite abrollen	rollen	60 Sek.	1	x	126
6	Nackenmassage	rollen	90 Sek.	1		123

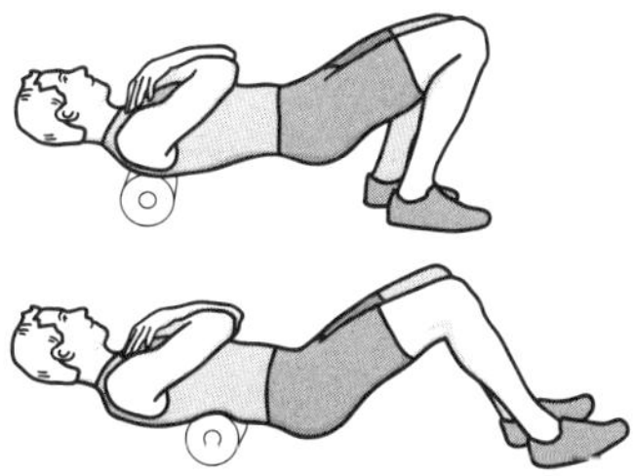

1 Oberen Rücken liegend abrollen

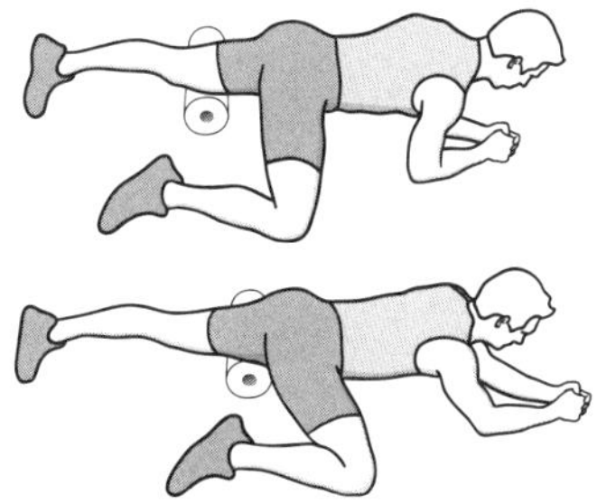

2 Oberschenkelvorderseite abrollen

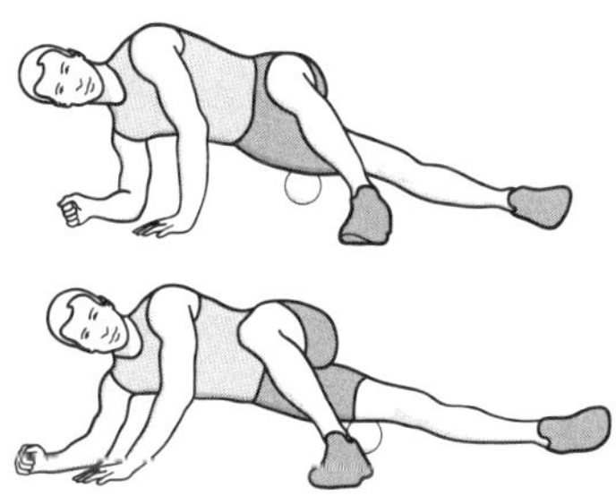

3 Oberschenkelaußenseite abrollen

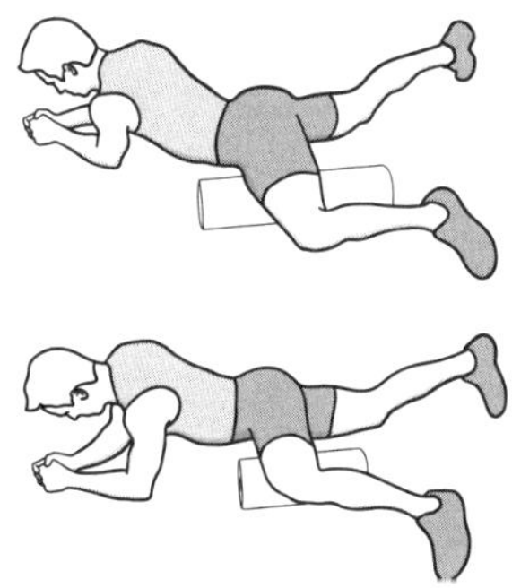

4 Oberschenkelinnenseite abrollen

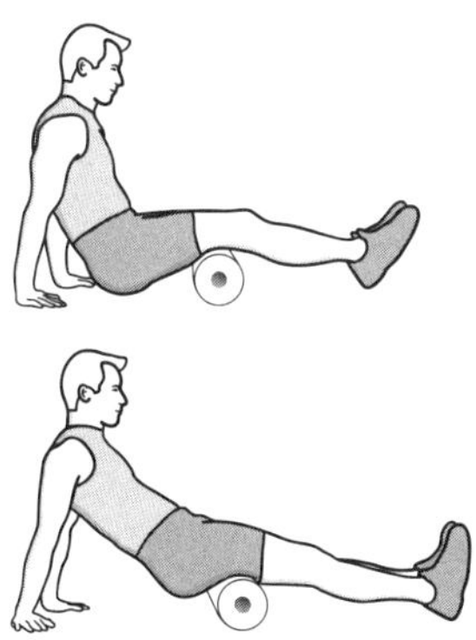

5 Oberschenkelrückseite abrollen

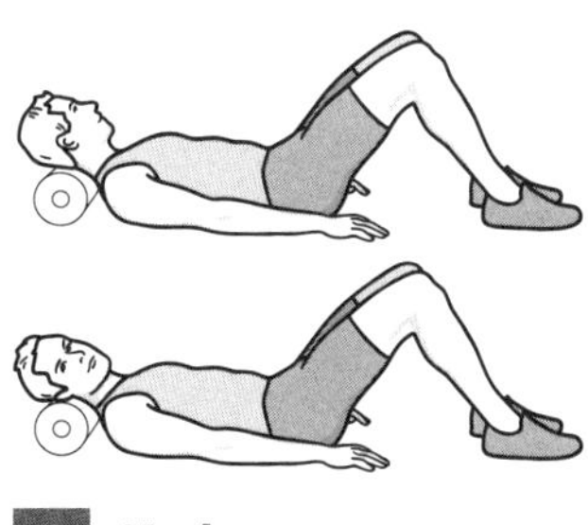

6 Nackenmassage

29 Beweglich mit Faszienrolle und Faszienkugel

1 2 3

Trainingsdauer: 25 Minuten
Equipment: Matte, Faszienrolle und Faszienkugel

	Übungen	Ausführung	Dauer/Wieder-holungen je Seite	Sätze	Seiten-wechsel	Seite
1	Fußsohle abrollen	rollen	60 Sek.	1	x	127
2	Waden abrollen	rollen	60 Sek.	1	x	125
3	Oberschenkelvor-derseite abrollen	rollen	60 Sek.	1	x	125
4	Oberschenkelaußen-seite abrollen	rollen	60 Sek.	1	x	126
5	Oberschenkelinnen-seite abrollen	rollen	60 Sek.	1	x	126
6	Oberschenkelrück-seite abrollen	rollen	60 Sek.	1	x	126
7	Gesäßmassage mit der Kugel	rollen	60 Sek.	1	x	125
8	Oberen Rücken liegend abrollen	rollen	90 Sek.	1		124
9	Nackenmassage	rollen	90 Sek.	1		123

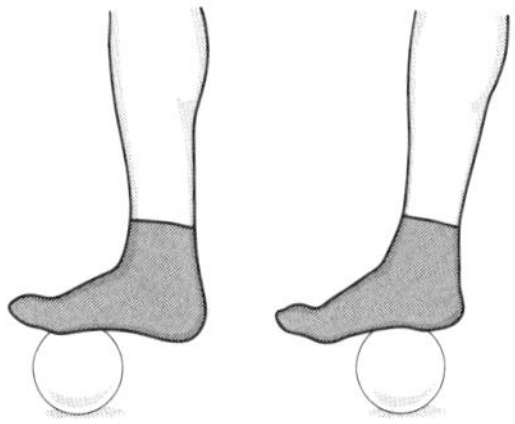

1 Fußsohle abrollen

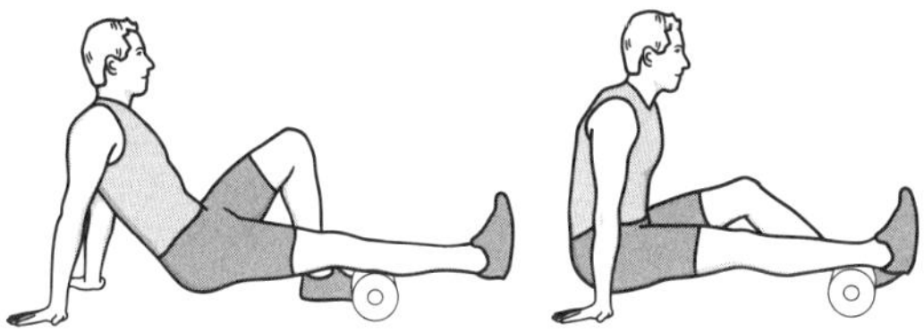

2 Waden abrollen

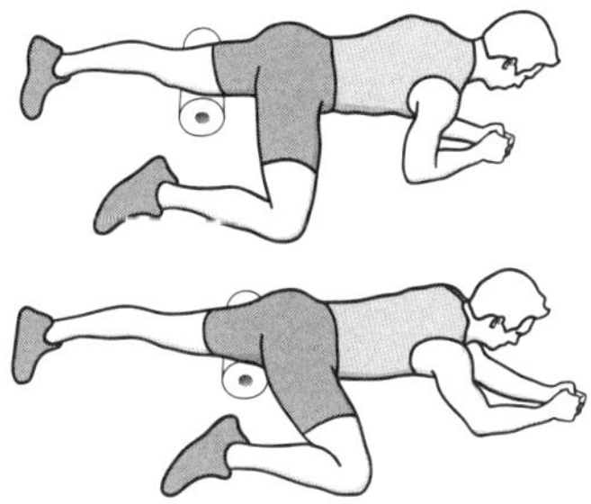

3 Oberschenkelvorderseite abrollen

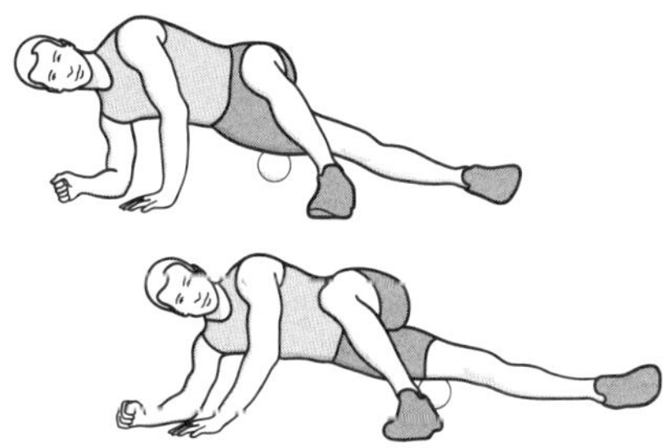

4 Oberschenkelaußenseite abrollen

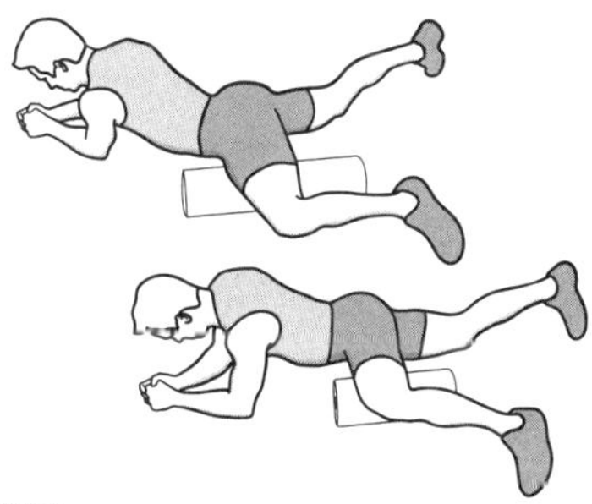

5 Oberschenkelinnenseite abrollen

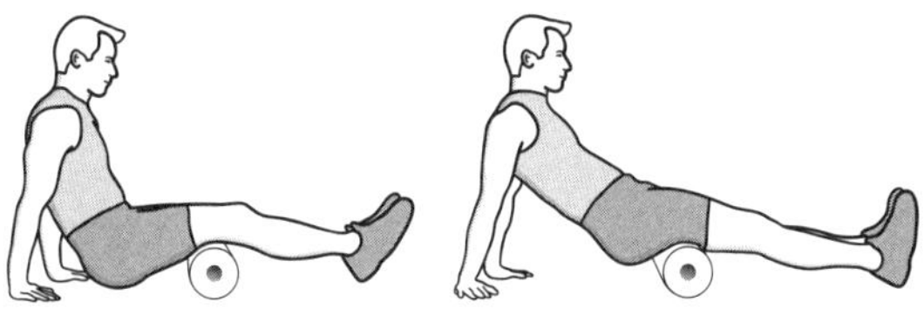

6 Oberschenkelrückseite abrollen

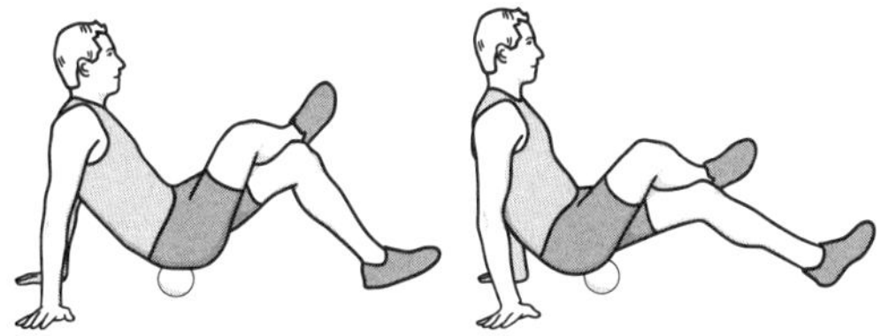

7 Gesäßmassage mit der Kugel

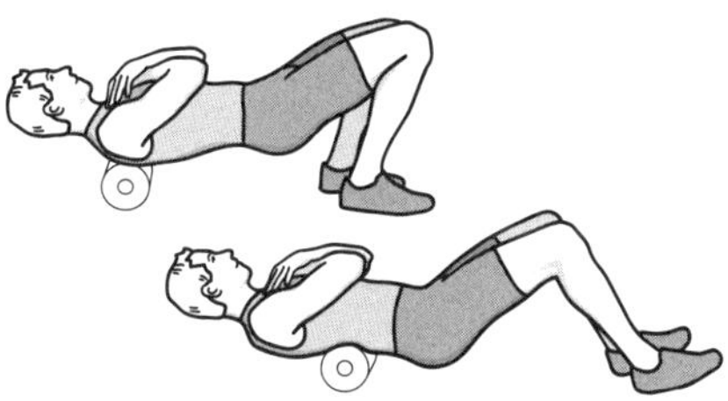

8 Oberen Rücken liegend abrollen

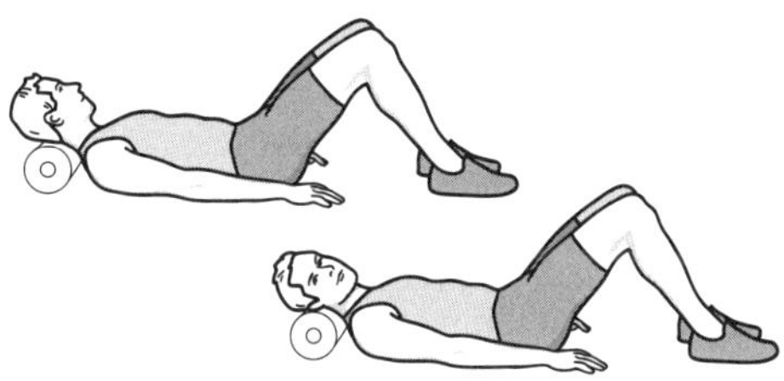

9 Nackenmassage

30 Beweglicher Start in den Tag–Kurzprogramm

1 2 3

Trainingsdauer: 20 Minuten
Equipment: Matte

	Übungen	Ausführung	Dauer/Wieder-holungen je Seite	Sätze	Seiten-wechsel	Seite
1	Armschwingen vor dem Körper	dynamisch	15 Wdh.	2	x	127
2	Seitliches Strecken mit Wippen	federn	60 Sek.	2	x	128
3	Katze und Kuh	dynamisch	10 Wdh.	2		134
4	Gehender Hund	dynamisch	60 Sek.	2		138
5	Hüftmobilisation aus dem Hürdensitz	dynamisch	20 Wdh.	2		137
6	Wippende Vorbeuge	federn	60 Sek.	2		131

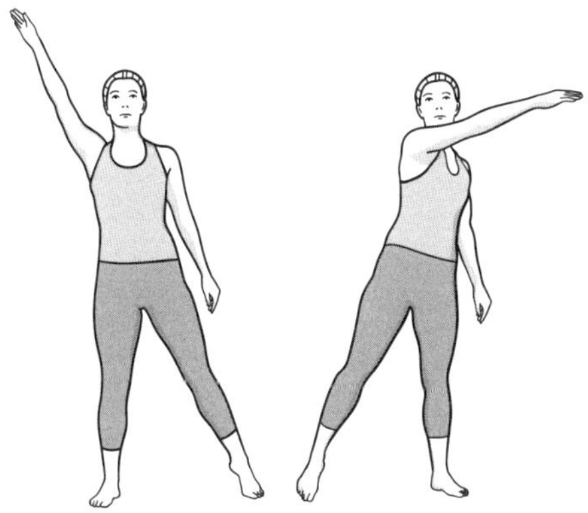

1 Armschwingen vor dem Körper

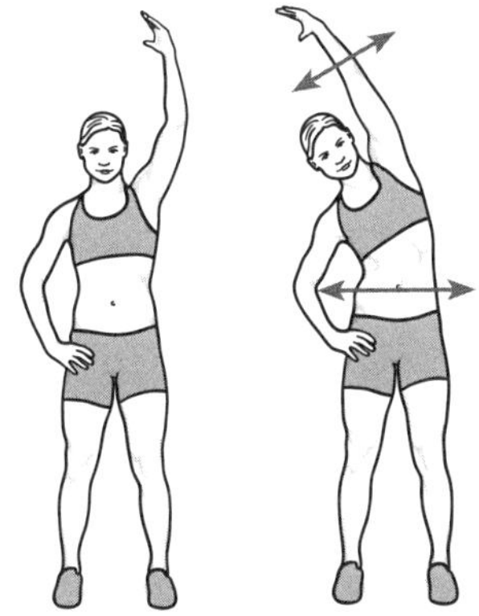

2 Seitliches Strecken mit Wippen

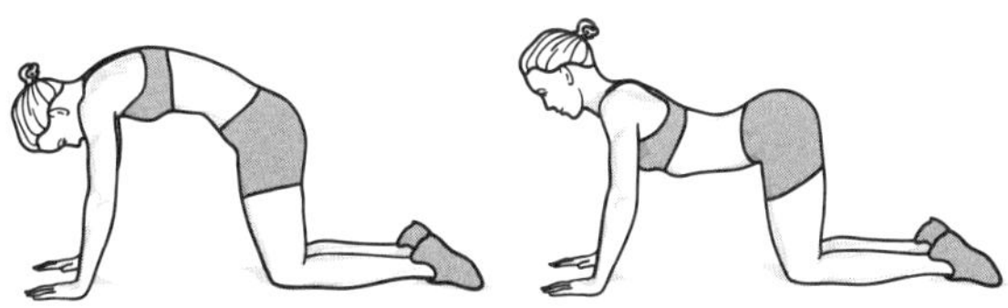

3 Katze und Kuh

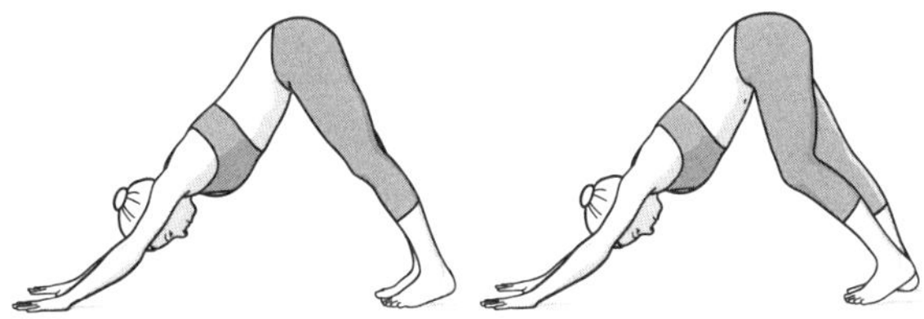

4 Gehender Hund

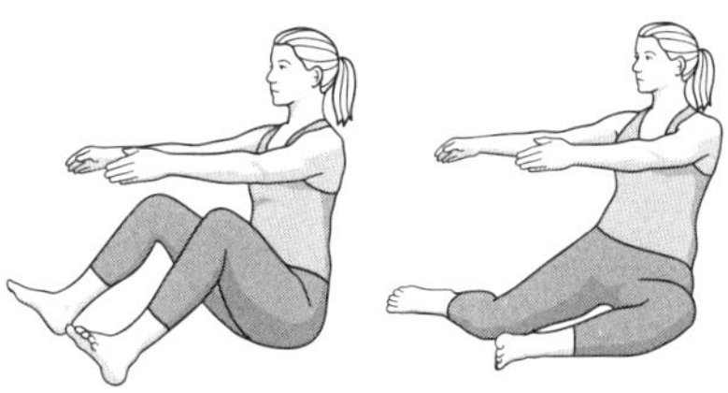

5 Hüftmobilisation aus dem Hürdensitz

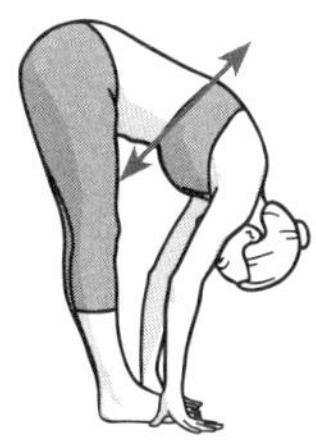

6 Wippende Vorbeuge

31 Beweglicher Start in den Tag

Trainingsdauer: 35 Minuten
Equipment: Matte

1 2 3

	Übungen	Ausführung	Dauer/Wiederholungen je Seite	Sätze	Seitenwechsel	Seite
1	Seitliches Strecken mit Wippen	federn	45 Sek.	2	x	128
2	Versetztes Armkreisen	dynamisch	20 Wdh.	2	x	128
3	Schulteraußen- und -innenrotation	dynamisch	15 Wdh.	2		132
4	Diagonales Strecken und Beugen aus dem Vierfüßlerstand	dynamisch	15 Wdh.	2	x	134
5	Rotation aus dem Vierfüßlerstand	dynamisch	10 Wdh.	2	x	135
6	Gehender Hund	dynamisch	15 Wdh.	2		138
7	Herabschauender Hund mit Oberkörperfedern	federn	60 Sek.	2		129
8	Hüftmobilisation aus dem Ausfallschritt	dynamisch	10 Wdh.	2	x	138
9	Hüftwiegen	federn	60 Sek.	1	x	129

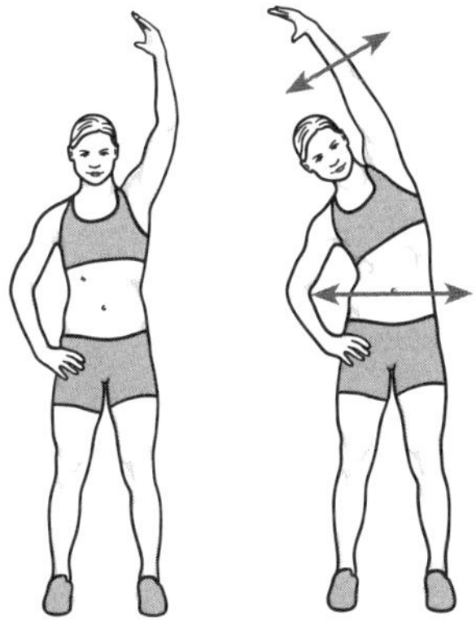

1 Seitliches Strecken mit Wippen

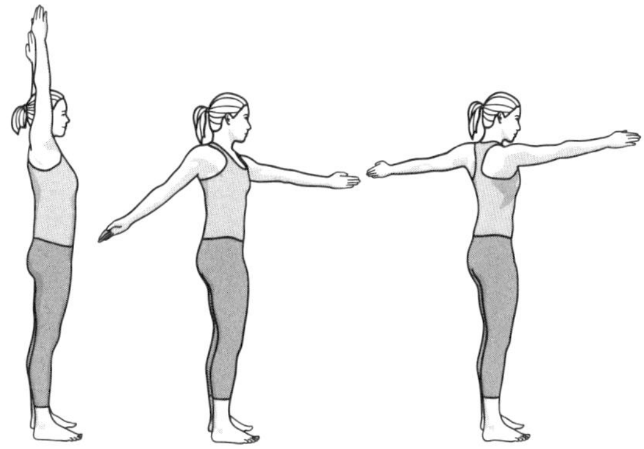

2 Versetztes Armkreisen

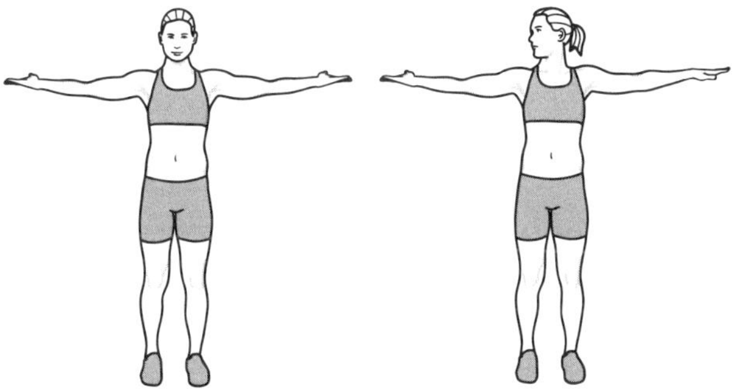

3 Schulteraußen- und -innenrotation

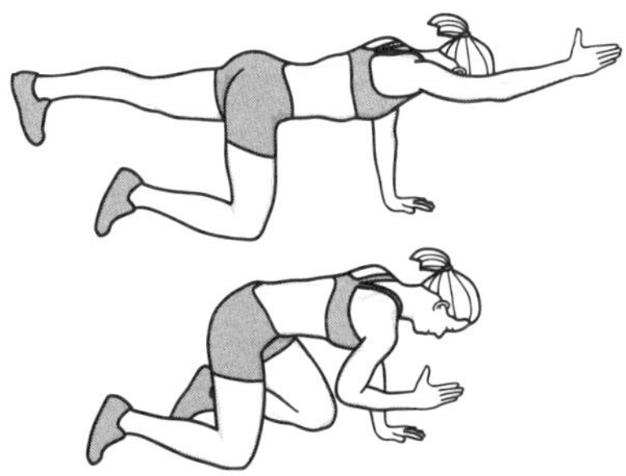

4 Diagonales Strecken und Beugen aus dem Vierfüßlerstand

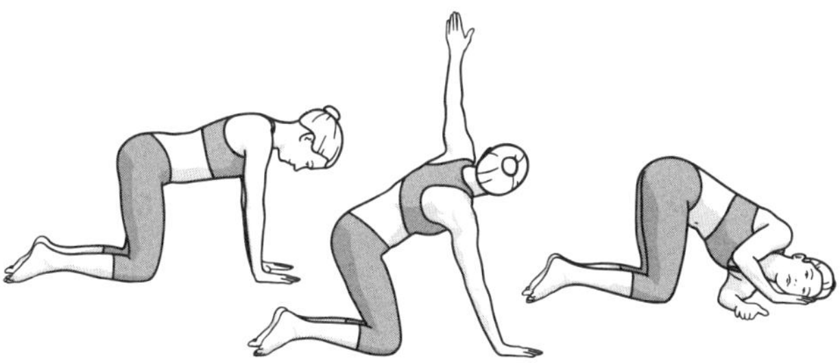

5 Rotation aus dem Vierfüßlerstand

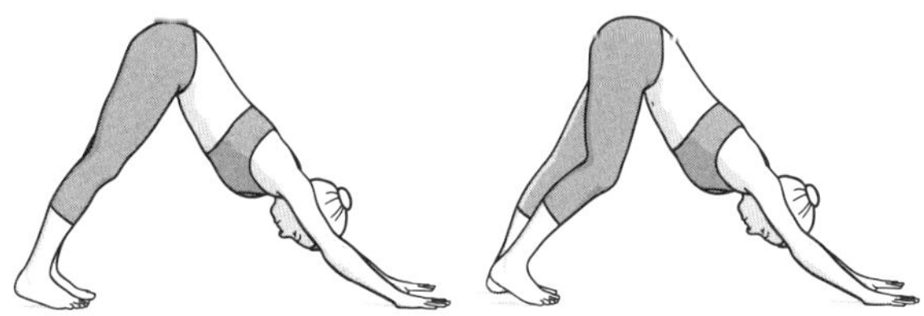

6 Gehender Hund

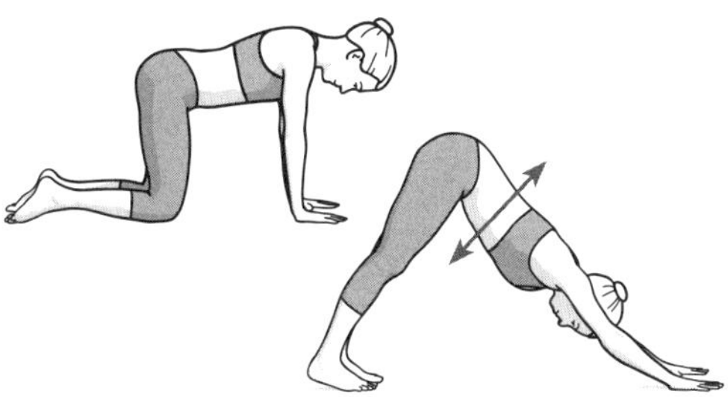

7 Herabschauender Hund mit Oberkörperfedern

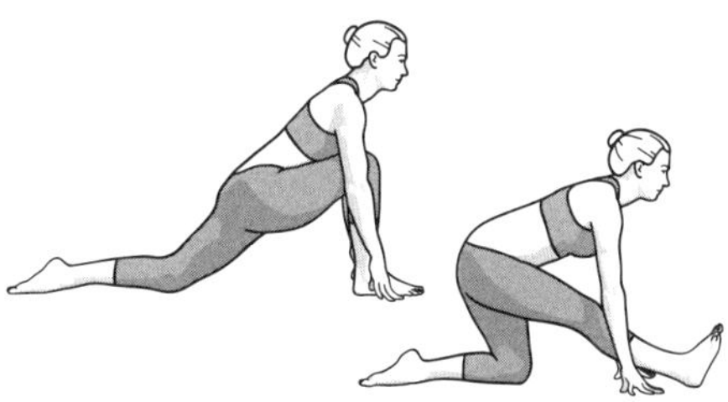

8 Hüftmobilisation aus dem Ausfallschritt

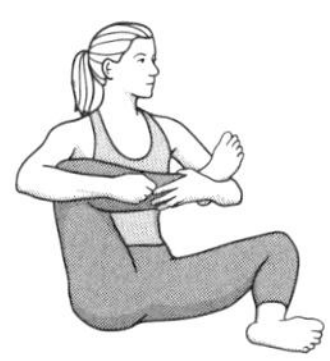

9 Hüftwiegen

32 Beweglichkeit am Schreibtisch für zwischendurch

1 2 3

Trainingsdauer: 10 Minuten
Equipment: Stuhl und Faszienkugel oder kleine Faszienrolle

	Übungen	Ausführung	Dauer/Wiederholungen je Seite	Sätze	Seitenwechsel	Seite
1	Seitliche Nackendehnung	halten	45 Sek.	1	x	141
2	Einseitiges Schulterkreisen	dynamisch	15 Wdh.	1		142
3	Oberkörperrotation	dynamisch	15 Wdh.	1		142
4	Beugen und Strecken	dynamisch	15 Wdh.	1		143
5	Rekeln	dynamisch	10 Wdh.	1		143
6	Unterarm abrollen	rollen	60 Sek.	1	x	123

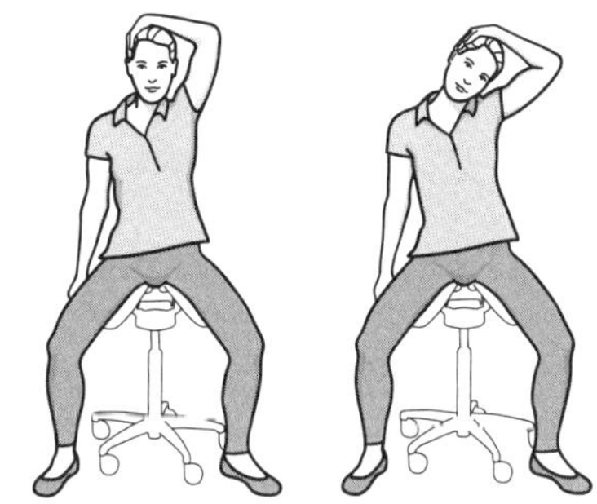

1 Seitliche Nackendehnung

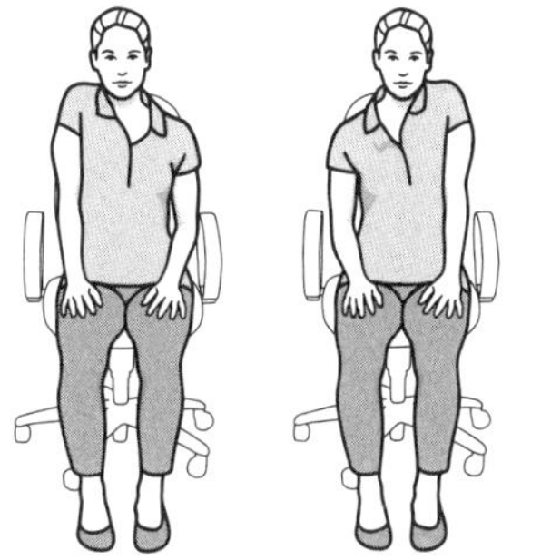

2 Einseitiges Schulterkreisen

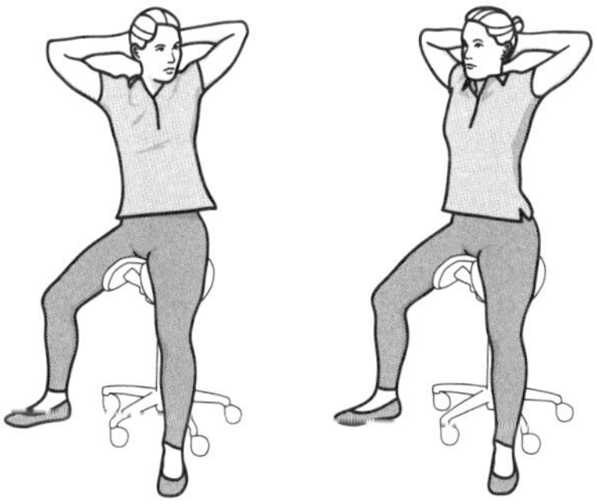

3 Oberkörperrotation

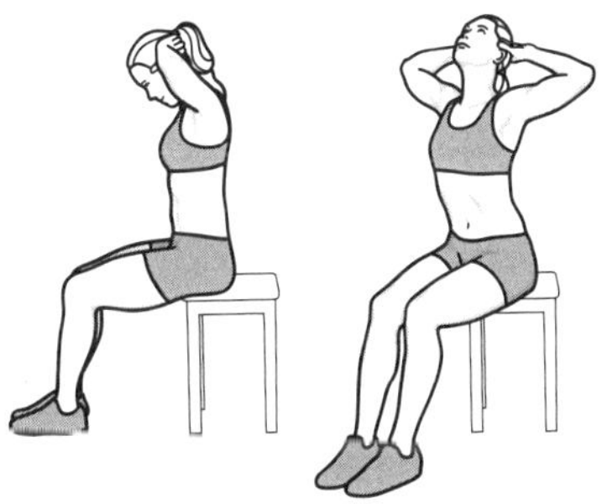

4 Beugen und Strecken

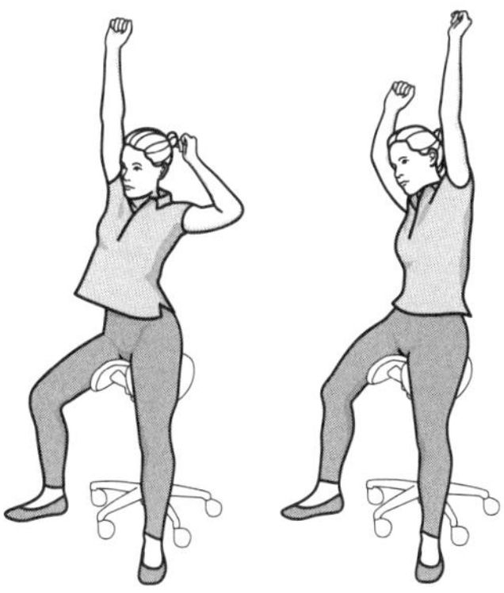

5 Rekeln

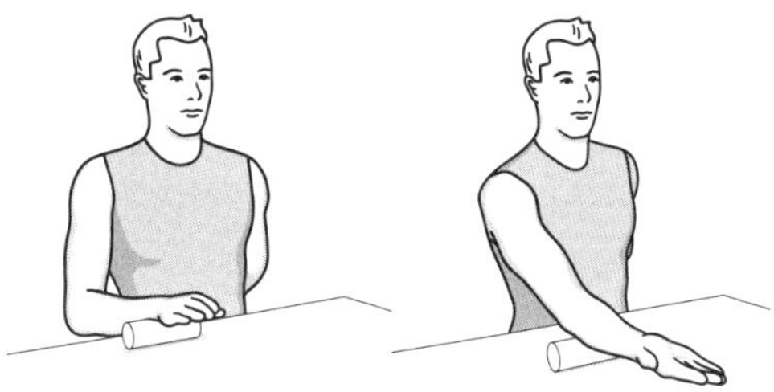

6 Unterarm abrollen

33 Kurzprogramm für die Mittagspause

Trainingsdauer: 15 Minuten
Equipment: Stuhl und Tisch

1 2 3

	Übungen	Ausführung	Dauer/Wiederholungen je Seite	Sätze	Seitenwechsel	Seite
1	Beugen und Strecken	dynamisch	10 Wdh.	2		143
2	Einseitiges Armschwingen	dynamisch	10 Wdh.	2	x	127
3	Schulterdehnung am Tisch	halten	60 Sek.	1		142
4	Kopfkreisen	dynamisch	10 Wdh.	2		131
5	Rekeln	dynamisch	10 Wdh.	1		143
6	Oberkörperrotation	dynamisch	10 Wdh.	2		142

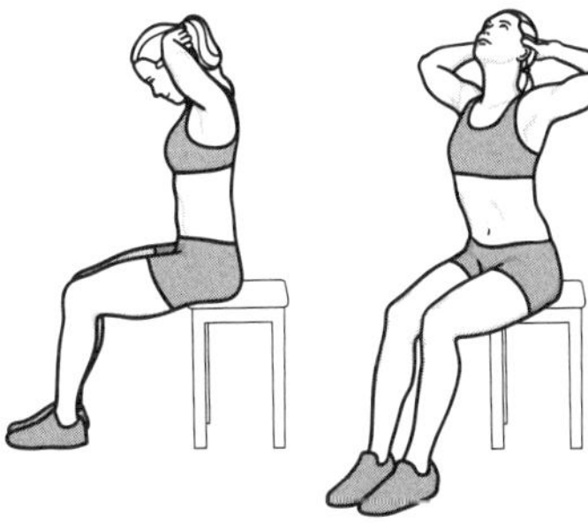

1 Beugen und Strecken

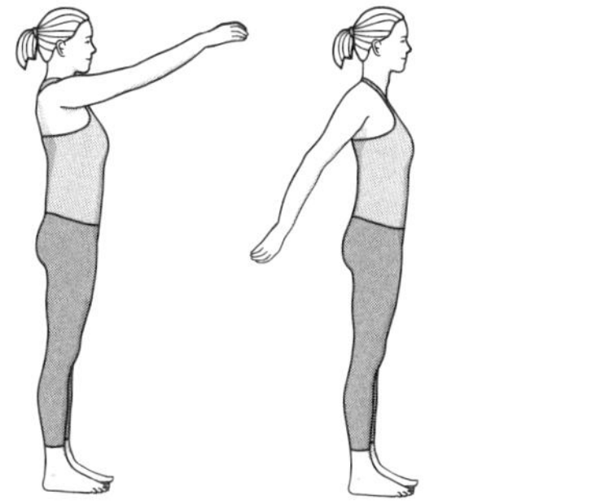

2 Einseitiges Armschwingen

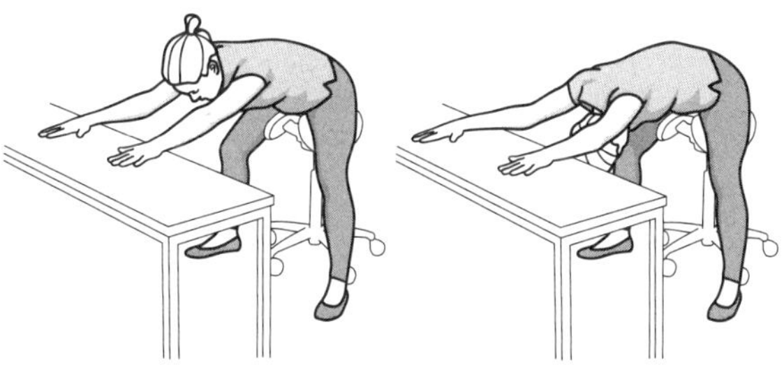

3 Schulterdehnung am Tisch

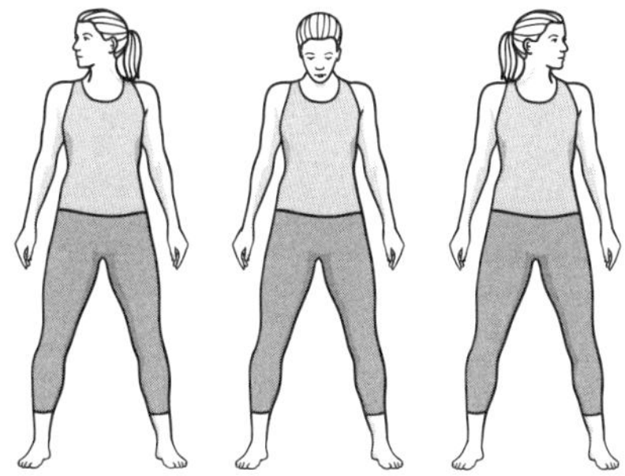

4 Kopfkreisen

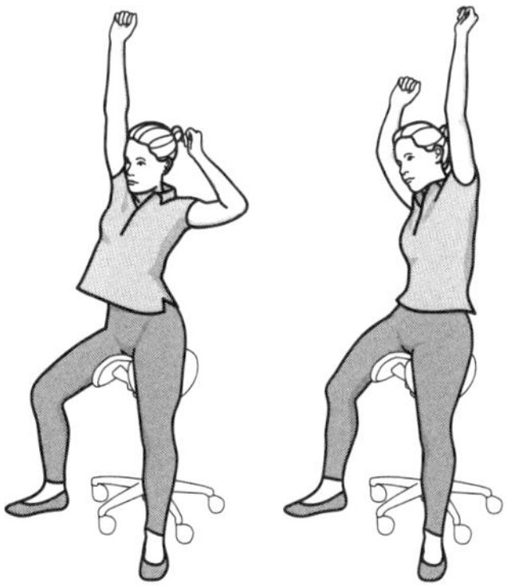

5 Rekeln

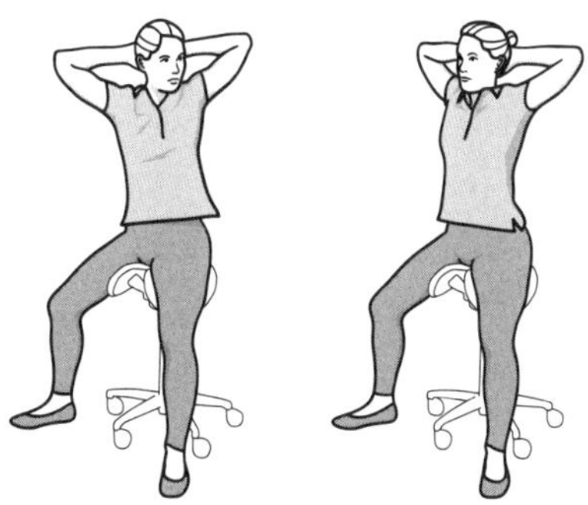

6 Oberkörperrotation

34 Am Schreibtisch beweglich bleiben

Trainingsdauer: 30 Minuten
Equipment: kleine Faszienkugel und Tisch

1 2 3

	Übungen	Ausführung	Dauer/Wiederholungen je Seite	Sätze	Seitenwechsel	Seite
1	Beugen und Strecken	dynamisch	10 Wdh.	2		143
2	Seitliche Nackendehnung	halten	45 Sek.	2	x	141
3	Handgelenkdehnung	halten	30 Sek.	2	x	118
4	Unterarm abrollen	rollen	45 Sek.	1	x	123
5	Schulterkreisen	dynamisch	10 Wdh.	2		132
6	Schulterspirale	dynamisch	5 Wdh.	2	x	133
7	Schulterdehnung am Tisch	halten	45 Sek.	2		142
8	Zehen- und Fersenstand	dynamisch	10 Wdh.	2		139
9	Standwaage	dynamisch	5 Wdh.	2	x	137
10	Stehende Vorbeuge	halten	45 Sek.	2		122

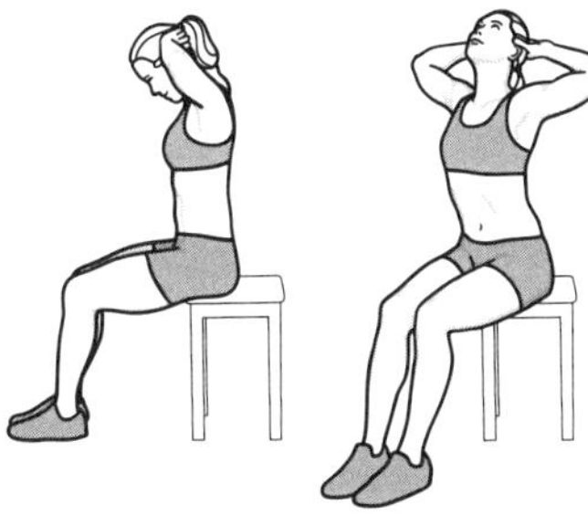

1 Beugen und Strecken

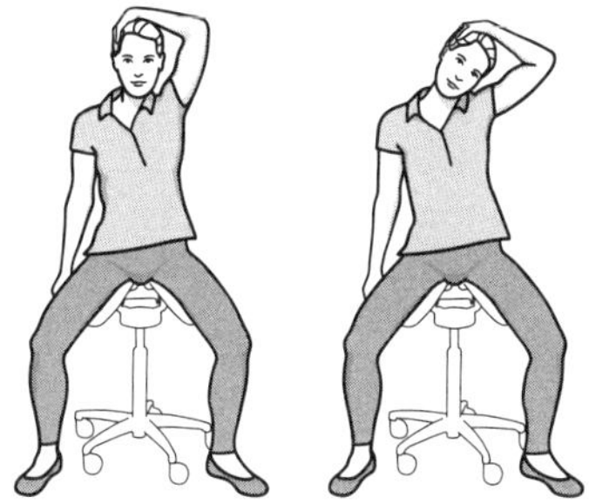

2 Seitliche Nackendehnung

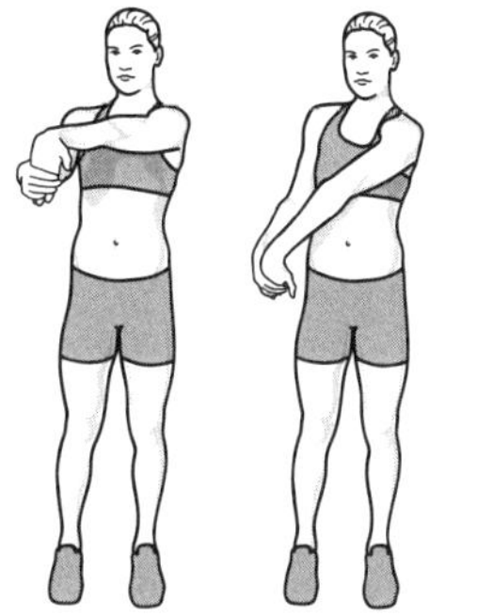

3 Handgelenkdehnung

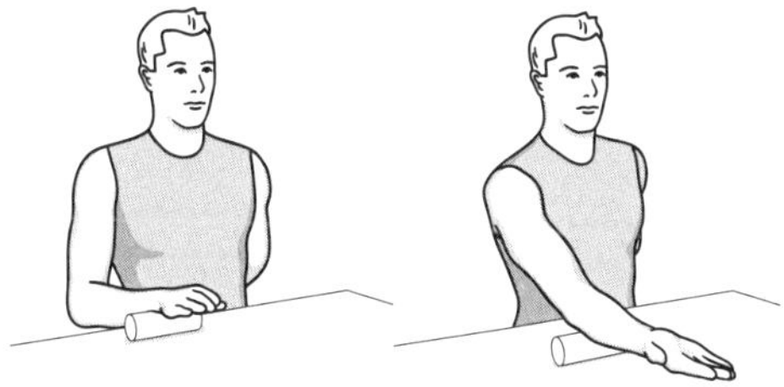

4 Unterarm abrollen

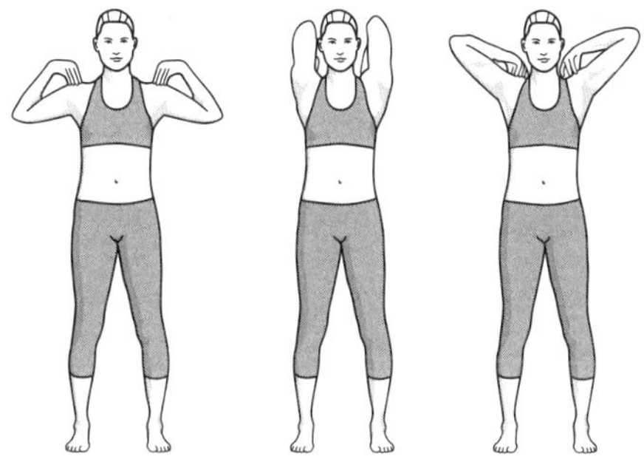

5 Schulterkreisen

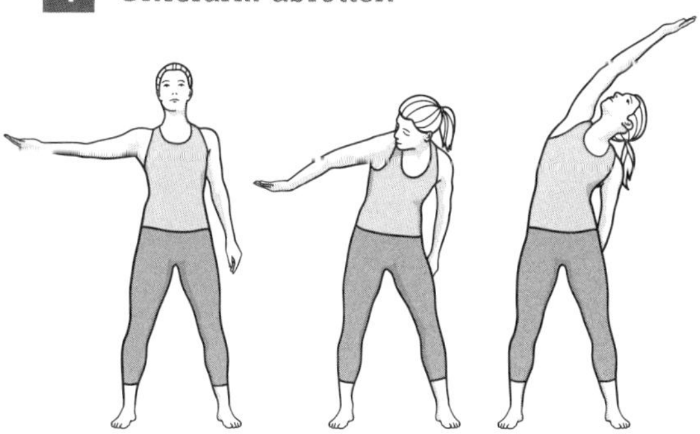

6 Schulterspirale

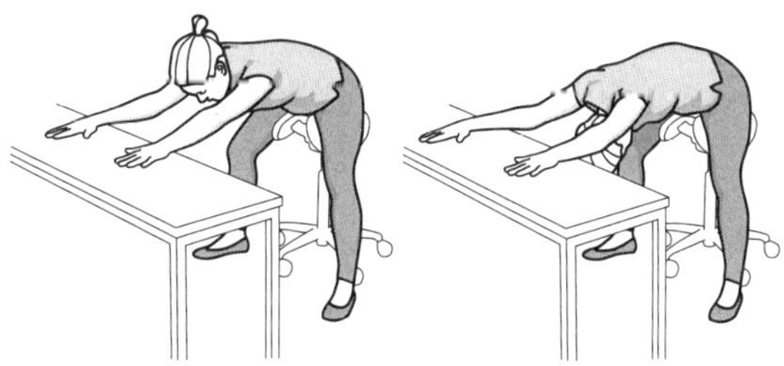

7 Schulterdehnung am Tisch

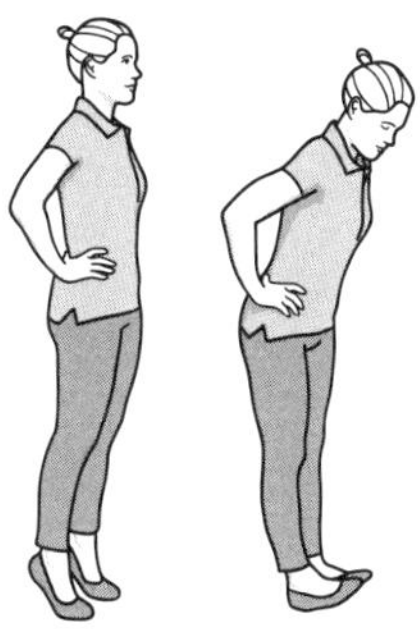

8 Zehen- und Fersenstand

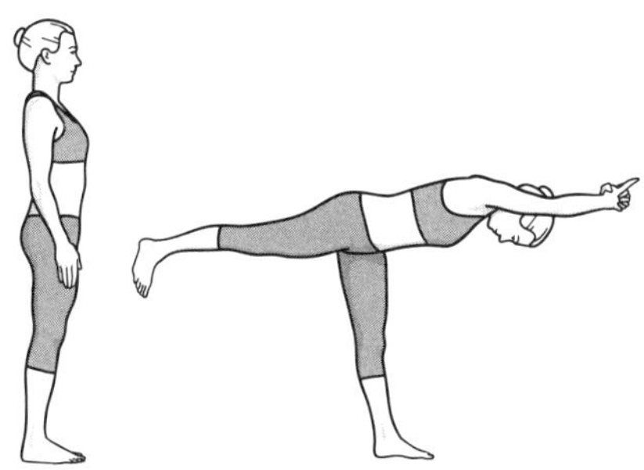

9 Standwaage

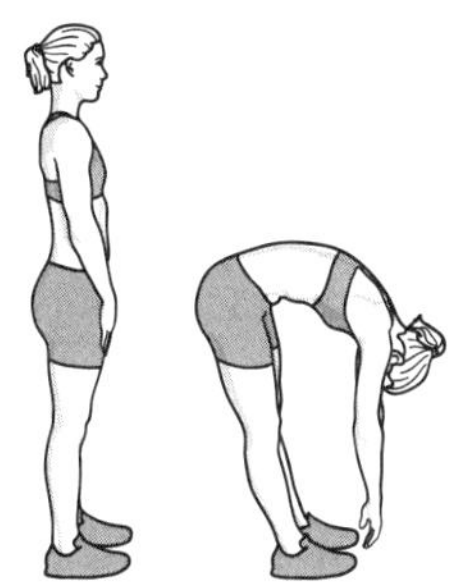

10 Stehende Vorbeuge

35 Entspannt in den Abend

Trainingsdauer: 20 Minuten
Equipment: Matte und Faszienrolle

1 2 3

	Übungen	Ausführung	Dauer/Wiederholungen je Seite	Sätze	Seitenwechsel	Seite
1	Nackenmassage	rollen	60 Sek.	1		123
2	Oberen Rücken liegend abrollen	rollen	60 Sek.	1		124
3	Liegende Hüftdehnung	halten	45 Sek.	2	x	121
4	Beinrückseite federn	federn	60 Sek.	2	x	130
5	Liegende Gesäßdehnung	halten	45 Sek.	2	x	120
6	Liegende Rotation	halten	45 Sek.	2	x	119
7	Schneidersitz mit Vorbeuge	halten	45 Sek.	2		121
8	Kindposition	halten	60 Sek.	1		119

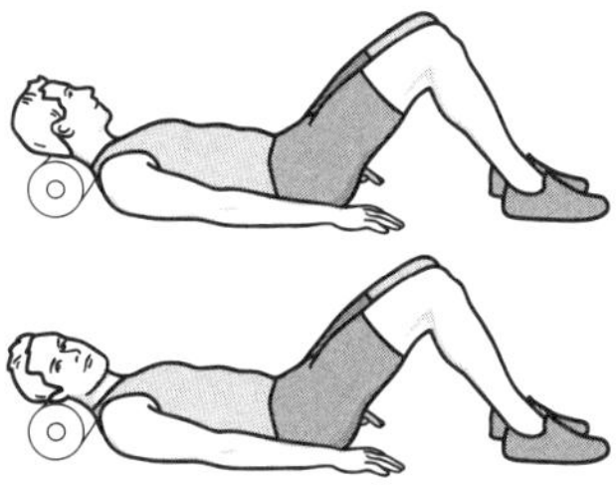

1 Nackenmassage

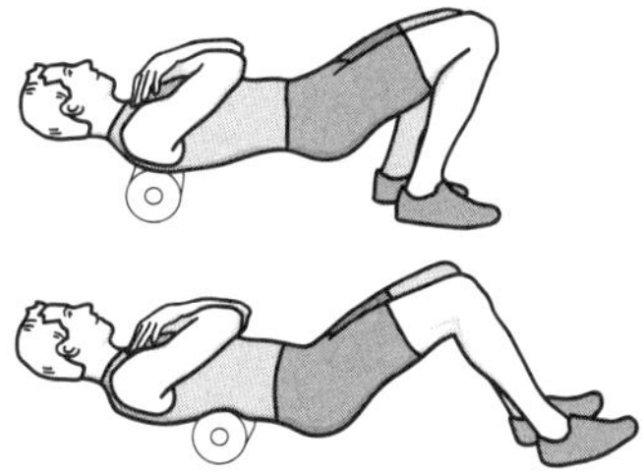

2 Oberen Rücken liegend abrollen

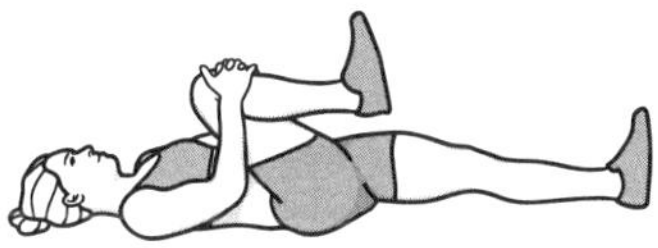

3 Liegende Hüftdehnung

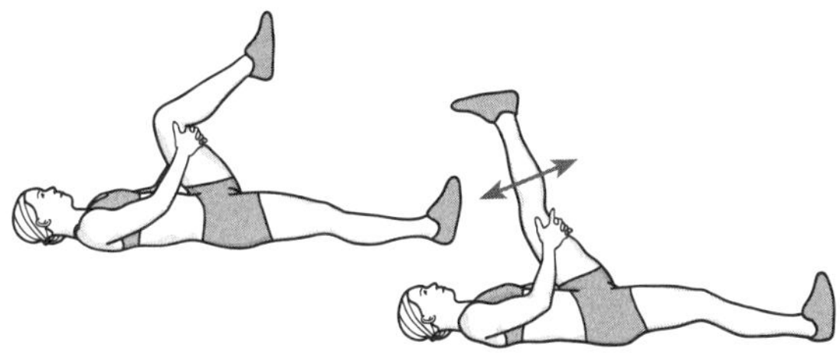

4 Beinrückseite federn

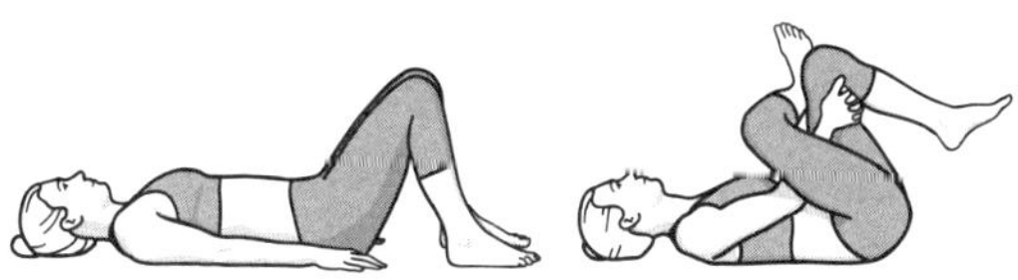

5 Liegende Gesäßdehnung

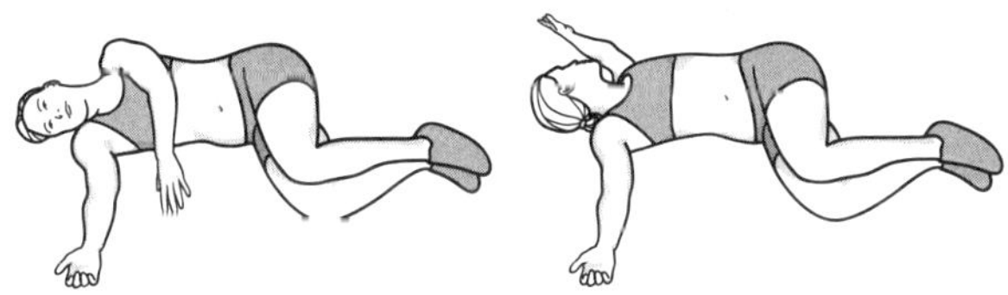

6 Liegende Rotation

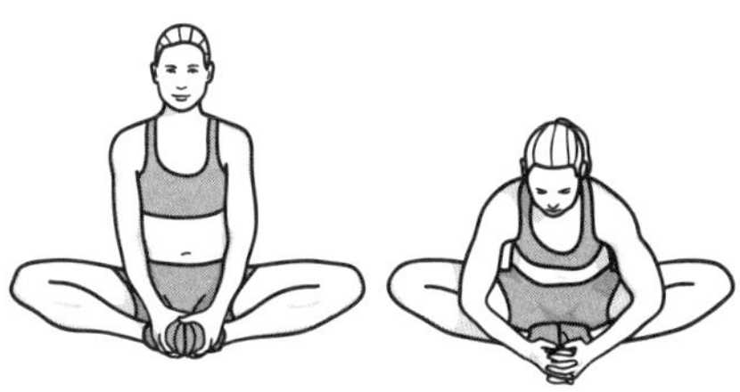

7 Schneidersitz mit Vorbeuge

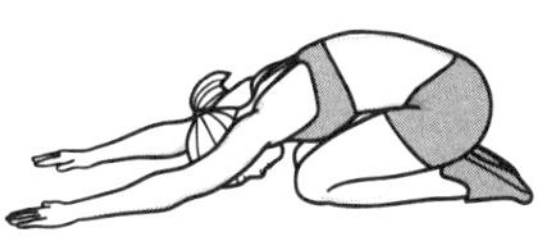

8 Kindposition

36 Beweglichkeit für unterwegs

Trainingsdauer: 20 Minuten

1 2 3

	Übungen	Ausführung	Dauer/Wiederholungen je Seite	Sätze	Seitenwechsel	Seite
1	Zehen- und Fersenstand	dynamisch	10 Wdh.	2		139
2	Fußkreisen	dynamisch	10 Wdh.	2	x	140
3	Beinschwingen	dynamisch	10 Wdh.	2	x	129
4	Seitliches Strecken mit Wippen	federn	45 Sek.	2	x	128
5	Brustmuskeldehnung	halten	60 Sek.	2		118
6	Kopfkreisen	dynamisch	10 Wdh.	2		131

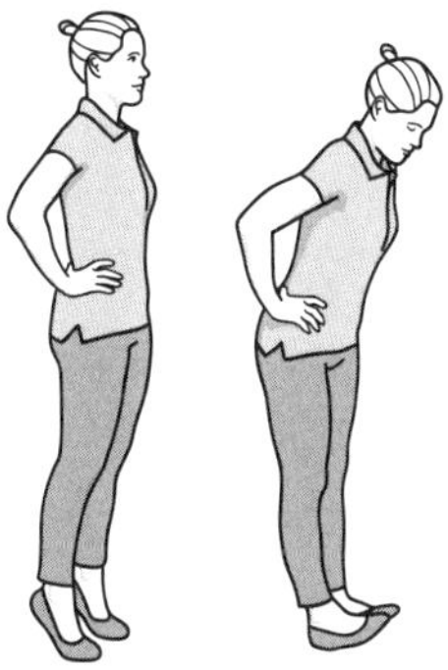

1 Zehen- und Fersenstand

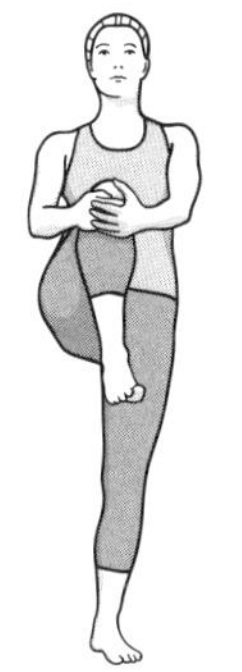

2 Fußkreisen

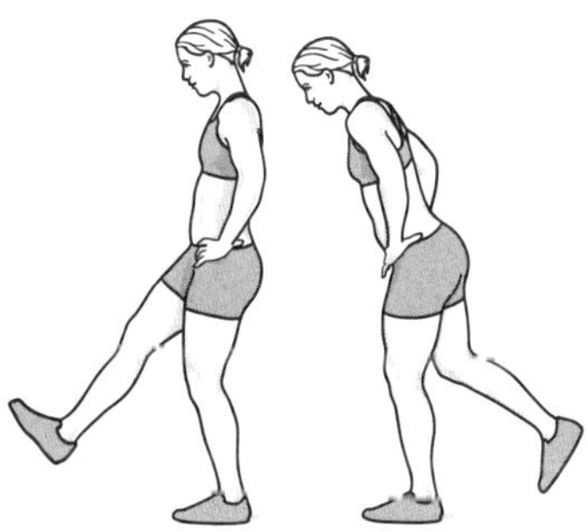

3 Beinschwingen

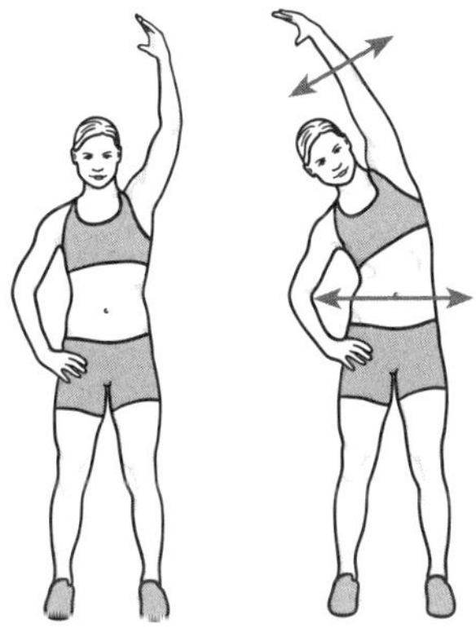

4 Seitliches Strecken mit Wippen

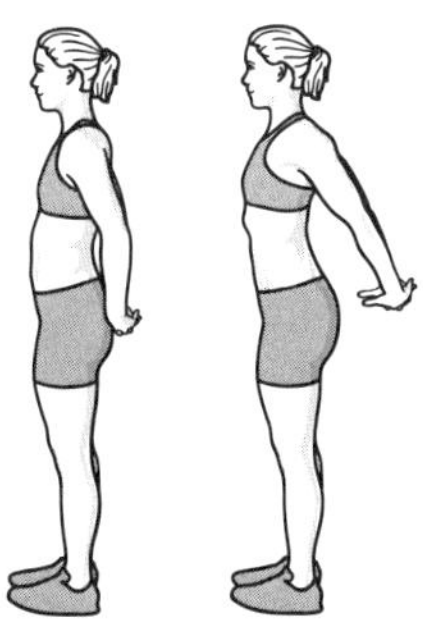

5 Brustmuskeldehnung

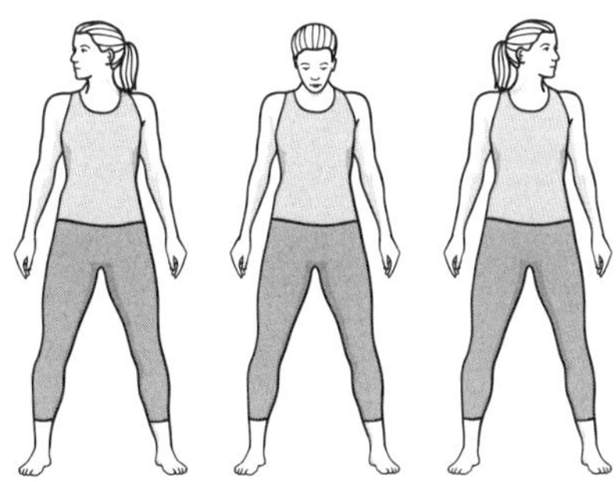

6 Kopfkreisen

37 In jedem Alter beweglich bleiben – Kurzprogramm

1 2 3

Trainingsdauer: 15 Minuten
Equipment: Stuhl

	Übungen	Ausführung	Dauer/Wiederholungen je Seite	Sätze	Seitenwechsel	Seite
1	Rekeln	dynamisch	10 Wdh.	2		143
2	Einseitiges Schulterkreisen	dynamisch	10 Wdh.	2		142
3	Oberkörperrotation	dynamisch	10 Wdh.	2		142
4	Beugen und Strecken	dynamisch	10 Wdh.	2		143
5	Zehen- und Fersenstand	dynamisch	10 Wdh.	2		139
6	Einseitiges Armschwingen	dynamisch	15 Wdh.	2	x	127

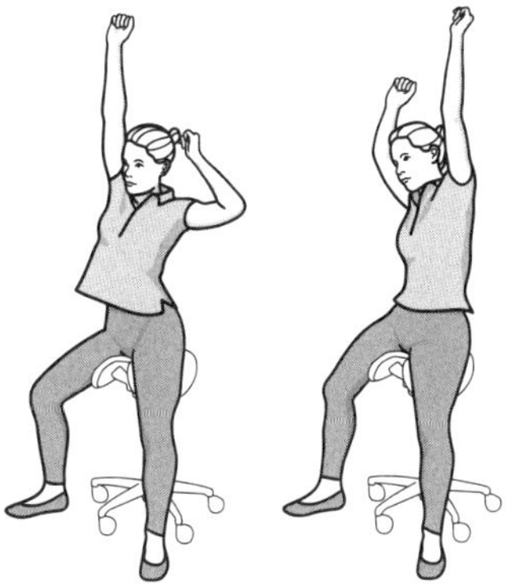

1 Rekeln

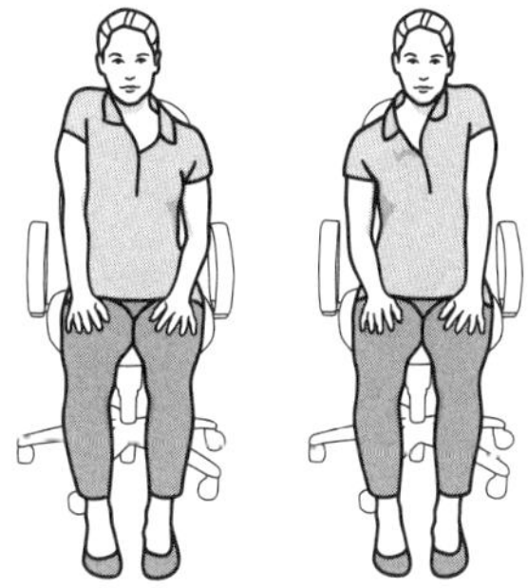

2 Einseitiges Schulterkreisen

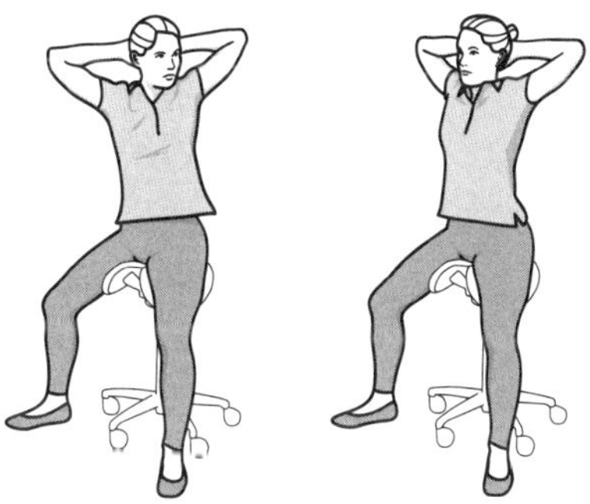

3 Oberkörperrotation

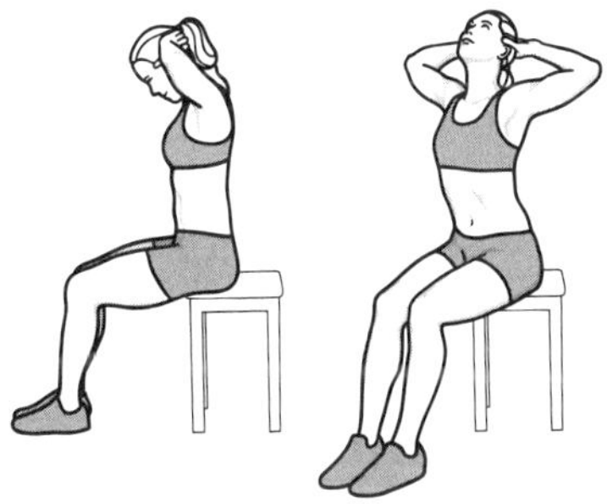

4 Beugen und Strecken

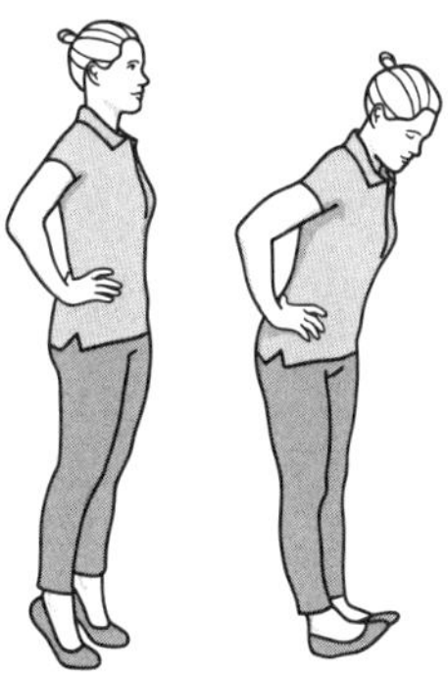

5 Zehen- und Fersenstand

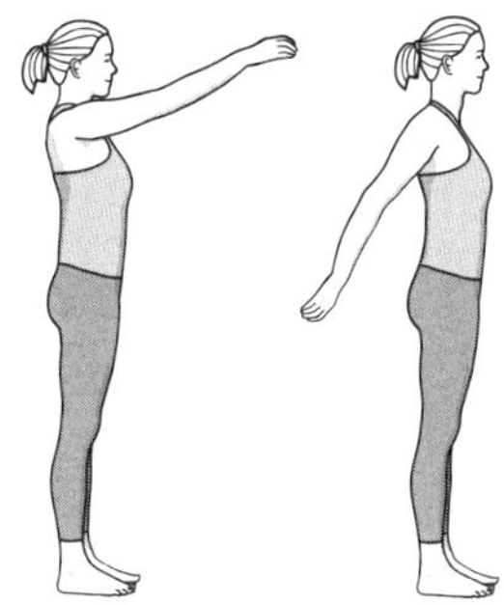

6 Einseitiges Armschwingen

38 In jedem Alter beweglich bleiben

Trainingsdauer: 20 Minuten
Equipment: Stuhl und kleine Faszienkugel

1 2 3

	Übungen	Ausführung	Dauer/Wiederholungen je Seite	Sätze	Seitenwechsel	Seite
1	Kopfkreisen	dynamisch	10 Wdh.	2		131
2	Schulterkreisen	dynamisch	10 Wdh.	2		132
3	Einseitiges Armschwingen	dynamisch	10 Wdh.	2	x	127
4	Armschwingen vor dem Körper	dynamisch	10 Wdh.	2	x	127
5	Rekeln (sitzend oder stehend)	dynamisch	10 Wdh.	2		143
6	Oberkörperrotation	dynamisch	10 Wdh.	2		142
7	Beugen und Strecken	dynamisch	10 Wdh.	2		143
8	Zehen- und Fersenstand	dynamisch	10 Wdh.	2		139
9	Fußsohle abrollen	rollen	60 Sek.	1	x	127

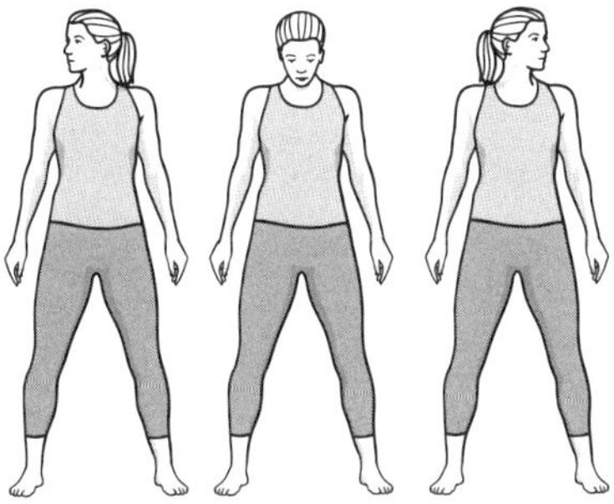

1 Kopfkreisen

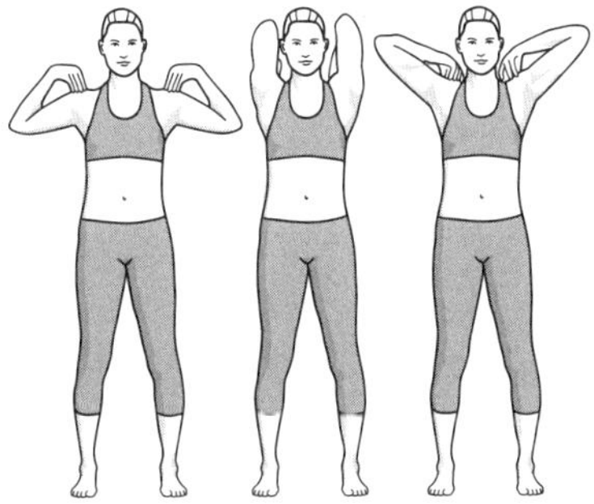

2 Schulterkreisen

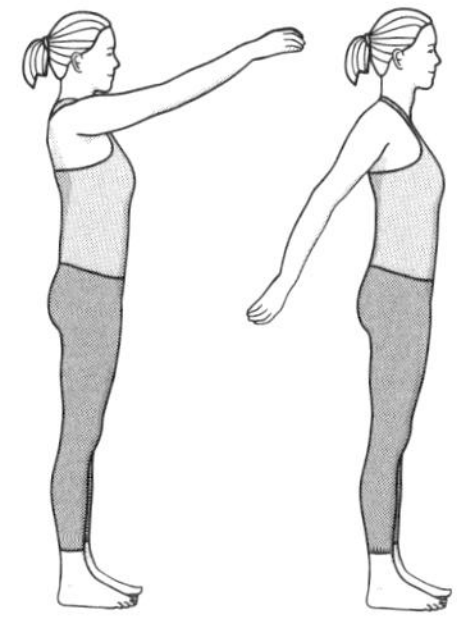

3 Einseitiges Armschwingen

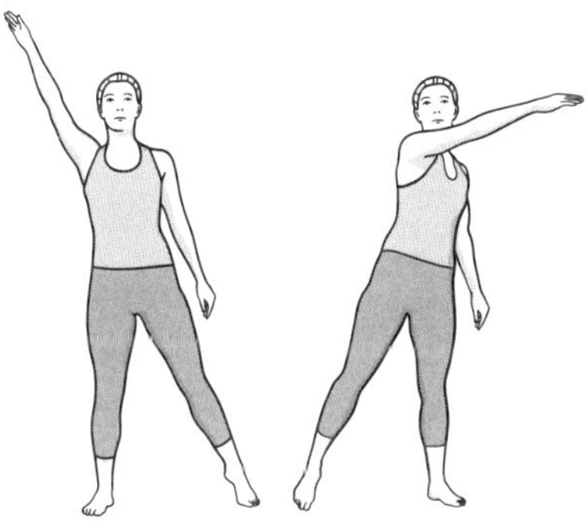

4 Armschwingen vor dem Körper

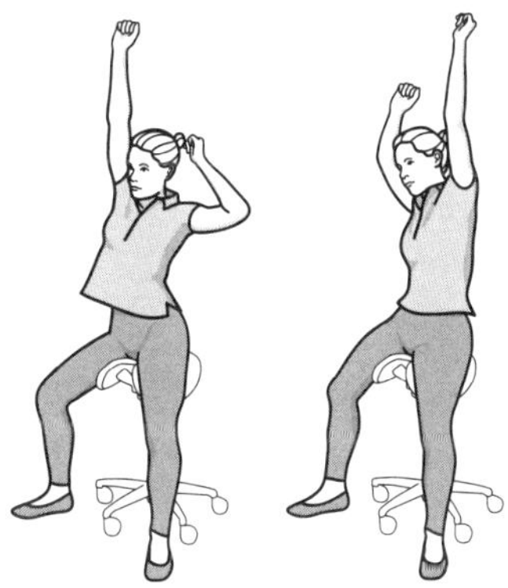

5 Rekeln

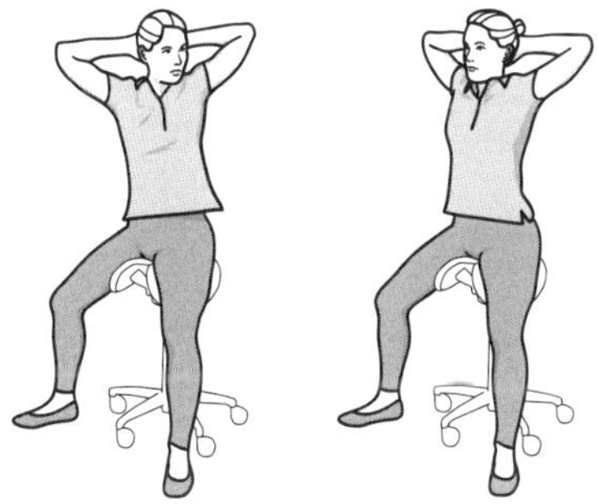

6 Oberkörperrotation

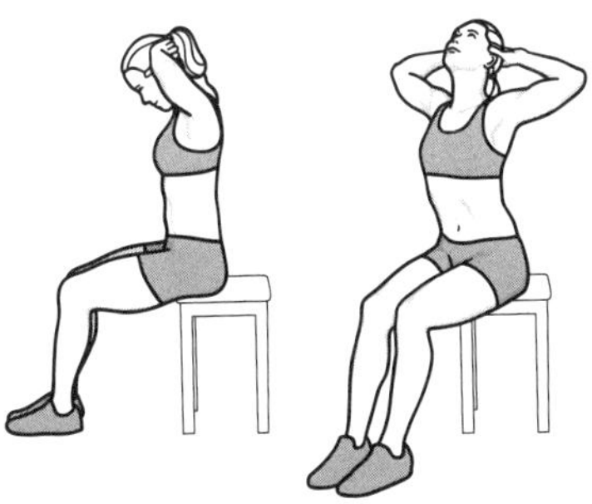

7 Beugen und Strecken

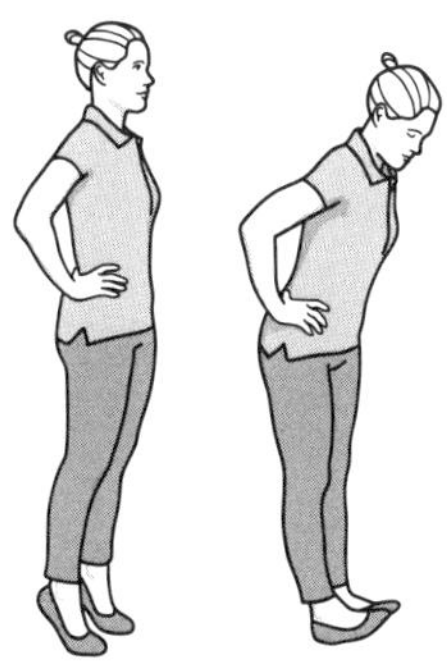

8 Zehen- und Fersenstand

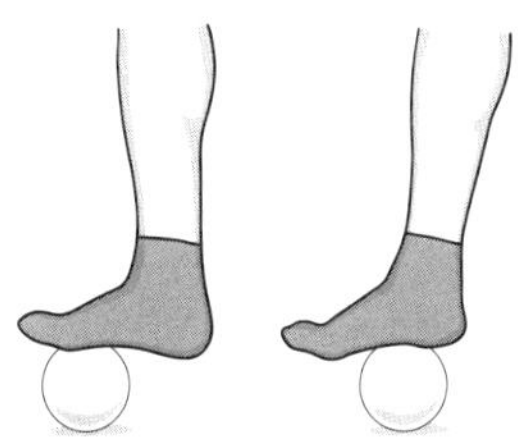

9 Fußsohle abrollen

39 Für Kurzstreckenläufer

Trainingsdauer: 20 Minuten
Equipment: Matte

1 2 3

	Übungen	Ausführung	Dauer/Wiederholungen je Seite	Sätze	Seitenwechsel	Seite
1	Beinschwingen	dynamisch	10 Wdh.	2	x	129
2	Gehender Hund	dynamisch	60 Sek.	3		138
3	Standwaage	dynamisch	10 Wdh.	2	x	137
4	Ausfallschritt mit Rotation	dynamisch	10 Wdh.	2	x	136
5	Beinrückseite federn	federn	60 Sek.	2	x	130
6	Oberschenkeldehnung in der Bauchlage	halten	45 Sek.	2	x	121
7	Oberkörperpendeln in der Grätsche	dynamisch	20 Wdh.	2		130
8	Taube	halten	60 Sek.	2	x	120

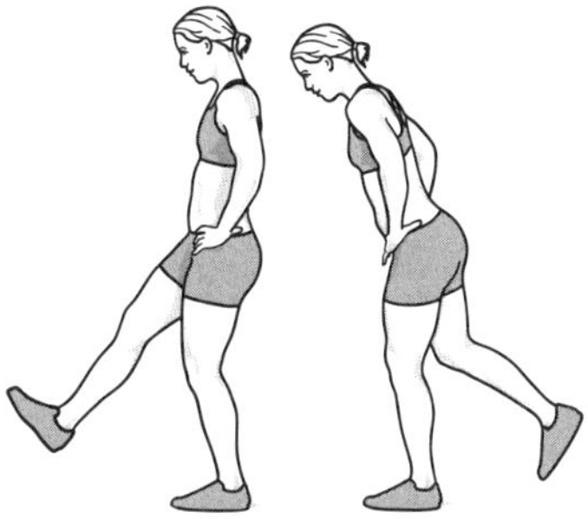

1 Beinschwingen

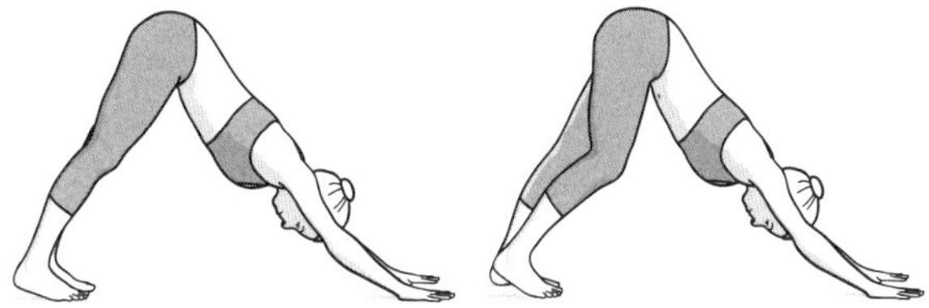

2 Gehender Hund

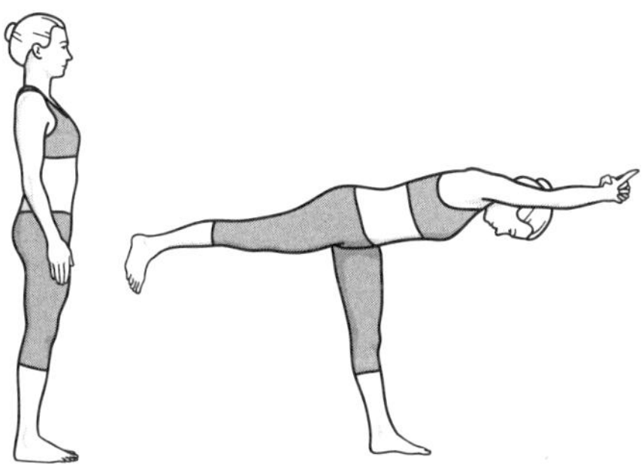

3 Standwaage

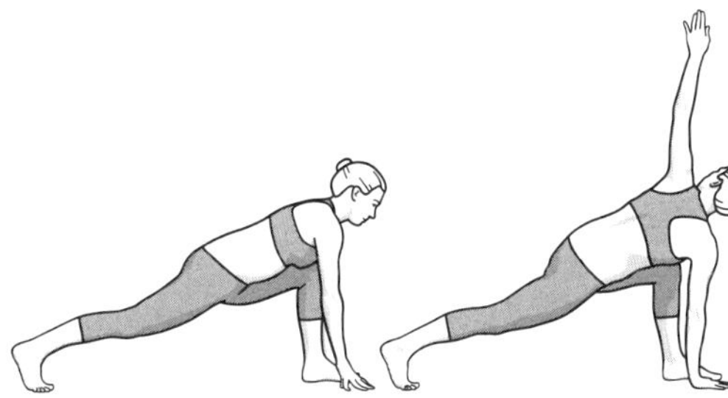

4 Ausfallschritt mit Rotation

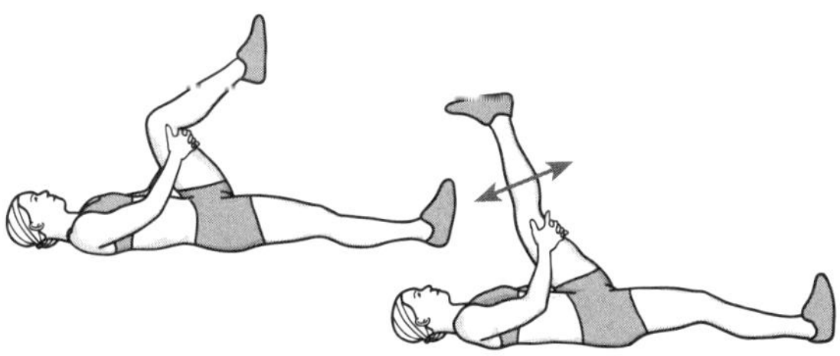

5 Beinrückseite federn

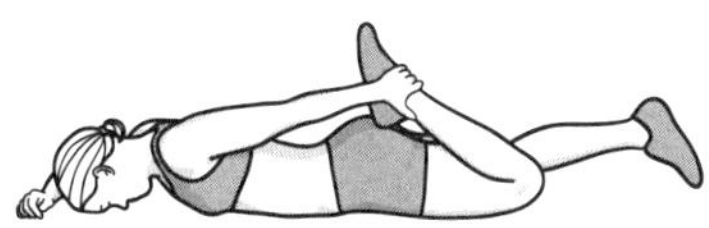

6 Oberschenkeldehnung in der Bauchlage

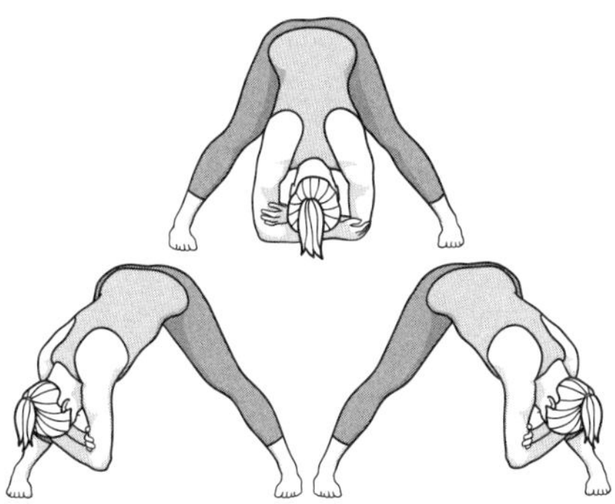

7 Oberkörperpendeln in der Grätsche

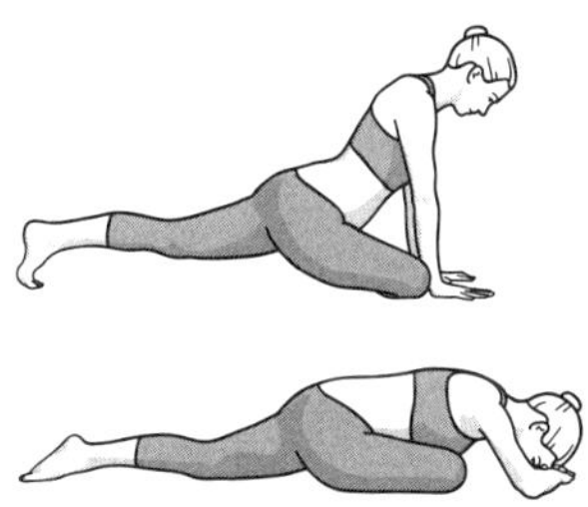

8 Taube

40 Für Langstreckenläufer

Trainingsdauer: 30 Minuten
Equipment: Matte, Faszienrolle und Faszienkugel

1 2 3

	Übungen	Ausführung	Dauer/Wiederholungen je Seite	Sätze	Seitenwechsel	Seite
1	Einseitiges Armschwingen	dynamisch	10 Wdh.	2	x	127
2	Fußsohle abrollen	rollen	60 Sek.	1	x	127
3	Wippende Vorbeuge	federn	60 Sek.	2		131
4	Herabschauender Hund und Planke	dynamisch	10 Wdh.	3		139
5	Hüftdehnung im Ausfallschritt	halten	45 Sek.	2	x	120
6	Dehnung der Beinrückseite	halten	45 Sek.	2	x	122
7	Waden abrollen	rollen	60 Sek.	1	x	125
8	Oberschenkelvorderseite abrollen	rollen	60 Sek.	1	x	125
9	Liegende Gesäßdehnung	halten	60 Sek.	2	x	120
10	Liegende Rotation	halten	90 Sek.	1	x	119

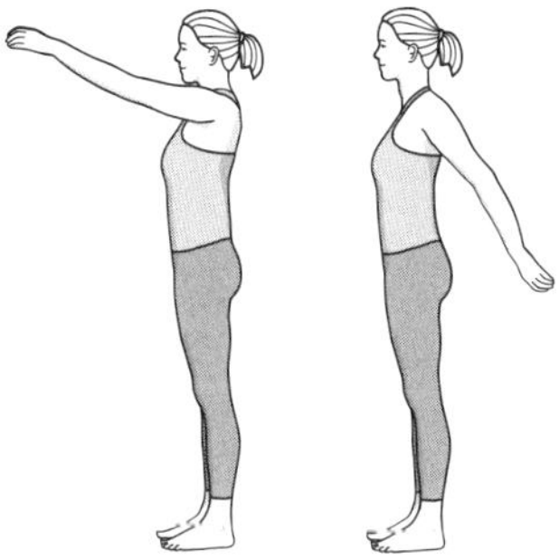

1 Einseitiges Armschwingen

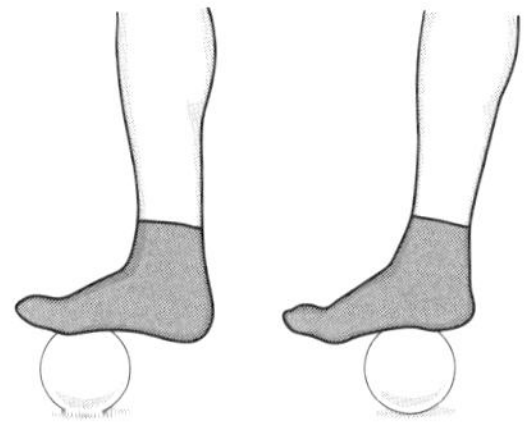

2 Fußsohle abrollen

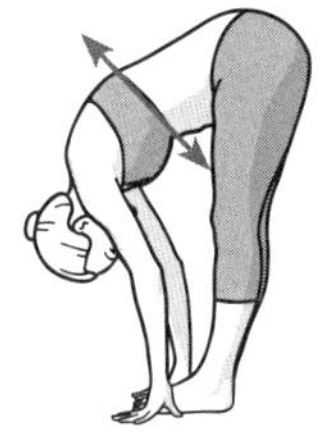

3 Wippende Vorbeuge

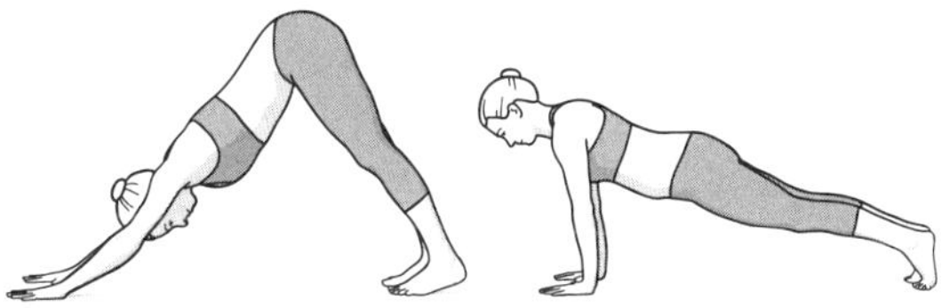

4 Herabschauender Hund und Planke

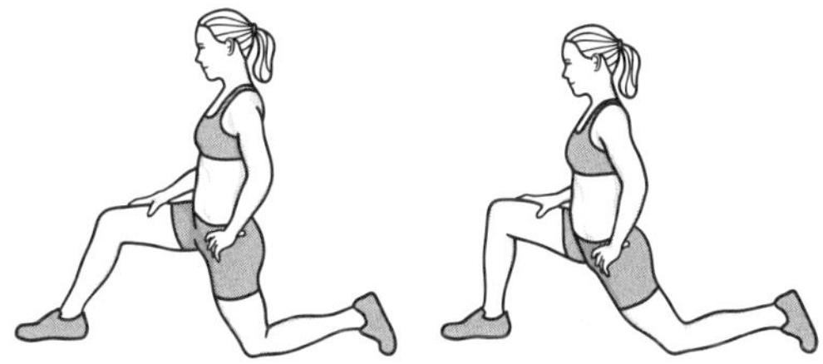

5 Hüftdehnung im Ausfallschritt

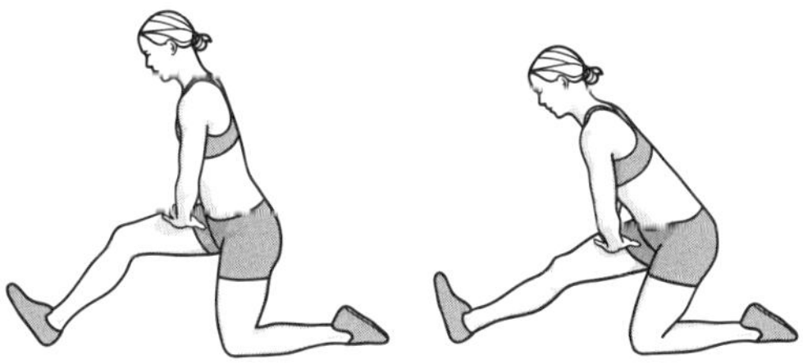

6 Dehnung der Beinrückseite

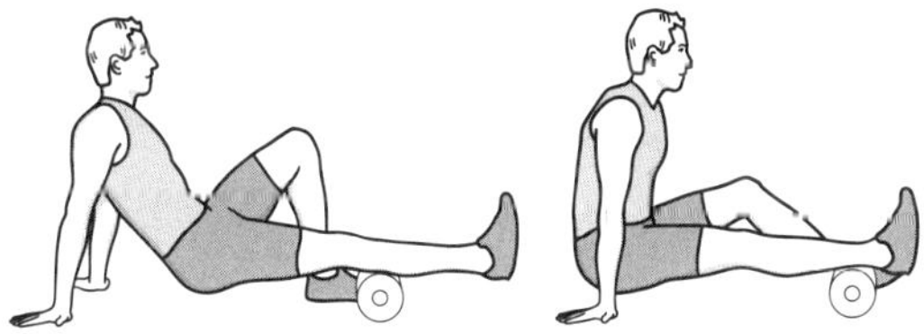

7 Waden abrollen

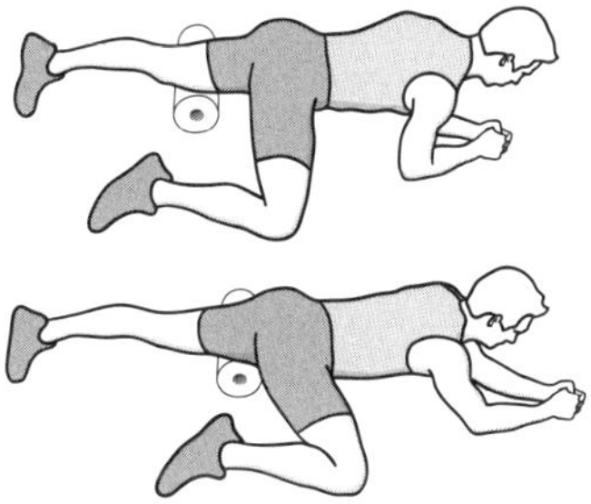

8 Oberschenkelvorderseite abrollen

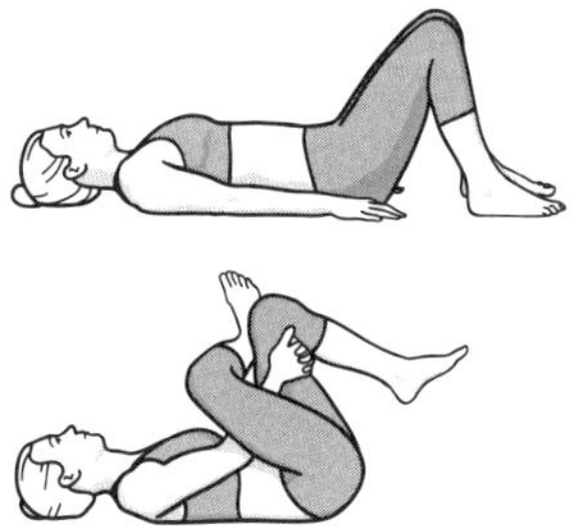

9 Liegende Gesäßdehnung

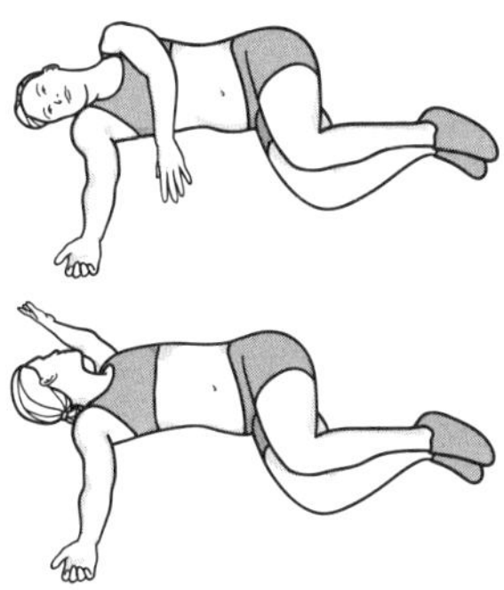

10 Liegende Rotation

41 Beweglichkeit und eine aufrechte Haltung im Radsport

1 2 3

Trainingsdauer: 35 Minuten
Equipment: Matte und Faszienrolle

	Übungen	Ausführung	Dauer/Wiederholungen je Seite	Sätze	Seitenwechsel	Seite
1	Kopfkreisen	dynamisch	10 Wdh.	2		131
2	Seitliches Strecken mit Wippen	federn	45 Sek.	2	x	128
3	Brustmuskeldehnung	halten	45 Sek.	2		118
4	Herabschauender Hund mit Oberkörperfedern	federn	45 Sek.	2		129
5	Oberkörperheben aus der Bauchlage	dynamisch	15 Wdh.	2		135
6	Rotation aus dem Vierfüßlerstand	dynamisch	15 Wdh.	2	x	135
7	Mobilisation über der Rolle	dynamisch	15 Wdh.	2		136
8	Hüftmobilisation aus dem Hürdensitz	dynamisch	20 Wdh.	2		137
9	Hüftdehnung im Ausfallschritt	dynamisch	15 Wdh.	2	x	120
10	Taube	halten	60 Sek.	2	x	120

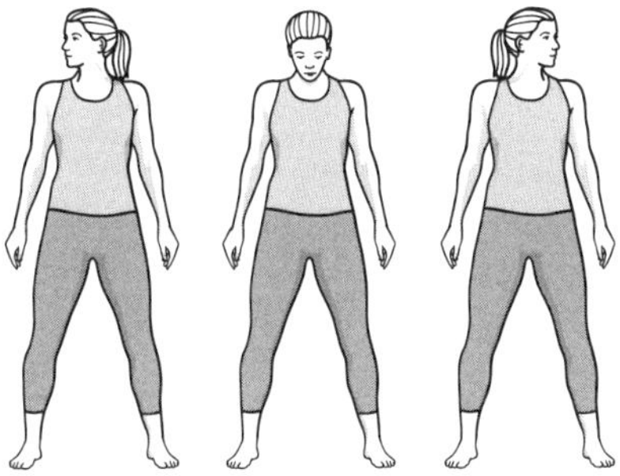

1 Kopfkreisen

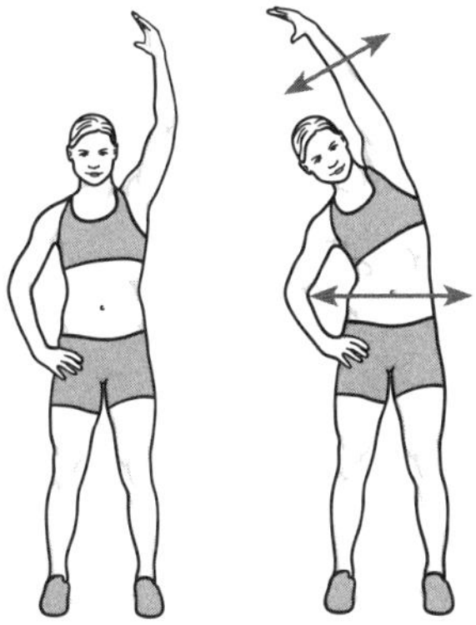

2 Seitliches Strecken mit Wippen

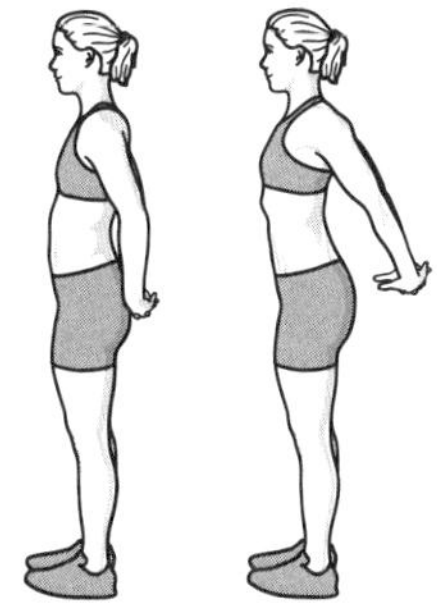

3 Brustmuskeldehnung

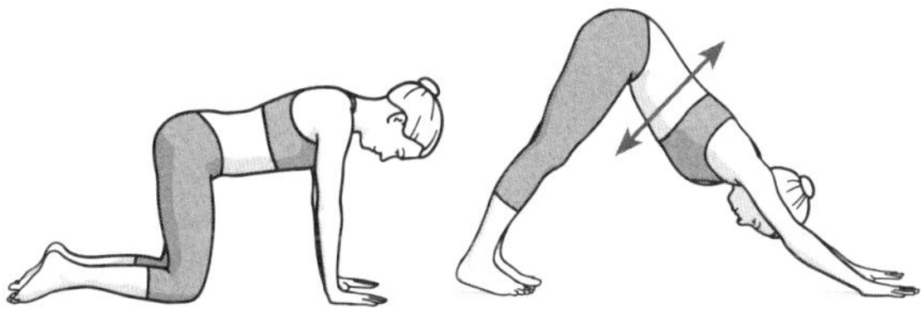

4 Herabschauender Hund mit Oberkörperfedern

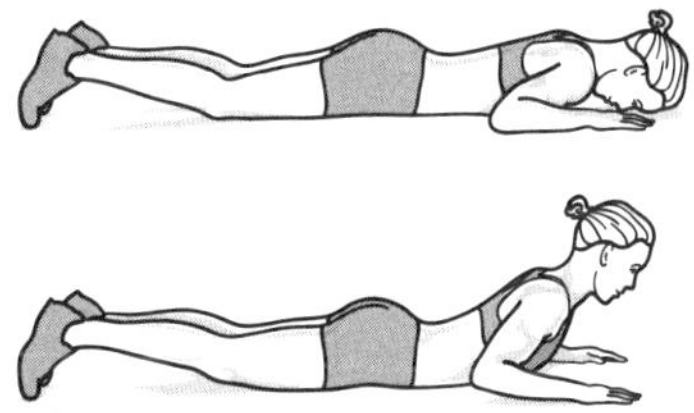

5 Oberkörperheben aus der Bauchlage

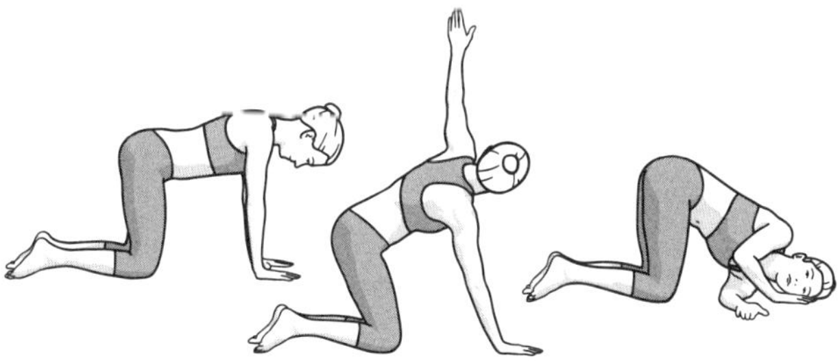

6 Rotation aus dem Vierfüßlerstand

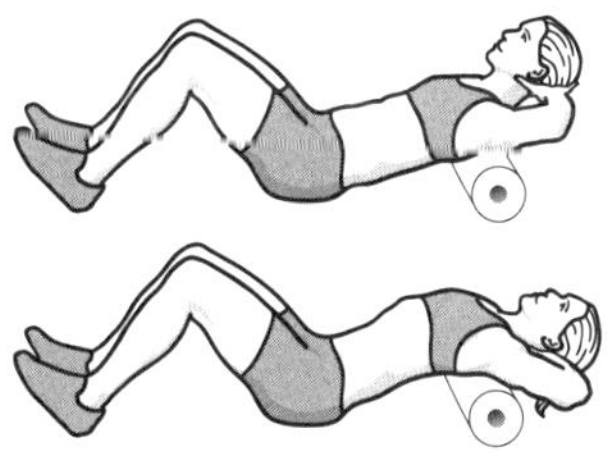

7 Mobilisation über der Rolle

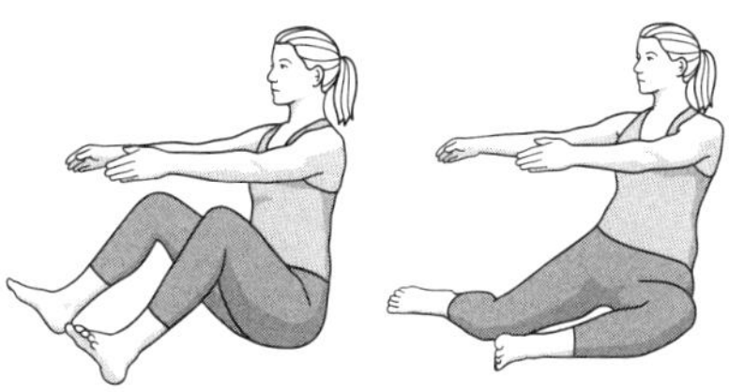

8 Hüftmobilisation aus dem Hürdensitz

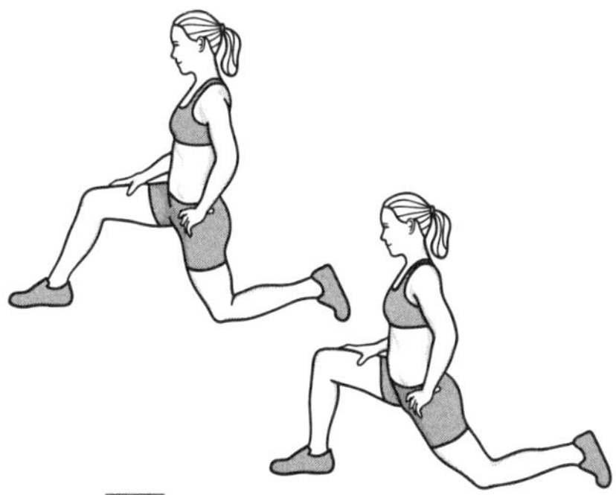

9 Hüftdehnung im Ausfallschritt

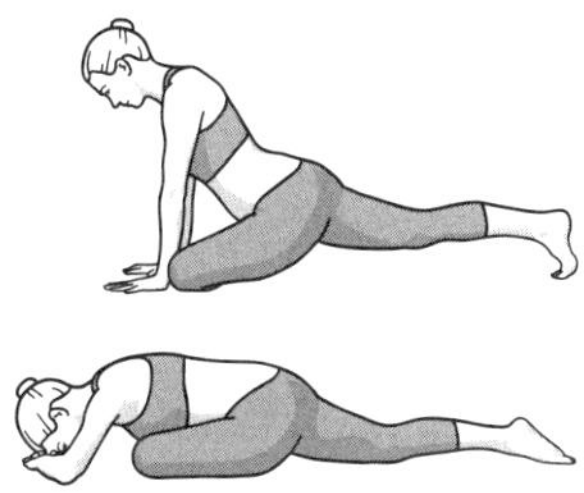

10 Taube

42 Ausgleichende Mobilitätsübungen für Triathleten

1 2 3

Trainingsdauer: 20 Minuten
Equipment: Matte, Handtuch und Faszienrolle

	Übungen	Ausführung	Dauer/Wiederholungen je Seite	Sätze	Seitenwechsel	Seite
1	Schulterzirkel	dynamisch	10 Wdh.	2		133
2	Katze und Kuh	dynamisch	10 Wdh.	3		134
3	Ausfallschritt mit Rotation	dynamisch	10 Wdh.	3	x	136
4	Herabschauender Hund mit Oberkörperfedern	federn	60 Sek.	2		129
5	Dreibeiniger Hund	dynamisch	5 Wdh.	3	x	140
6	Hocke mit Rotation	dynamisch	10 Wdh.	3		141
7	Liegende Gesäßdehnung	halten	45 Sek.	2	x	120
8	Nackenmassage	rollen	60 Sek.	1		123

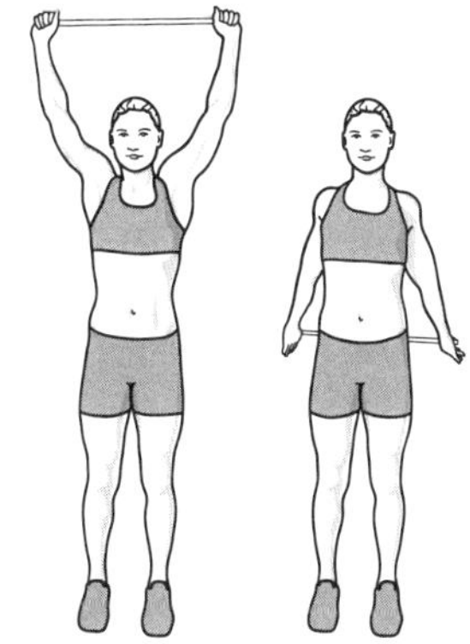

1 Schulterzirkel

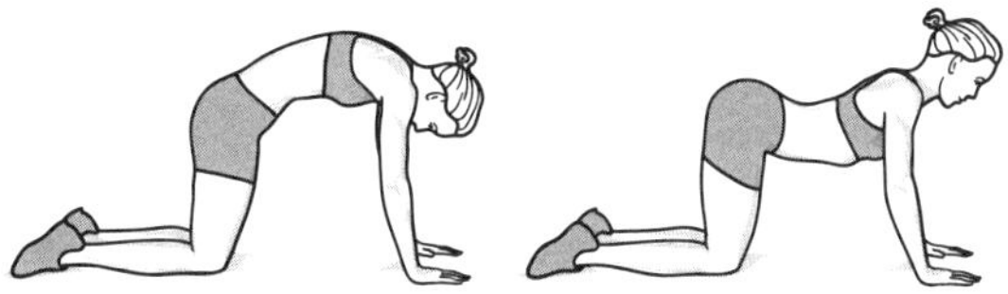

2 Katze und Kuh

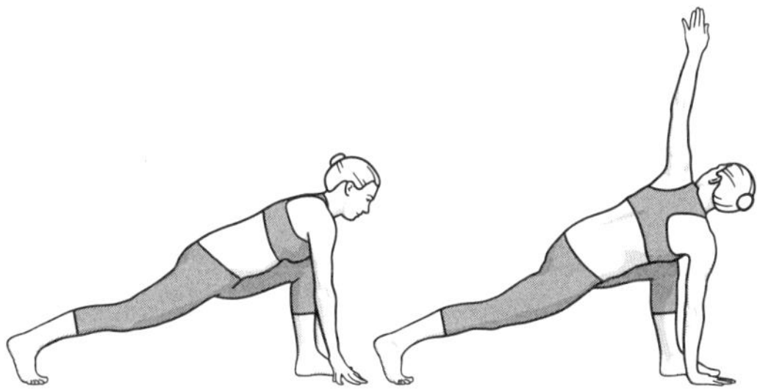

3 Ausfallschritt mit Rotation

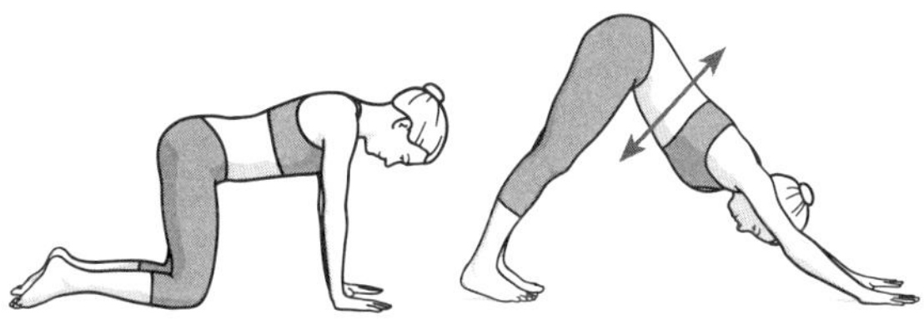

4 Herabschauender Hund mit Oberkörperfedern

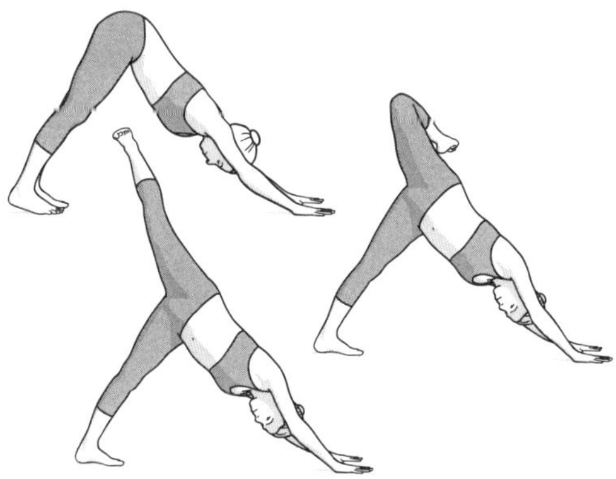

5 Dreibeiniger Hund

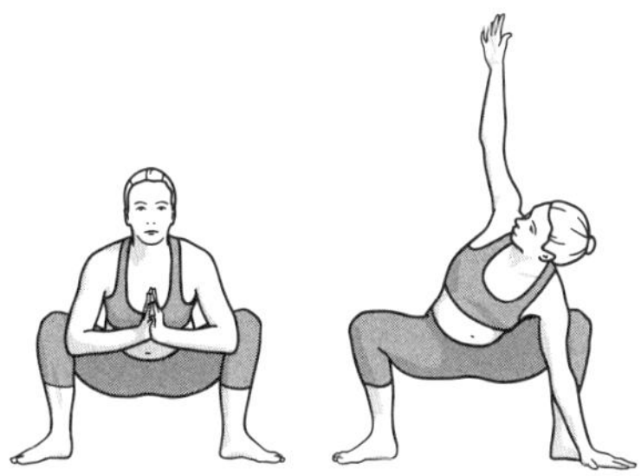

6 Hocke mit Rotation

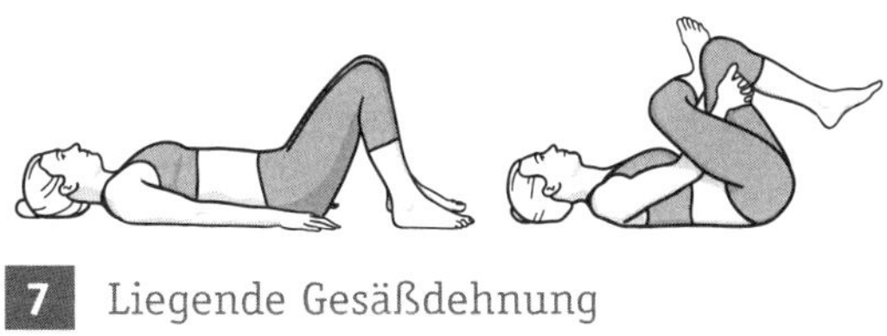

7 Liegende Gesäßdehnung

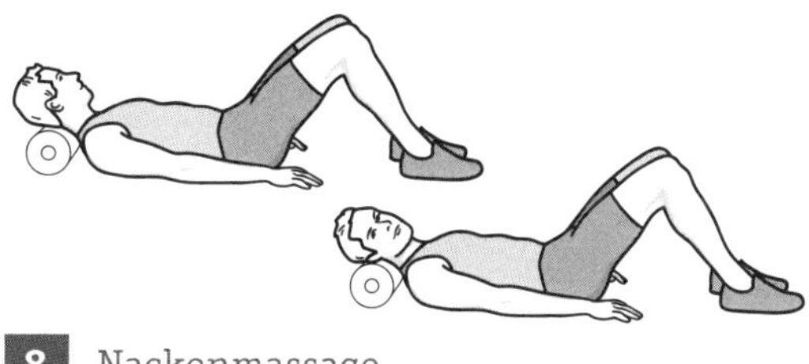

8 Nackenmassage

43 Bewegliche Beine und Hüften für Fußballer

1 2 3

Trainingsdauer: 30 Minuten
Equipment: Matte und Faszienrolle

	Übungen	Ausführung	Dauer/Wiederholungen je Seite	Sätze	Seitenwechsel	Seite
1	Fußkreisen	dynamisch	45 Sek.	2	x	140
2	Beinschwingen	dynamisch	10 Wdh.	2	x	129
3	Waden abrollen	rollen	60 Sek.	1	x	125
4	Oberschenkelvorderseite abrollen	rollen	60 Sek.	1	x	125
5	Oberschenkelinnenseite abrollen	rollen	60 Sek.	1	x	126
6	Oberschenkelaußenseite abrollen	rollen	60 Sek.	1	x	126
7	Oberschenkelrückseite abrollen	rollen	60 Sek.	1	x	126
8	Standwaage	dynamisch	10 Wdh.	2	x	137
9	Gehender Hund	dynamisch	45 Sek.	2		138
10	Grätsche mit Vorbeuge	halten	45 Sek.	2		122
11	Taube	halten	45 Sek.	2	x	120
12	Liegende Rotation	halten	45 Sek.	2	x	119

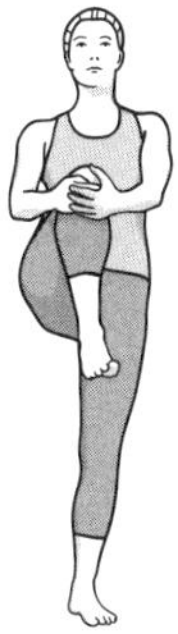

1 Fußkreisen

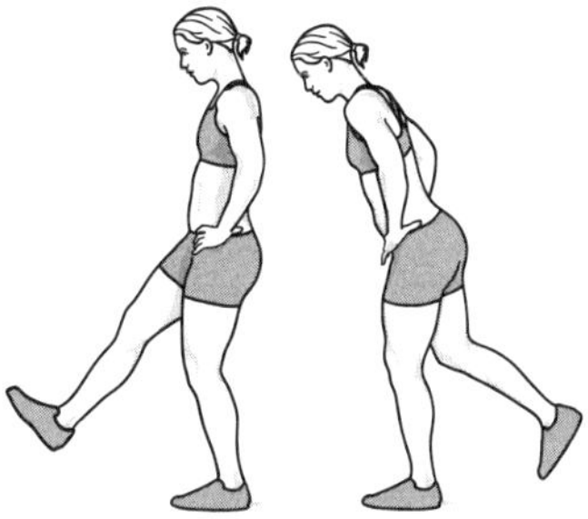

2 Beinschwingen

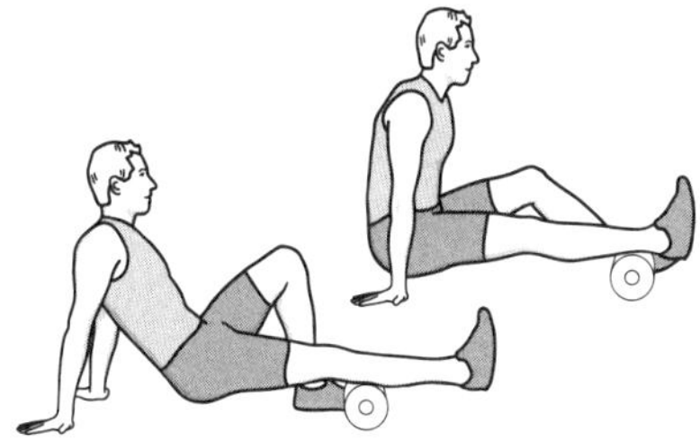

3 Waden abrollen

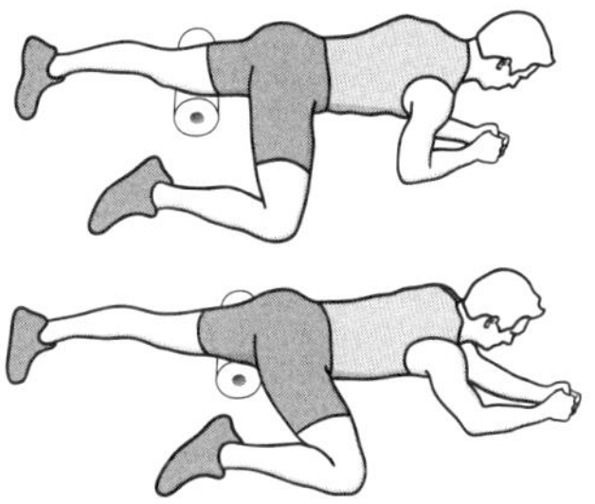

4 Oberschenkelvorderseite abrollen

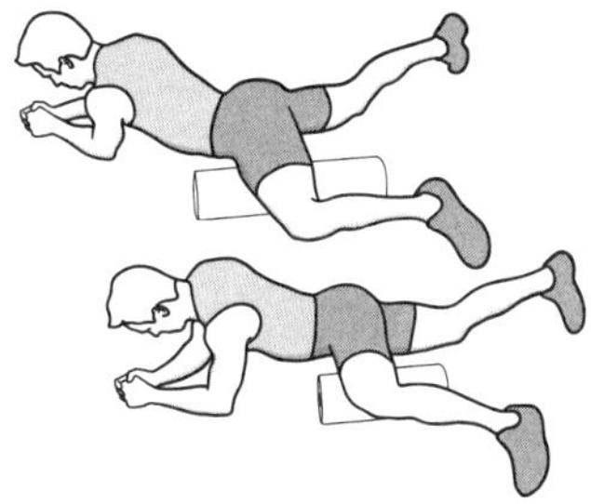

5 Oberschenkelinnenseite abrollen

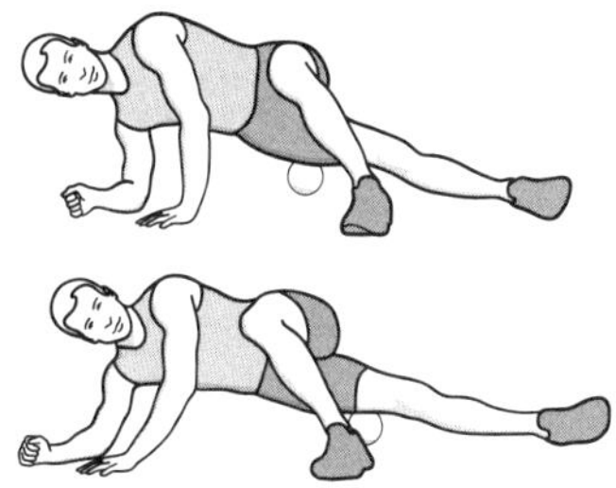

6 Oberschenkelaußenseite abrollen

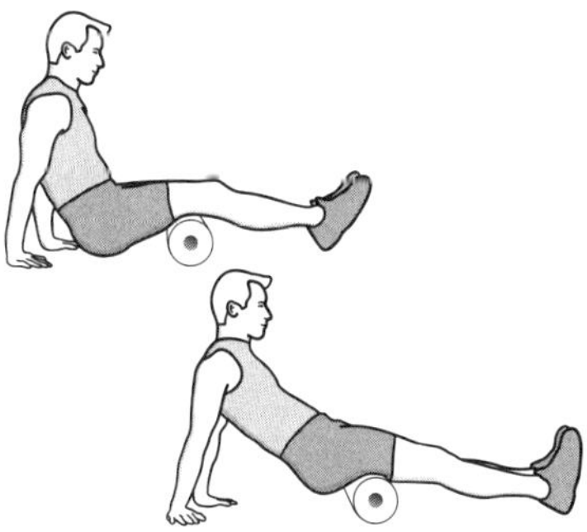

7 Oberschenkelrückseite abrollen

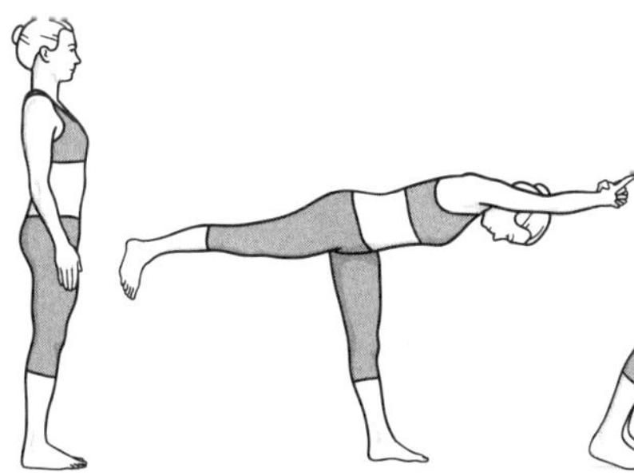

8 Standwaage

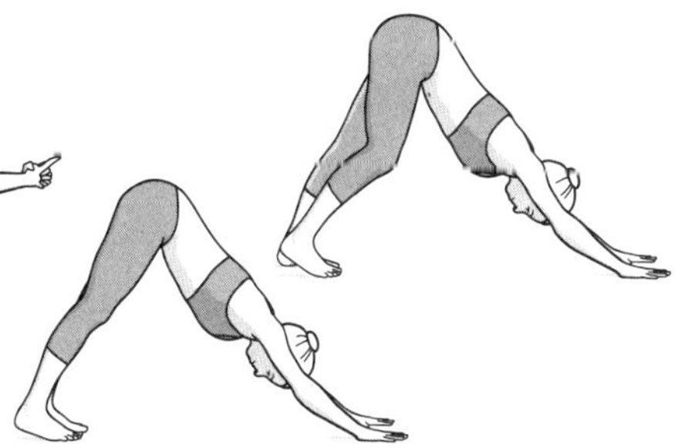

9 Gehender Hund

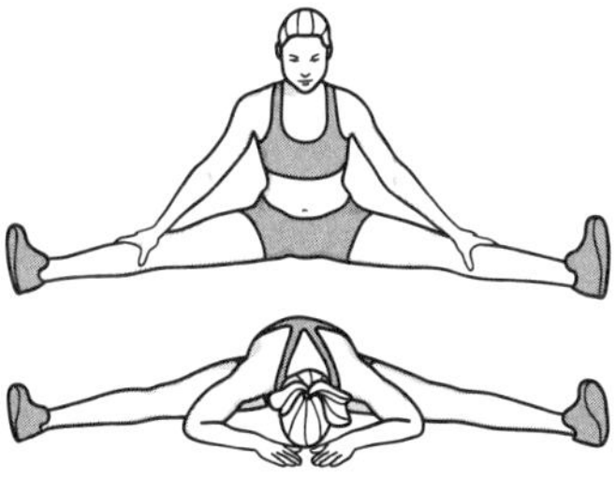

10 Grätsche mit Vorbeuge

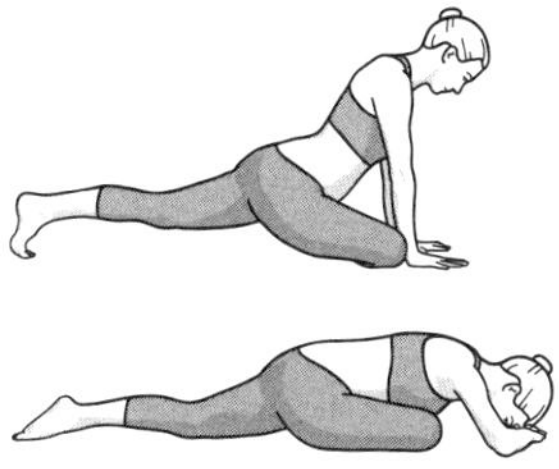

11 Taube

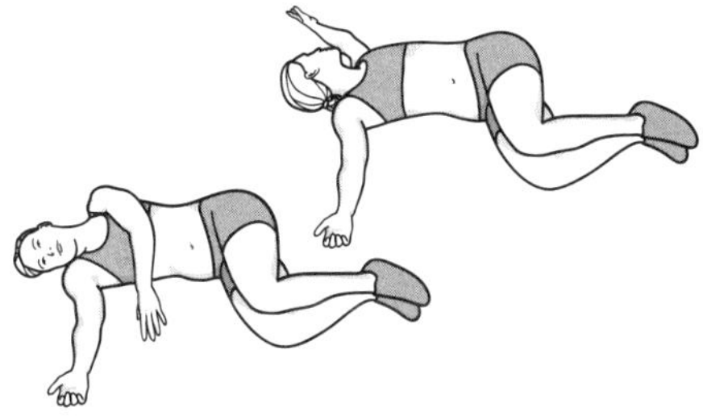

12 Liegende Rotation

44 Elastische Beine für Wintersportler

Trainingsdauer: 30 Minuten
Equipment: Matte und Faszienrolle

1 2 3

	Übungen	Ausführung	Dauer/Wiederholungen je Seite	Sätze	Seitenwechsel	Seite
1	Versetztes Armkreisen	dynamisch	15 Wdh.	2	x	128
2	Beinschwingen	dynamisch	10 Wdh.	2	x	129
3	Standwaage	dynamisch	10 Wdh.	2	x	137
4	Gehender Hund	dynamisch	60 Sek.	2		138
5	Hüftmobilisation aus dem Hürdensitz	dynamisch	20 Wdh.	2		137
6	Hüftdehnung im Ausfallschritt	halten	45 Sek.	2	x	120
7	Oberschenkelvorderseite abrollen	rollen	60 Sek.	1	x	125
8	Hocke mit Rotation	dynamisch	10 Wdh.	2	x	141

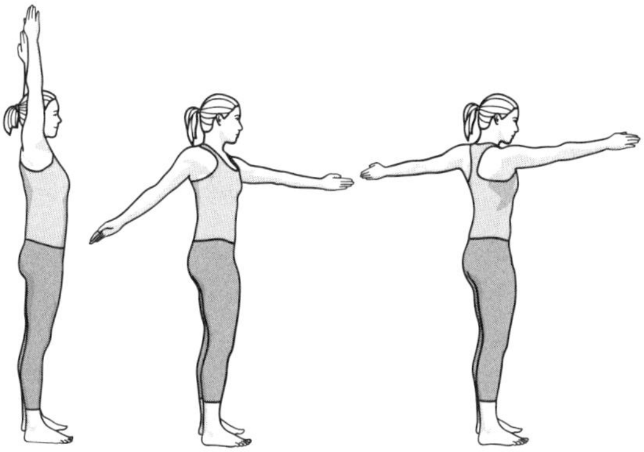

1 Versetztes Armkreisen

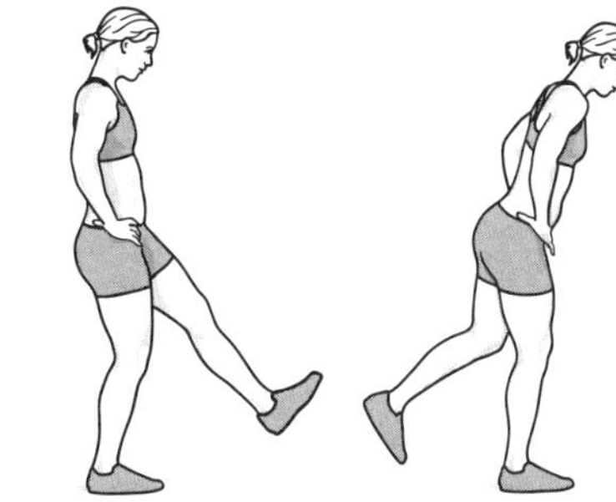

2 Beinschwingen

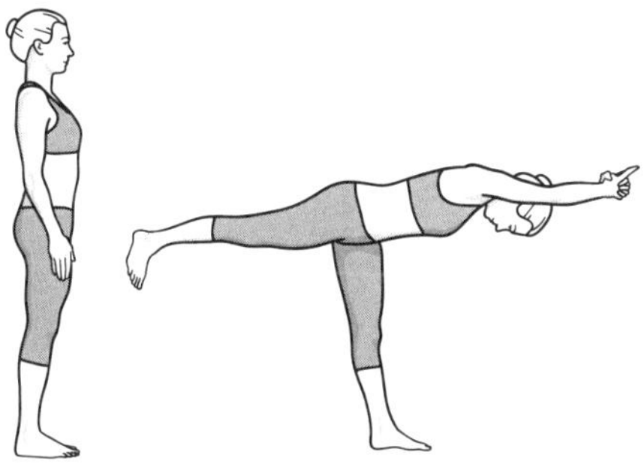

3 Standwaage

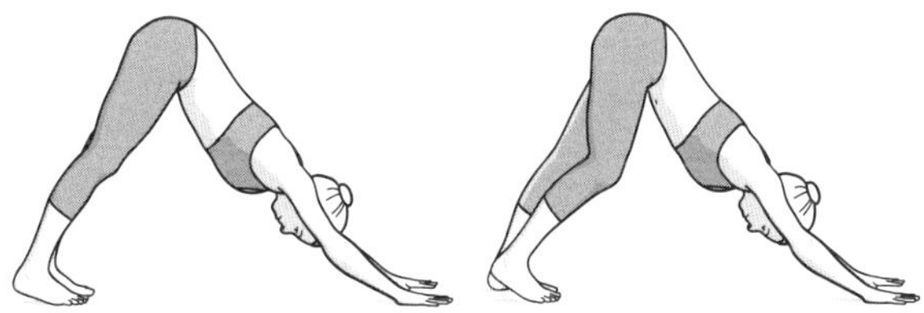

4 Gehender Hund

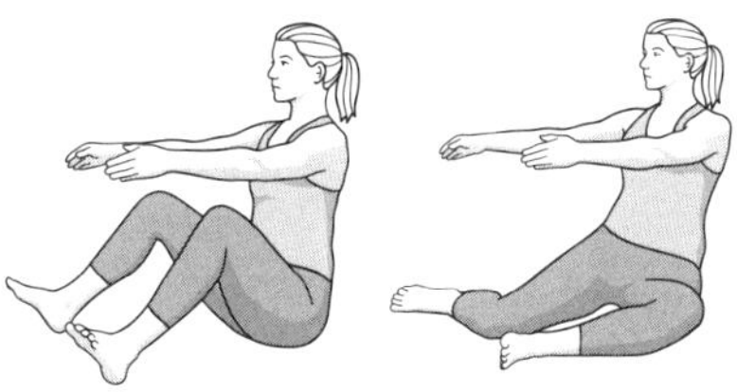

5 Hüftmobilisation aus dem Hürdensitz

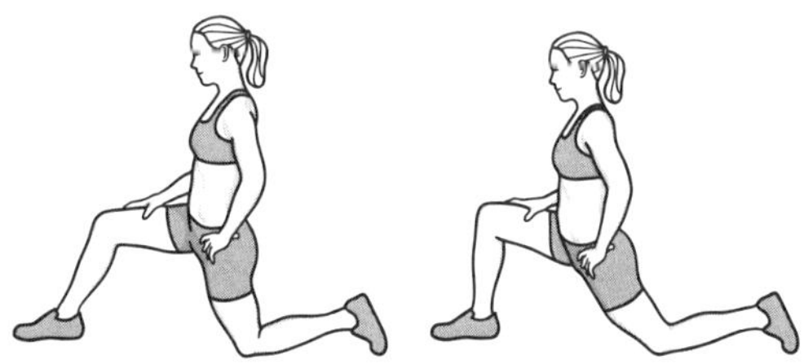

6 Hüftdehnung im Ausfallschritt

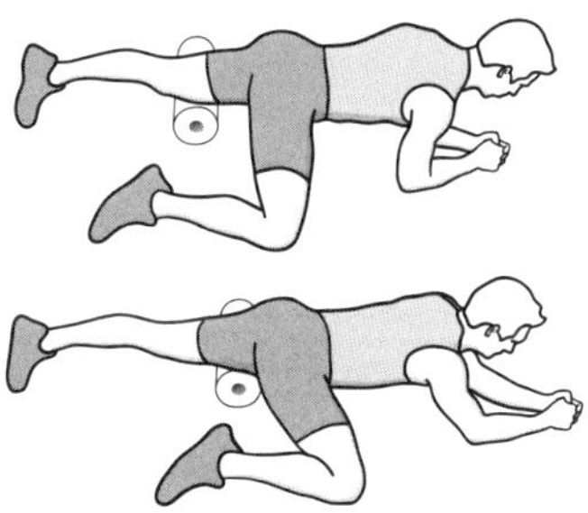

7 Oberschenkelvorderseite abrollen

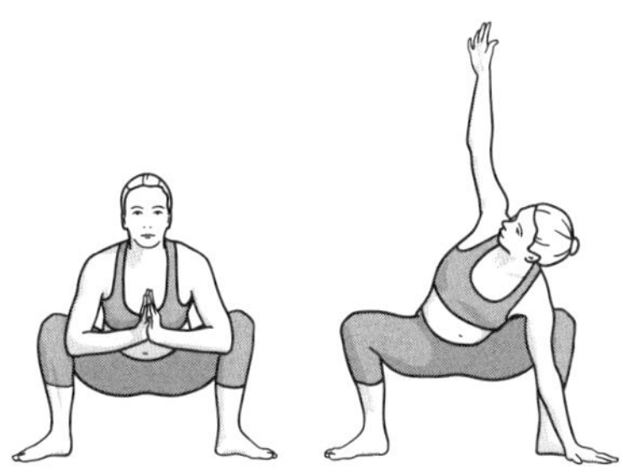

8 Hocke mit Rotation

45 Oberkörpermobilität im Wurfsport

Trainingsdauer: 35 Minuten
Equipment: Matte und Handtuch

1 2 3

	Übungen	Ausführung	Dauer/Wiederholungen je Seite	Sätze	Seitenwechsel	Seite
1	Handgelenkdehnung	halten	45 Sek.	2	x	118
2	Schulterspirale	dynamisch	10 Wdh.	2	x	133
3	Schulterzirkel	dynamisch	10 Wdh.	2		133
4	Brustmuskeldehnung	halten	45 Sek.	2		118
5	Dehnung der Schulteraußenseite	halten	45 Sek.	2	x	118
6	Seitliches Strecken mit Wippen	federn	45 Sek.	2	x	128
7	Rotation aus dem Vierfüßlerstand	dynamisch	10 Wdh.	2	x	135
8	Herabschauender Hund mit Oberkörperfedern	federn	45 Sek.	3		129
9	Liegende Rotation	halten	60 Sek.	1	x	119

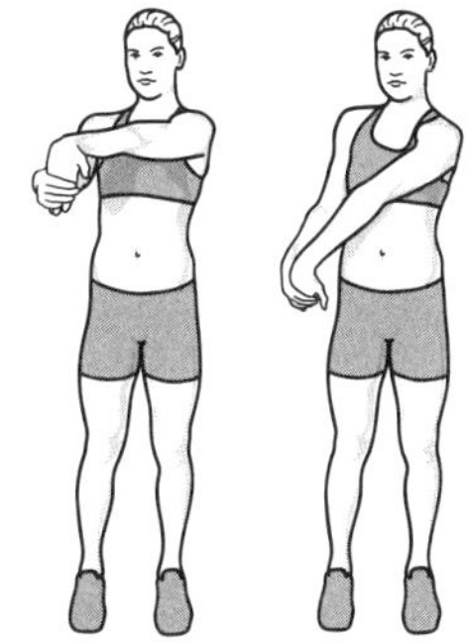

1 Handgelenkdehnung

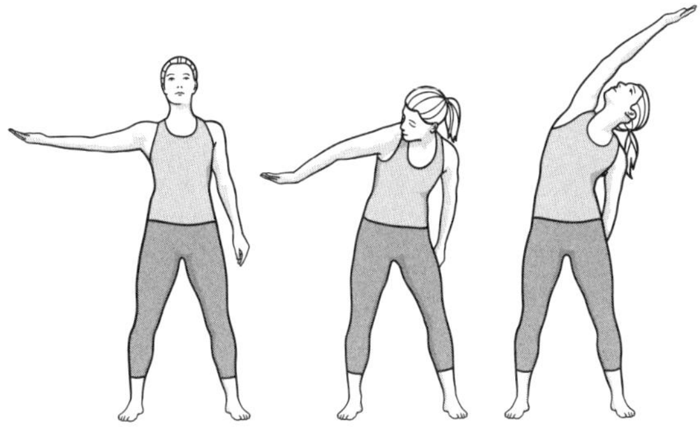

2 Schulterspirale

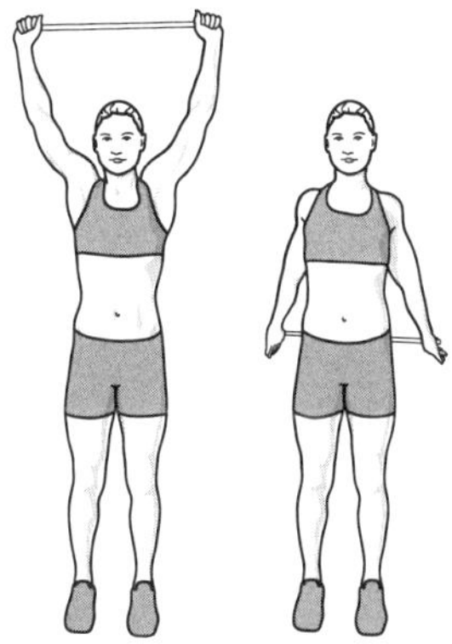

3 Schulterzirkel

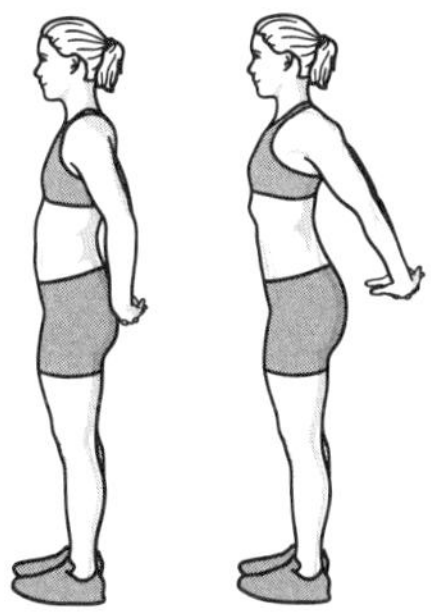

4 Brustmuskeldehnung

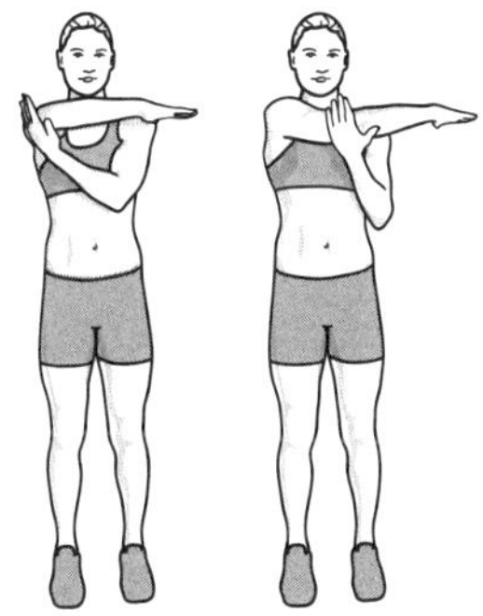

5 Dehnung der Schulteraußenseite

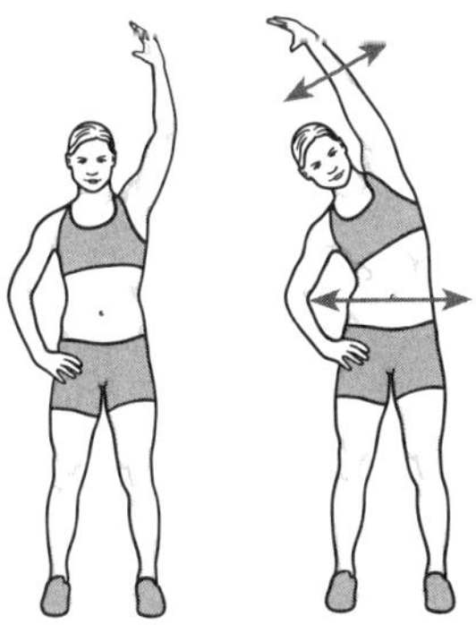

6 Seitliches Strecken mit Wippen

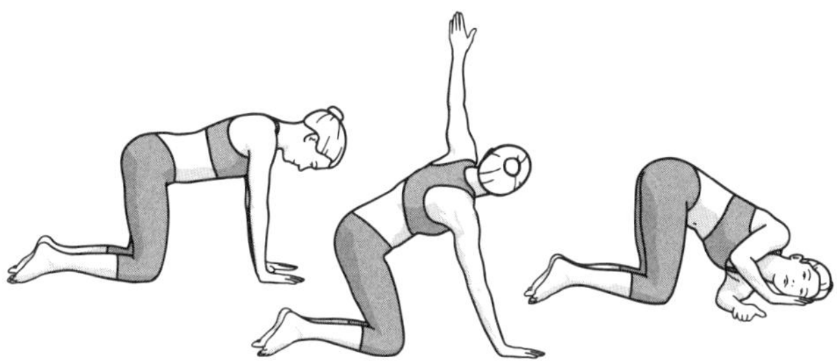

7 Rotation aus dem Vierfüßlerstand

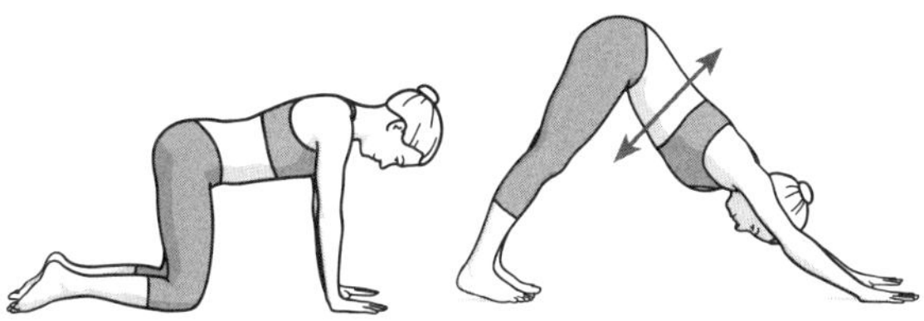

8 Herabschauender Hund mit Oberkörperfedern

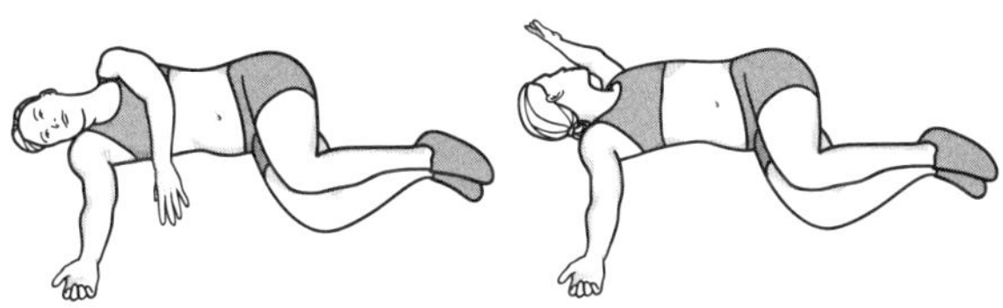

9 Liegende Rotation

46 Aufrechte Haltung und bewegliche Hüften für Reitsportler

❶❷❸

Trainingsdauer: 25 Minuten
Equipment: Matte und Faszienrolle

	Übungen	Ausführung	Dauer/Wiederholungen je Seite	Sätze	Seitenwechsel	Seite
1	Kindposition	halten	60 Sek.	1		119
2	Katze und Kuh	dynamisch	10 Wdh.	3		134
3	Oberkörperheben aus der Bauchlage	dynamisch	10 Wdh.	3		135
4	Oberschenkelaußenseite abrollen	rollen	60 Sek.	1	x	126
5	Oberschenkelinnenseite abrollen	rollen	60 Sek.	1	x	126
6	Schneidersitz mit Vorbeuge	halten	45 Sek.	2		121
7	Oberkörperpendeln in der Grätsche	dynamisch	20 Wdh.	2		130
8	Wippende Vorbeuge	federn	45 Sek.	2		131

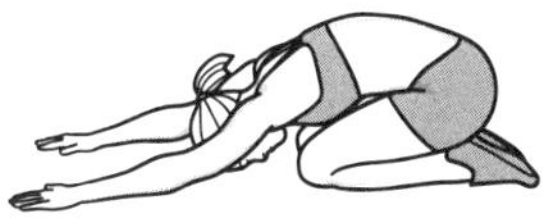

1 Kindposition

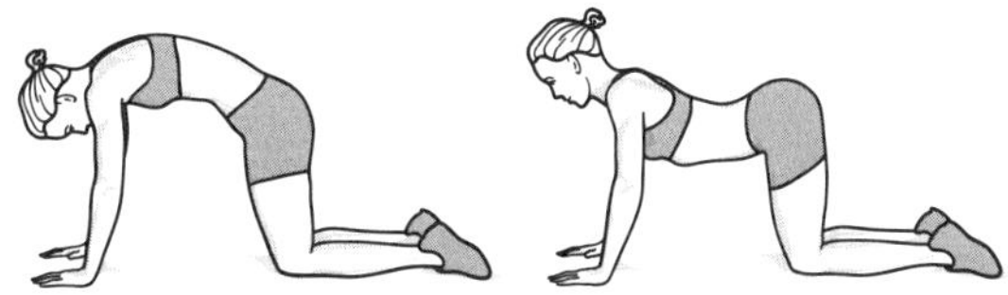

2 Katze und Kuh

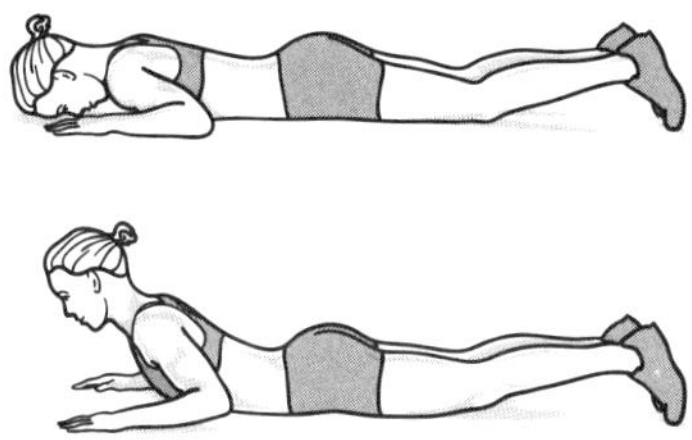

3 Oberkörperheben aus der Bauchlage

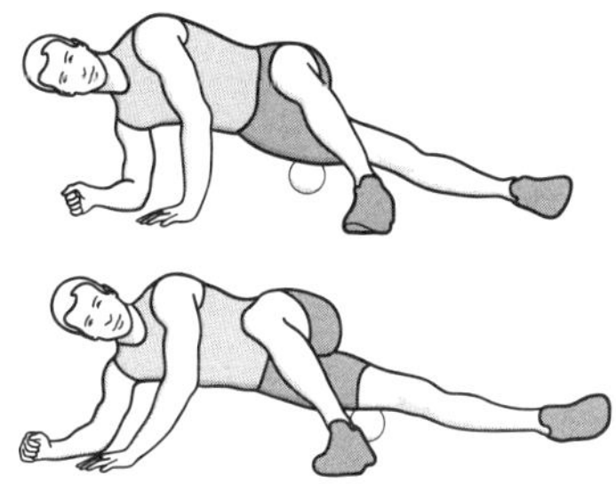

4 Oberschenkelaußenseite abrollen

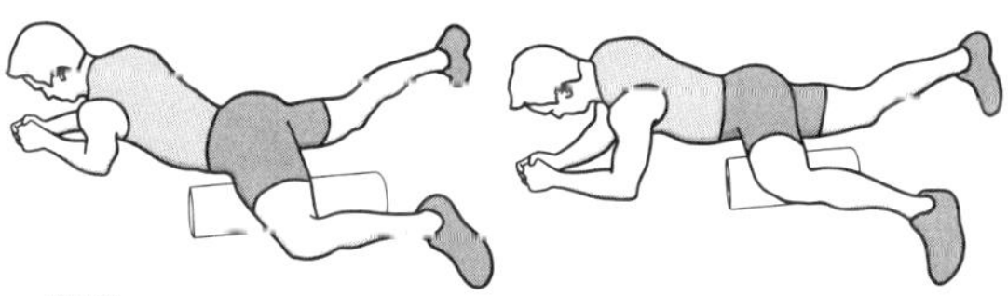

5 Oberschenkelinnenseite abrollen

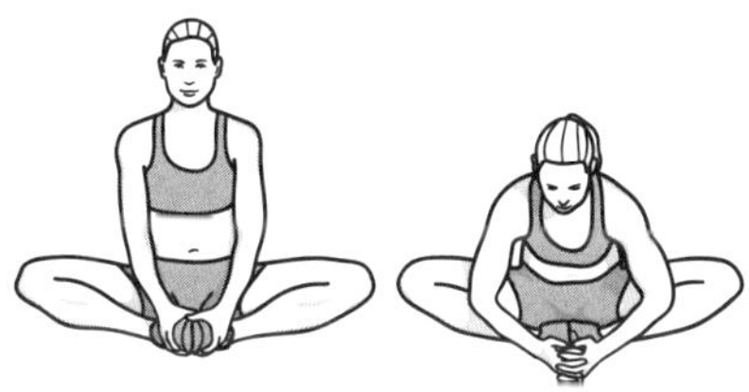

6 Schneidersitz mit Vorbeuge

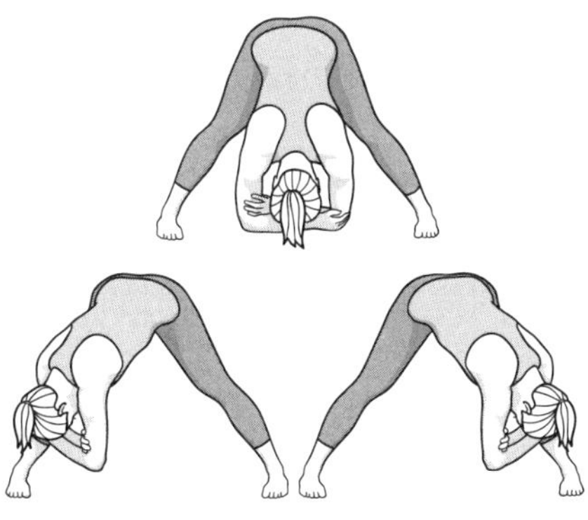

7 Oberkörperpendeln in der Grätsche

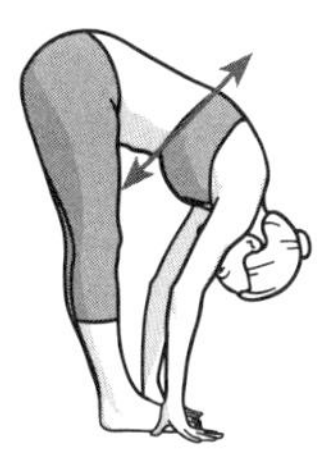

8 Wippende Vorbeuge

47 Mehr Bewegungsradius für Schwimmer

Trainingsdauer: 25 Minuten
Equipment: Matte, Faszienrolle und Faszienkugel

1 2 3

	Übungen	Ausführung	Dauer/Wiederholungen je Seite	Sätze	Seitenwechsel	Seite
1	Fußsohle abrollen	rollen	60 Sek.	1	x	127
2	Fußkreisen	dynamisch	10 Wdh.	2	x	140
3	Zehen- und Fersenstand	dynamisch	10 Wdh.	2		139
4	Versetztes Armkreisen	dynamisch	15 Wdh.	2	x	128
5	Brustmuskeldehnung	halten	60 Sek.	2		118
6	Schulterspirale	dynamisch	10 Wdh.	2	x	133
7	Ausfallschritt mit Rotation	dynamisch	10 Wdh.	2	x	136
8	Nackenmassage	rollen	60 Sek.	1		123

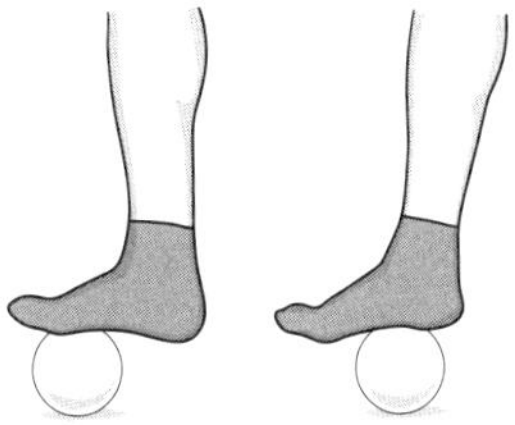

1 Fußsohle abrollen

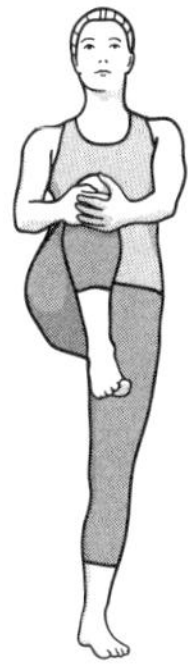

2 Fußkreisen

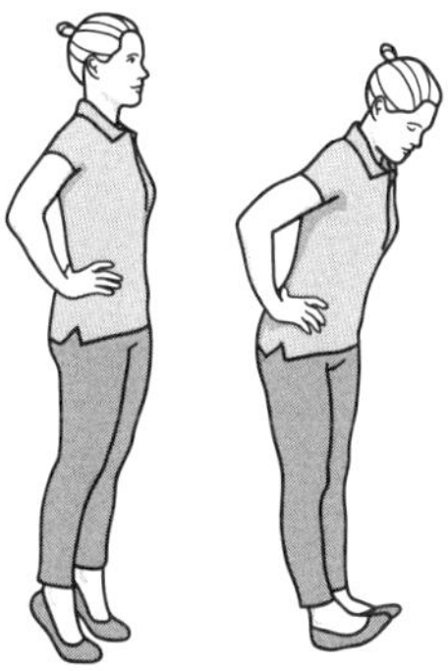

3 Zehen- und Fersenstand

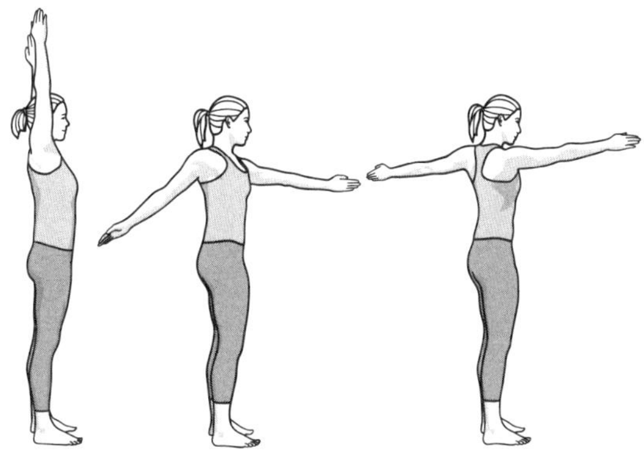

4 Versetztes Armkreisen

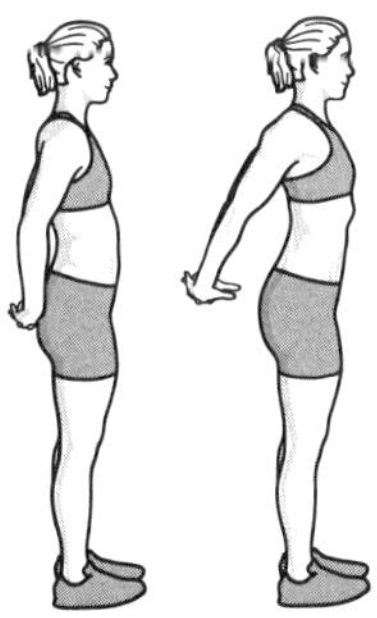

5 Brustmuskeldehnung

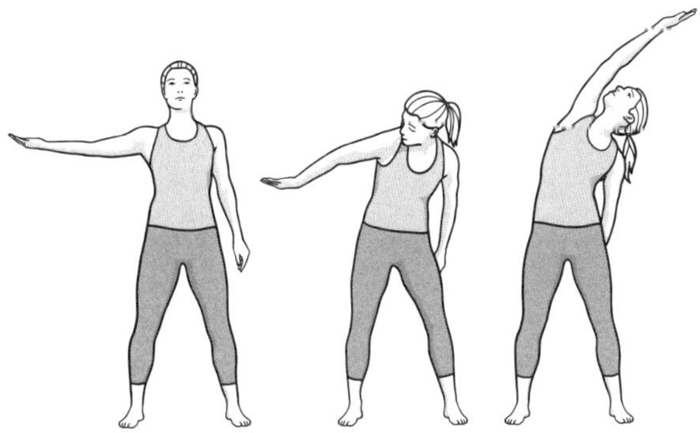

6 Schulterspirale

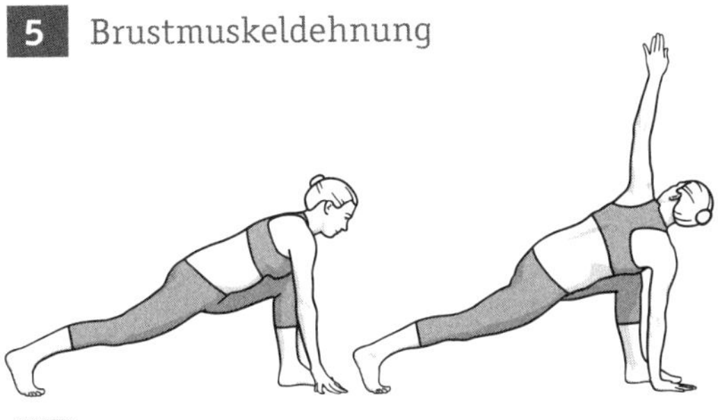

7 Ausfallschritt mit Rotation

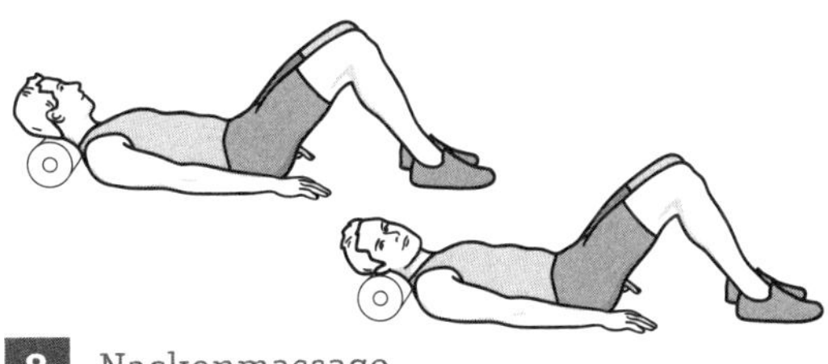

8 Nackenmassage

48 Beweglichkeitsprogramm fürs Klettern und Bouldern

1 2 3

Trainingsdauer: 40 Minuten
Equipment: Matte und Faszienrollen

	Übungen	Ausführung	Dauer/Wiederholungen je Seite	Sätze	Seitenwechsel	Seite
1	Kopfkreisen	dynamisch	10 Wdh.	2		131
2	Handgelenkdehnung	halten	45 Sek.	2	x	118
3	Einseitiges Armschwingen	dynamisch	15 Wdh.	2	x	127
4	Seitliches Strecken mit Wippen	federn	45 Sek.	2	x	128
5	Schultermobilisation mit der Rolle	dynamisch	10 Wdh.	2		132
6	Dreibeiniger Hund	dynamisch	5 Wdh.	3	x	140
7	Grätsche mit Vorbeuge	halten	60 Sek.	2		122
8	Unterarm abrollen	rollen	60 Sek.	1	x	123
9	Schulteraußenseite an der Wand abrollen	rollen	60 Sek.	1	x	123
10	Nackenmassage	rollen	60 Sek.	1		123

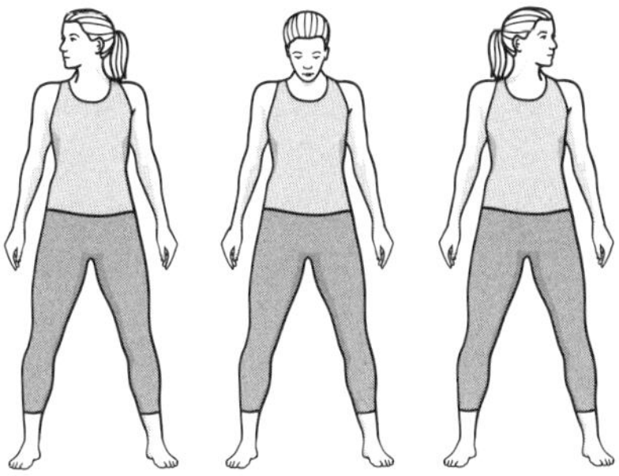

1 Kopfkreisen

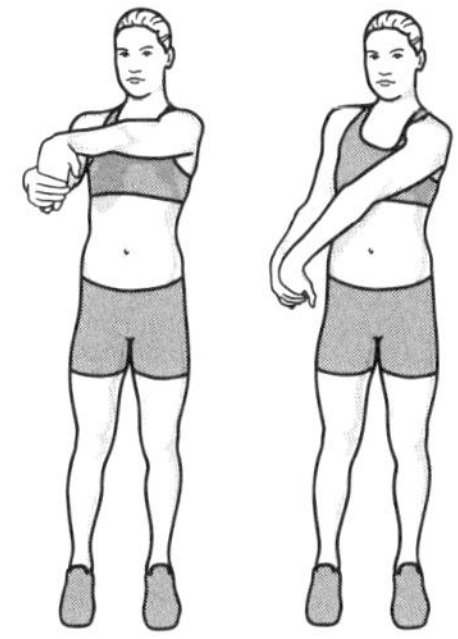

2 Handgelenkdehnung

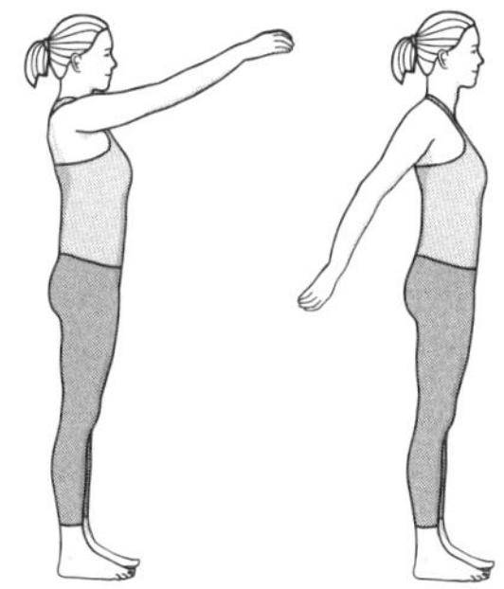

3 Einseitiges Armschwingen

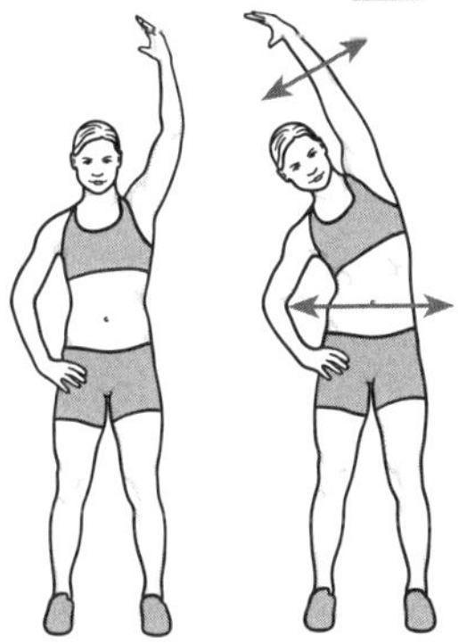

4 Seitliches Strecken mit Wippen

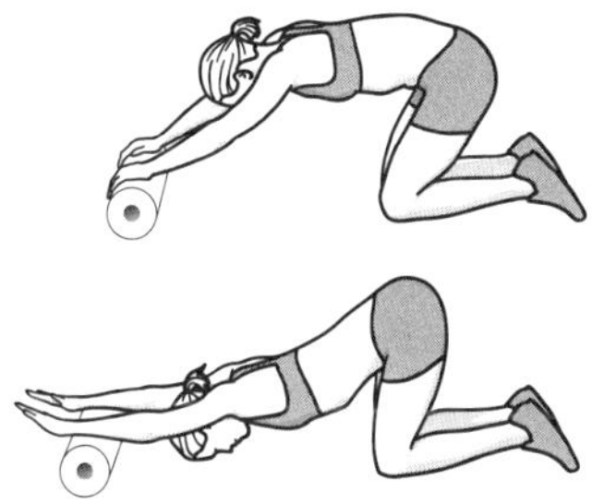

5 Schultermobilisation mit der Rolle

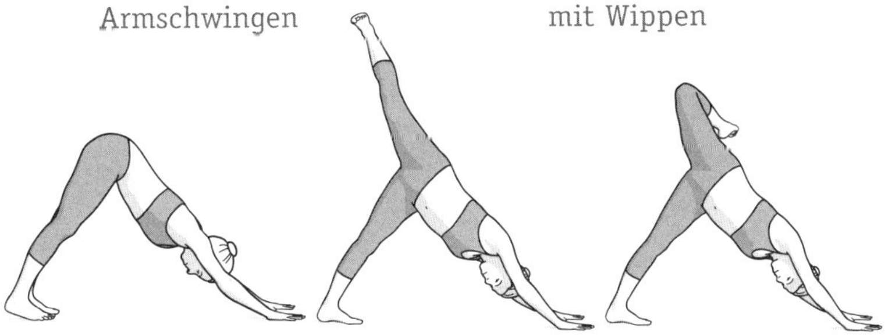

6 Dreibeiniger Hund

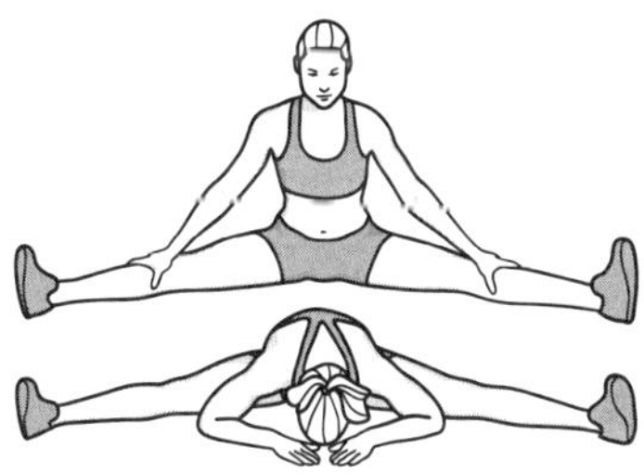

7 Grätsche mit Vorbeuge

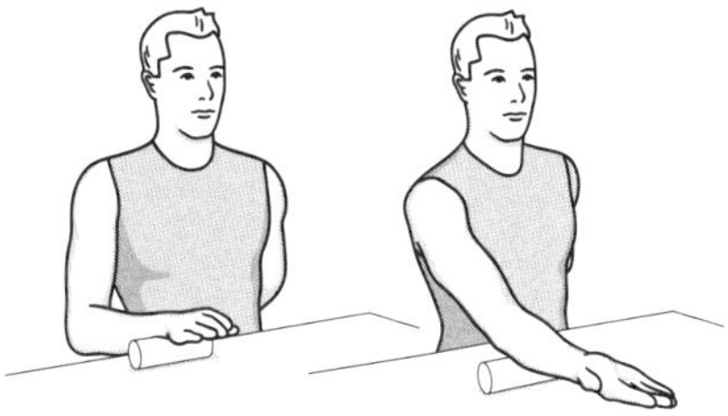

8 Unterarm abrollen

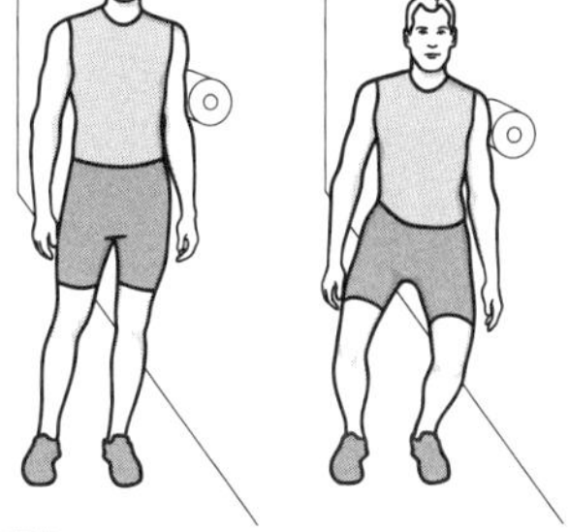

9 Schulteraußenseite an der Wand abrollen

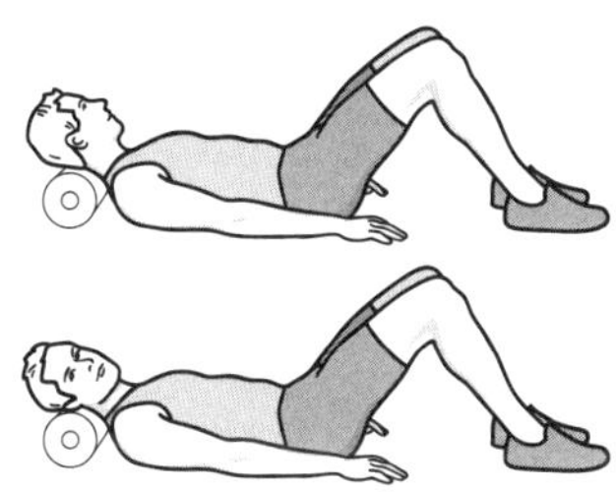

10 Nackenmassage

49 Rotationen für einen kraftvollen Schwung beim Golfen

1 2 3

Trainingsdauer: 30 Minuten
Equipment: Matte

	Übungen	Ausführung	Dauer/Wiederholungen je Seite	Sätze	Seitenwechsel	Seite
1	Kopfkreisen	dynamisch	10 Wdh.	2		131
2	Seitliches Strecken mit Wippen	federn	45 Sek.	2	x	128
3	Beinschwingen	dynamisch	10 Wdh.	2	x	129
4	Fußkreisen	dynamisch	10 Wdh.	2	x	140
5	Ausfallschritt mit Rotation	dynamisch	10 Wdh.	2	x	136
6	Drehsitz	halten	60 Sek.	2	x	119
7	Liegende Rotation	halten	90 Sek.	1	x	119

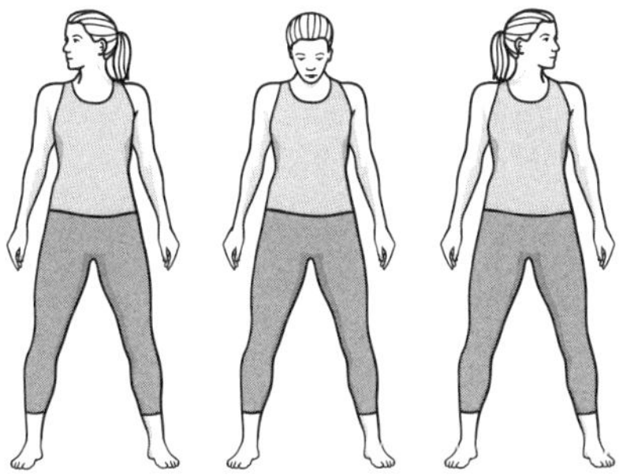

1 Kopfkreisen

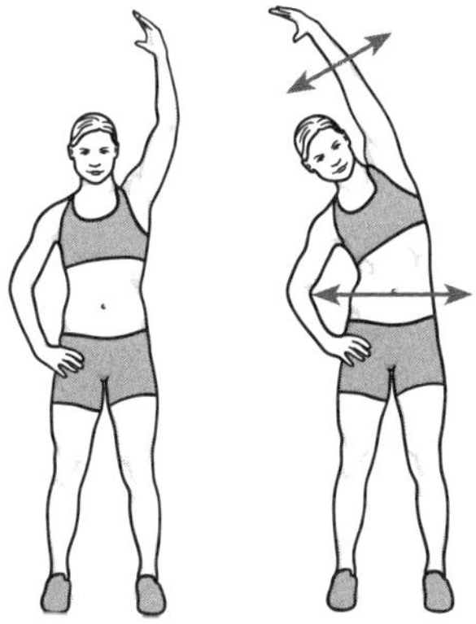

2 Seitliches Strecken mit Wippen

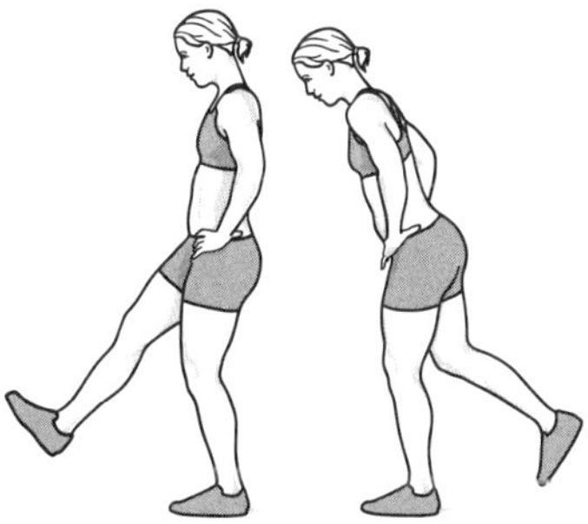

3 Beinschwingen

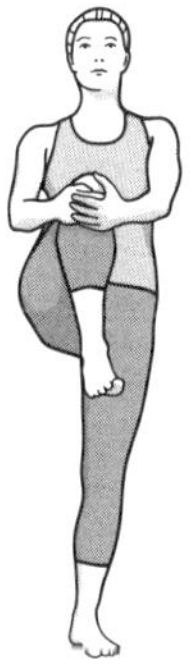

4 Fußkreisen

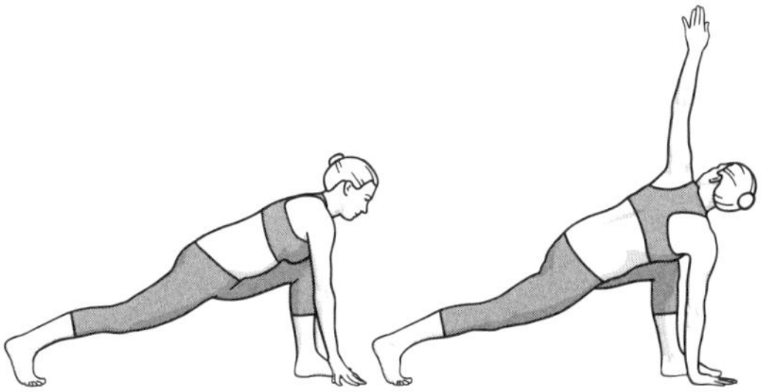

5 Ausfallschritt mit Rotation

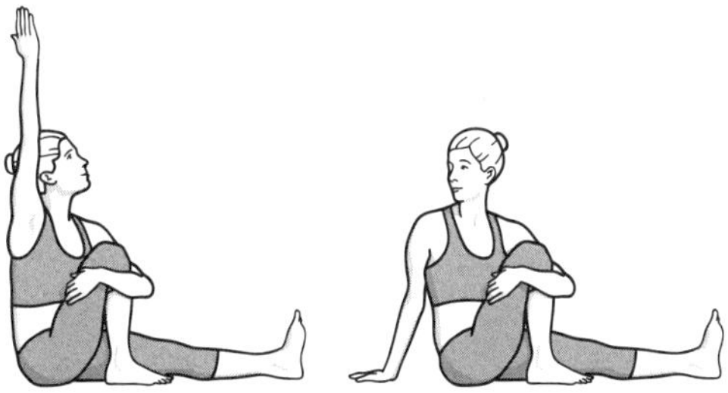

6 Drehsitz

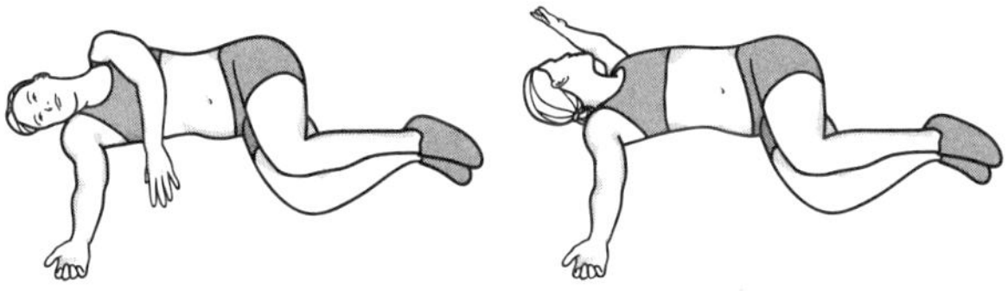

7 Liegende Rotation

50 Ausgleichstraining für Kraftsportler

Trainingsdauer: 30 Minuten
Equipment: Matte, Faszienrolle und Handtuch

1 2 3

	Übungen	Ausführung	Dauer/Wiederholungen je Seite	Sätze	Seitenwechsel	Seite
1	Handgelenkdehnung	halten	30 Sek.	2	x	118
2	Brustmuskeldehnung	halten	45 Sek.	2		118
3	Schultermobilisation mit der Rolle	dynamisch	15 Wdh.	2		132
4	Schulterzirkel	dynamisch	15 Wdh.			133
5	Seitliches Strecken mit Wippen	federn	45 Sek.	2	x	128
6	Hüftmobilisation aus dem Hürdensitz	dynamisch	20 Wdh.	2		137
7	Schneidersitz mit Vorbeuge	halten	45 Sek.	2		121
8	Dehnung der Beinrückseite	halten	45 Sek.	2	x	122

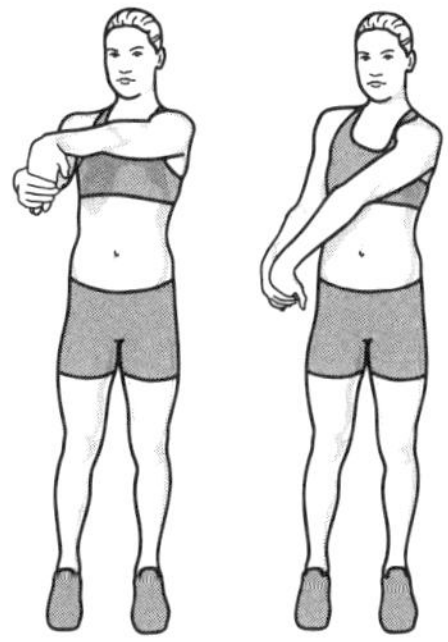

1 Handgelenkdehnung

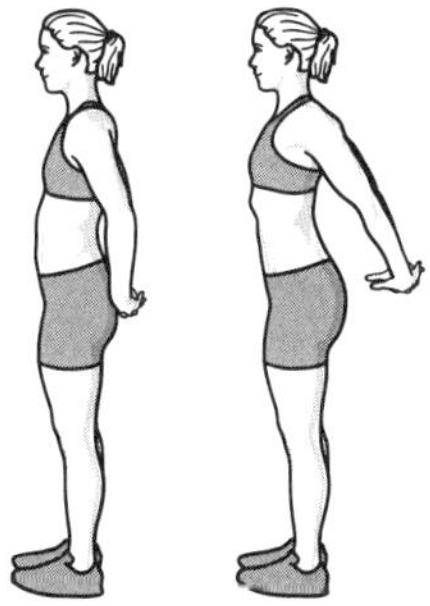

2 Brustmuskeldehnung

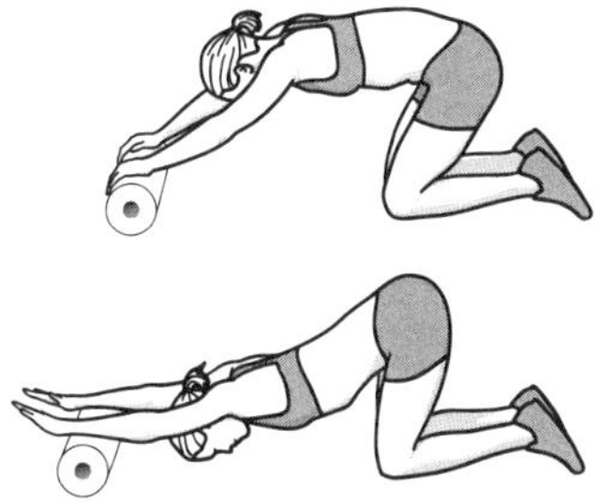

3 Schultermobilisation mit der Rolle

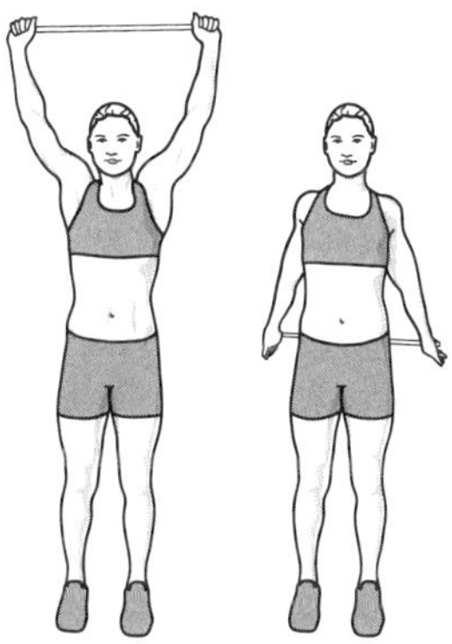

4 Schulterzirkel

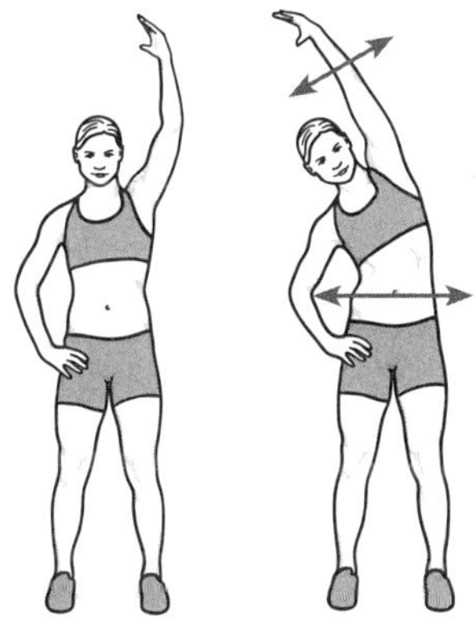

5 Seitliches Strecken mit Wippen

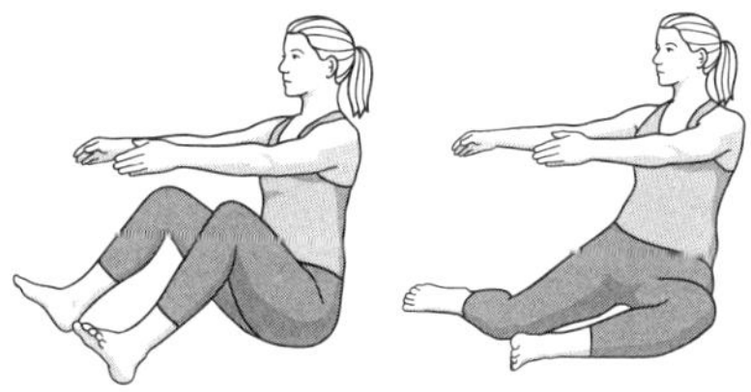

6 Hüftmobilisation aus dem Hürdensitz

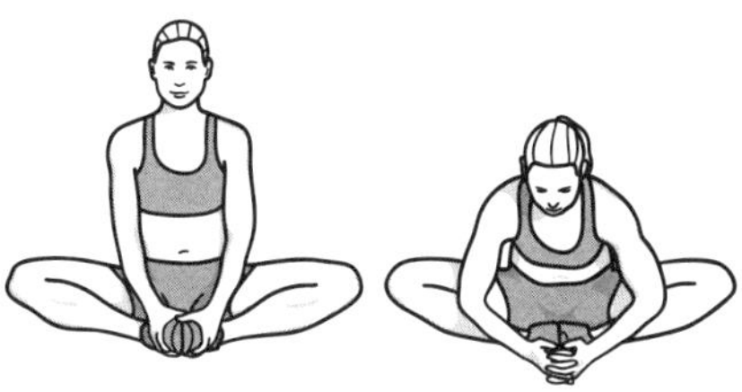

7 Schneidersitz mit Vorbeuge

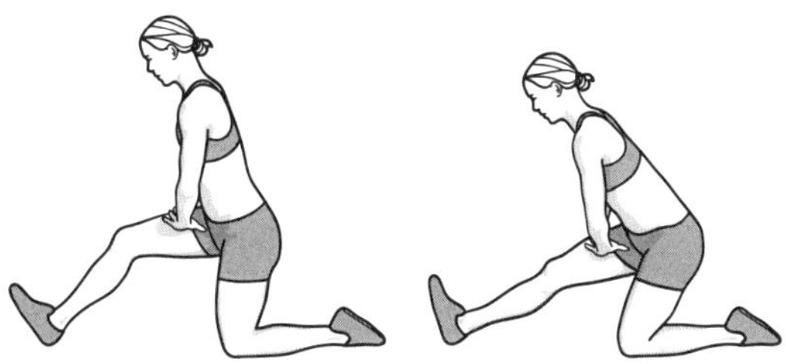

8 Dehnung der Beinrückseite

Die Übungen

3

Klassische Dehnung

Handgelenkdehnung

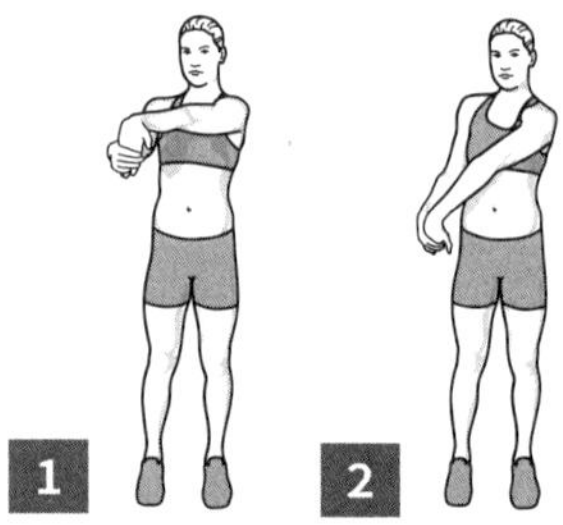

1. Im aufrechten Stand einen Arm nach vorn ausstrecken. Die Handfläche zeigt nach oben. Mit der anderen Hand die Fingerspitzen nach unten drücken, sodass eine Dehnung auf der Handinnenfläche zu spüren ist. Die Dehnung halten.
2. Die Handfläche nach unten drehen und die andere Hand auf den Handrücken legen. Das Handgelenk beugen und die Handinnenfläche in Richtung Unterarm drücken. Die Dehnung halten.

Brustmuskeldehnung

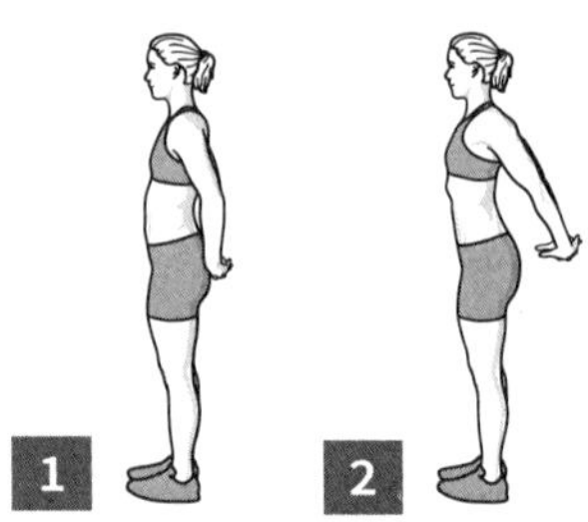

1. Im aufrechten, hüftbreiten Stand die Hände hinter dem Rücken greifen. Die Finger ineinander verzahnen. Die Schulterblätter aktiv nach hinten und unten zusammenziehen.
2. Die Arme nach hinten ausstrecken und nach oben anheben. Das Brustbein dabei nach vorn oben anheben. Die Schultern ziehen weiterhin hinten zusammen. Das Gesäß leicht anspannen, um das Becken in einer stabilen Position zu halten. Auf dem Brustmuskel und der Arminnenseite ist Dehnung zu spüren.

Dehnung der Schulteraußenseite

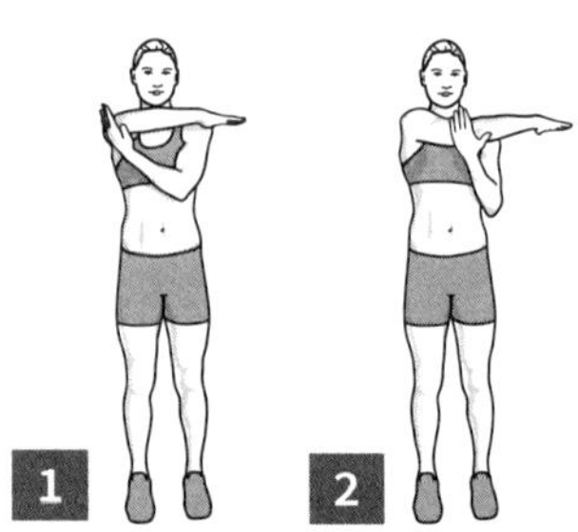

1. Im aufrechten, schulterbreiten Stand den rechten Arm auf Schulterhöhe anheben und nach links strecken. Mit der linken Hand die Außenseite des Oberarms greifen.
2. Sanft den rechten Arm weiter nach links ziehen, bis eine deutliche Dehnung auf der rechten Schulteraußenseite zu spüren ist. Beide Schultern bewegen sich dabei von den Ohren weg.

Kindposition

In einer knienden Position auf dem Boden beginnen. Mit dem Gesäß auf die Fersen nach hinten absetzen. Die Fußrücken liegen flach auf dem Boden. Die Knie zeigen leicht nach außen. Den Oberkörper nach vorn absenken. Die Arme weit nach vorn ausstrecken. Mit den Fingerspitzen auf dem Boden nach vorn wandern. Die Stirn zum Boden bringen und den Rücken lang strecken.

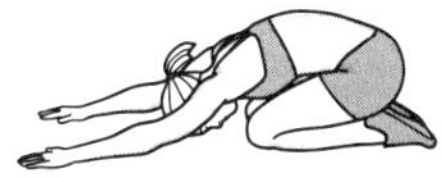

Tipp: Bei Schulterproblemen die Arme neben den Beinen ablegen.

Liegende Rotation

1. Aus der Rückenlage den ganzen Körper auf die rechte Seite drehen. Die Beine anziehen, sodass die Hüfte und die Knie rechtwinklig gebeugt sind und aufeinanderliegen. Die Schultern und Arme liegen ebenfalls aufeinander. Auch der Kopf dreht mit zur rechten Seite.

1
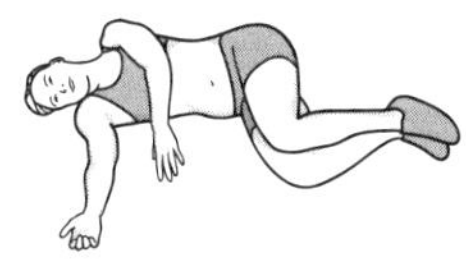

2. Den linken Arm über oben zur linken Seite öffnen und ablegen. Der gesamte Oberkörper dreht sich nach links mit, auch der Kopf folgt dieser Drehung. Die Beine bleiben aufeinander liegen, genauso wie das Becken nach rechts gedreht bleibt. Die gesamte linke Körperseite wird gedehnt.

2
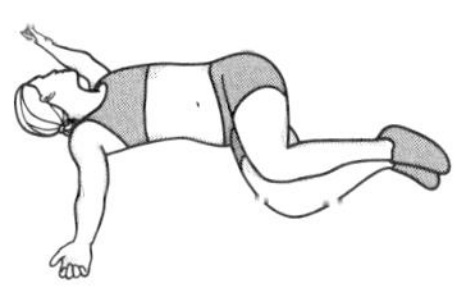

Drehsitz

1. Im aufrechten Sitz das linke Bein nach vorn ausstrecken. Das rechte Bein aufstellen, sodass der rechte Fuß auf der Höhe des linken Knies steht. Das rechte Bein mit dem linken Arm umschlingen. Den rechten Arm nach oben strecken, um die Wirbelsäule aufzurichten.

1
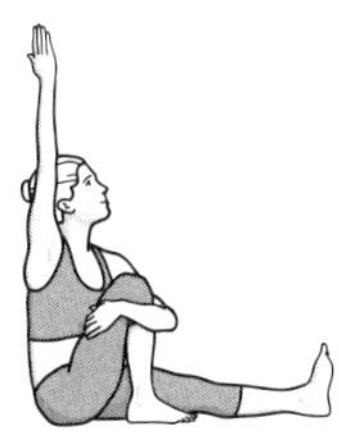

2. Den Oberkörper zur rechten Seite drehen. Mit der rechten Hand abstützen. Der Blick geht über die rechte Schulter.

2
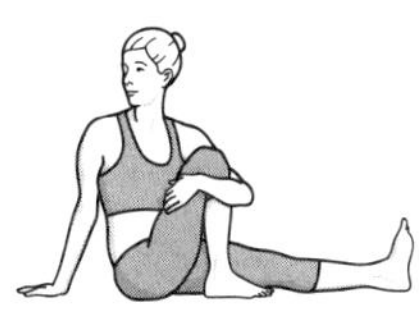

1

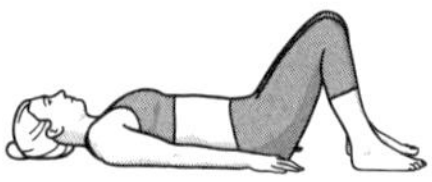

2

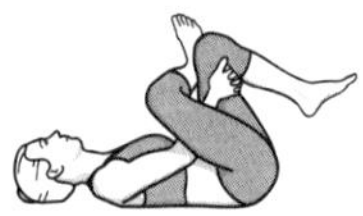

Liegende Gesäßdehnung

1. In der Rückenlage beginnen. Die Füße zum Gesäß heranstellen. Die Schultern und den Kopf auf der Matte ablegen.
2. Den rechten Fuß mit der Außenseite auf den linken Oberschenkel auflegen, sodass das rechte Knie nach außen zeigt. Mit beiden Händen den linken Oberschenkel greifen und zum Oberkörper heranziehen. Kopf und Schultern bleiben entspannt auf der Matte liegen. Die Dehnung ist in der rechten Gesäßseite zu spüren. Zum Intensivieren der Dehnung das linke Bein etwas nach links ziehen.

1

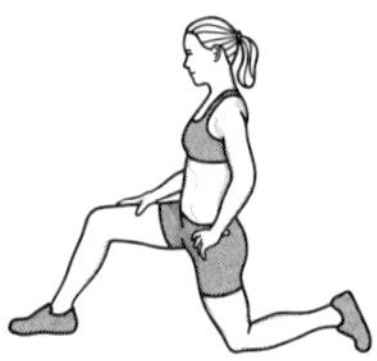

2

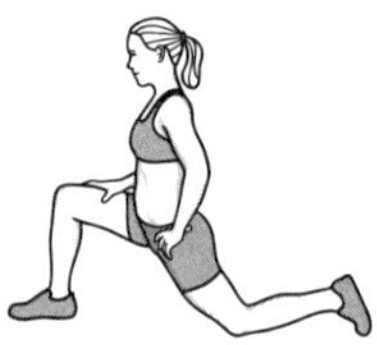

Hüftdehnung im Ausfallschritt

1. Im knienden Ausfallschritt beginnen. Das hintere Knie befindet sich unterhalb der Hüfte. Der Oberkörper ist aufrecht, die Wirbelsäule lang.
2. Das vordere Knie bis über die Fußspitzen nach vorn schieben. Die Hüfte bewegt sich dabei vor das stützende Knie. Die Dehnung auf der linken Oberschenkelvorderseite ist spürbar und wird noch deutlicher, wenn die Gesäßmuskulatur aktiviert wird.

1

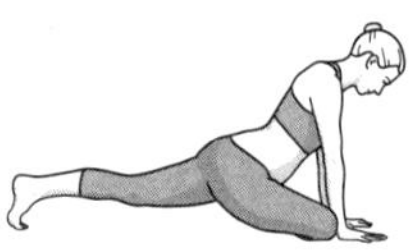

2

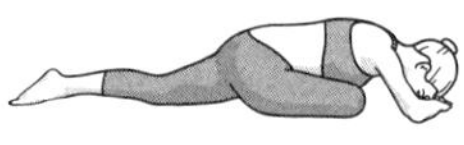

Taube

1. Im Vierfüßlerstand beginnen. Das rechte Knie nach vorn zum rechten Handgelenk ziehen. Den rechten Fuß auf der linken Seite der Matte ablegen, sodass der Unterschenkel diagonal aufliegt. Das linke Bein nach hinten strecken. Den Fußrücken flach ablegen. Beide Hüftknochen befinden sich auf einer Höhe.
2. Den Oberkörper über das vordere Bein ablegen. Auf den Unterarmen abstützen und den Kopf entspannt auf den Händen ablegen. Die Dehnung ist auf der rechten Gesäßseite zu spüren.

Hinweis: Je größer der Winkel im vorderen, angewinkelten Knie ist, desto intensiver ist die Dehnung im Gesäß zu spüren. Bei Knieproblemen den Winkel klein halten.

Liegende Hüftdehnung

Aus der Rückenlage ein Bein anwinkeln und mit beiden Händen unterhalb des Knies greifen. Das Bein zum Oberkörper heranziehen. Ober- und Unterschenkel bleiben parallel zueinander. Das ausgestreckte Bein mit der Ferse vom Körper wegschieben, sodass die Hüfte komplett gestreckt wird. Kopf und Schulter bleiben entspannt auf der Matte liegen. Die Dehnung halten.

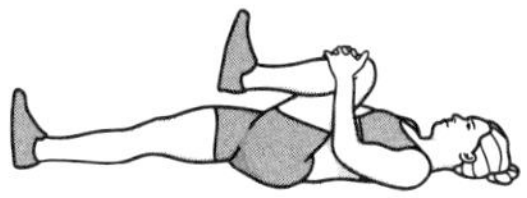

Schneidersitz mit Vorbeuge

1. In einem aufrechten Sitz beginnen. Die Füße vorn aneinanderlegen. Die Füße mit beiden Händen greifen und die Wirbelsäule bewusst aufrichten. Die Hüfte entspannen, damit die Knie nach außen und unten fallen.
2. Den Oberkörper aus der Hüfte nach vorn neigen. Die Schultern bleiben entspannt. Der Kopf hängt locker nach unten. Den Oberkörper sanft mit den Händen an den Füßen nach vorn ziehen.

1

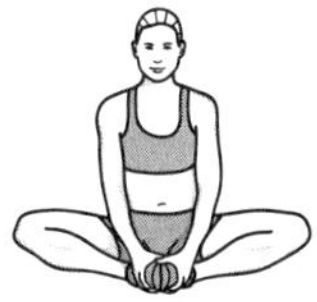

2

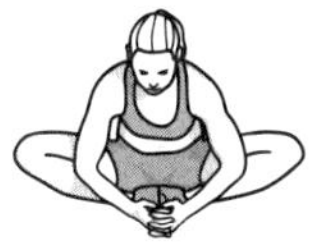

Oberschenkeldehnung in der Bauchlage

In der Bauchlage mit nach hinten abgelegten Beinen beginnen. Die rechte Hand unter die Stirn legen. Das linke Beine beugen und mit der linken Hand nach hinten zum gebeugten Bein greifen. Den linken Fuß greifen und die Ferse zum Gesäß ziehen. Die Oberschenkel bleiben dabei parallel ausgerichtet. Die Knie sind maximal schulterbreit geöffnet. Den Bauchnabel leicht nach innen ziehen, damit die Dehnung auf der Oberschenkelvorderseite deutlich zu spüren ist.

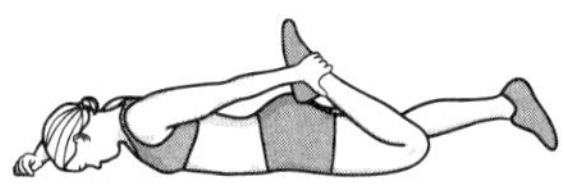

1
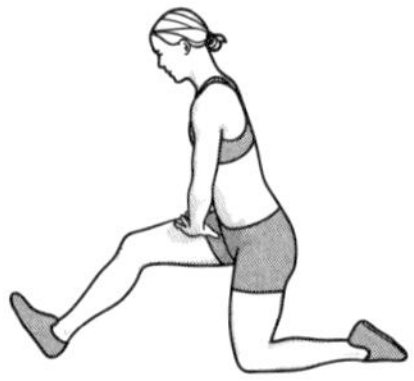
2
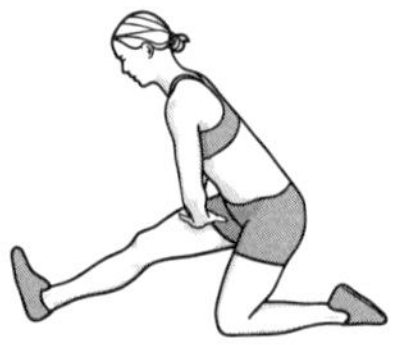

Dehnung der Beinrückseite

1. In einem Ausfallschritt beginnen. Das linke Knie befindet sich auf der Matte. Mit dem Gesäß nach hinten schieben, sodass das vordere Bein gestreckt wird. Vorn die Ferse aufstellen und die Zehen zum Schienbein heranziehen. Mit den Händen auf dem rechten Bein abstützen. Die Wirbelsäule aufrichten.
2. Den Oberkörper aus der Hüfte nach vorn neigen. Das vordere Bein noch mehr strecken, sodass die Dehnung auf der rechten Beinrückseite deutlich zu spüren ist. Die Wirbelsäule immer wieder bewusst lang strecken.

1
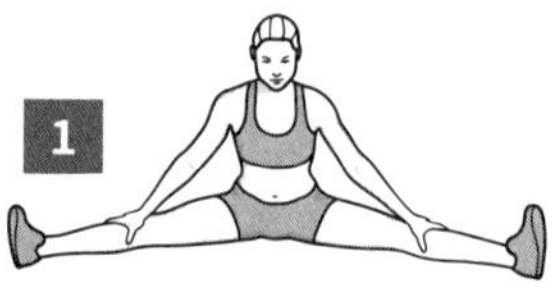
2
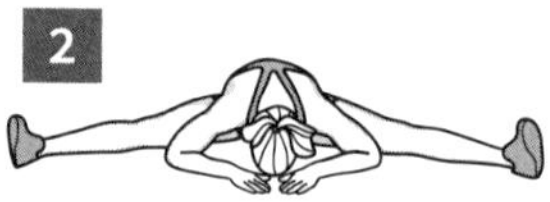
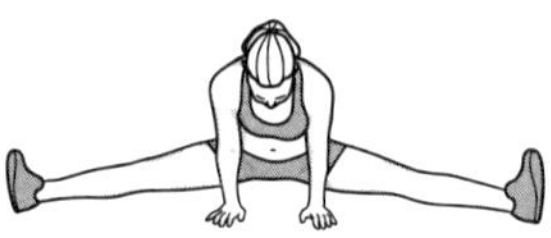

Grätsche mit Vorbeuge

1. In einen aufrechten Sitz kommen und die Beine gestreckt nach außen öffnen.
2. Mit gestrecktem Oberkörper aus der Hüfte nach vorn neigen. Die Hände vorn auf dem Boden absetzen und den gesamten Oberkörper in Richtung Boden absenken. Die Dehnung in der Oberschenkelinnenseite wahrnehmen.

Variante: In der Grätsche den gestreckten Oberkörper aus der Hüfte nach vorn neigen. Mit den Händen vorn abstützen. Die Wirbelsäule bleibt lang gestreckt.

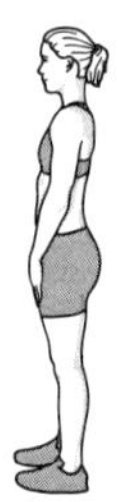
1
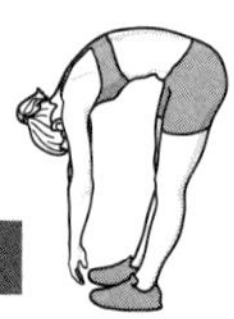
2

Stehende Vorbeuge

1. Einen aufrechten, hüftbreiten Stand einnehmen. Das Gewicht auf dem gesamten Fuß verteilen. Die Wirbelsäule lang machen. Das Brustbein nach vorn oben heben und die Schulterblätter sanft nach hinten unten bewegen. Den Kopf mittig ausbalancieren.
2. Das Kinn zum Brustbein ziehen und den Oberkörper Wirbel für Wirbel langsam nach unten abrollen, bis die Fingerspitzen oder die gesamte Hand an den Fußspitzen ankommen. Die Beine bleiben, wenn möglich, gestreckt, um eine intensive Dehnung auf der gesamten Beinrückseite zu spüren. Den Nacken entspannen.

Faszienmassage

Nackenmassage

1. In die Rückenlage kommen. Die Füße zum Gesäß heranstellen. Die Zehen zeigen nach vorn. Die Knie sind hüftbreit geöffnet. Die Arme liegen seitlich am Körper. Die Rolle unter dem Nacken platzieren.
2. Den Kopf langsam von einer Seite zur anderen drehen. Die Nasenspitze beschreibt dabei stetig einen Halbkreis. Den Kopf bei der gesamten Übung nicht aktiv auf die Rolle drücken, damit sich der Nacken muskulär vollkommen entspannt.

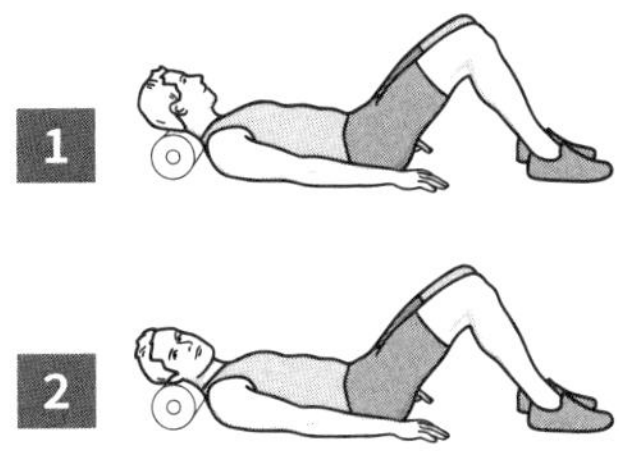

Unterarm abrollen

1. Den Unterarm in seiner ganzen Länge mit der Handfläche nach unten auf einem Tisch oder einer ähnlichen Unterlage ablegen. Mit einer kleinen Rolle oder einem kleinen Ball den Unterarm abrollen.
2. Nach der Hälfte der Übungszeit die Handfläche nach oben drehen und die andere Seite des Unterarms abrollen.

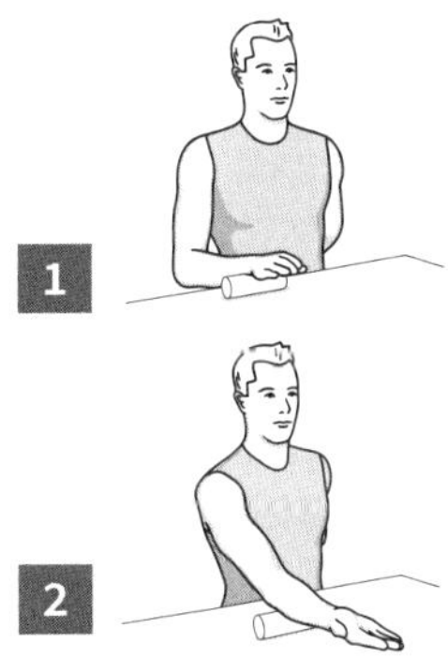

Schulteraußenseite an der Wand abrollen

1. In einem aufrechten Stand seitlich zur Wand beginnen. Die Faszienrolle mittig am Oberarm zwischen Oberarm und Wand platzieren. Etwas Körpergewicht zur Wand verlagern, um die Rolle zu fixieren.
2. Die Knie leicht beugen und strecken, um den Oberarm seitlich abzurollen. Die Schultern bleiben dabei entspannt. Die Haltung bleibt aufrecht.

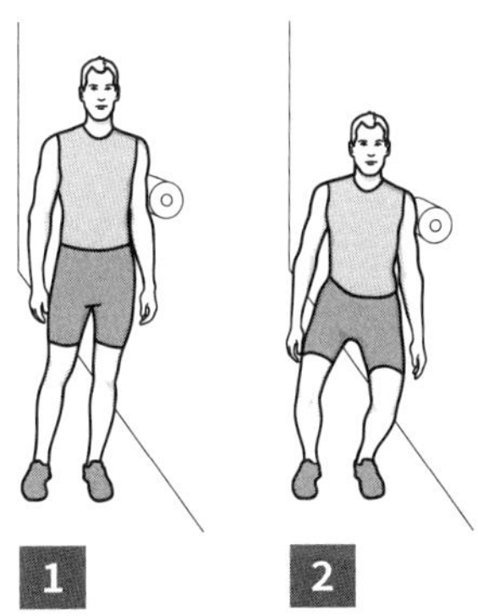

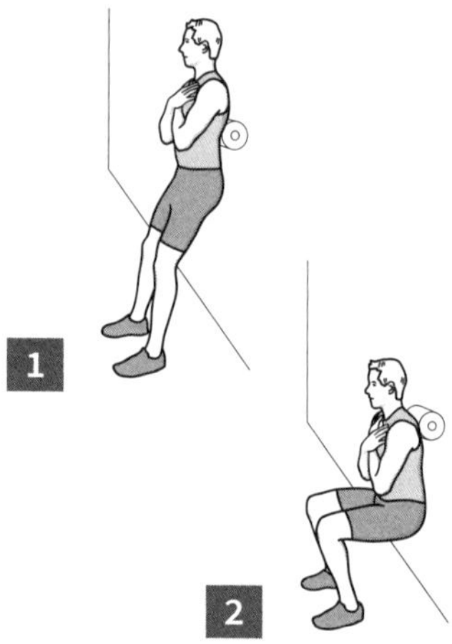

Oberen Rücken an der Wand abrollen

1. Im aufrechten Stand mit einem Anstand von circa einer Oberschenkellänge rücklings zur Wand ausrichten. Die Rolle unterhalb der Schulterblätter platzieren und den Oberkörper mit etwas Druck dagegenlehnen, um die Rolle zu fixieren. Die Arme vor dem Oberkörper kreuzen. Den Oberkörper bewusst aufrichten.
2. Die Knie langsam beugen. Die Rolle rollt dabei den Rücken entlang über die Schulterblätter nach oben. Anschließend Beine wieder strecken, sodass die Rolle wieder ein Stück nach unten rollt. Im Wechsel auf und ab bewegen. Die Körperhaltung bleibt aufrecht.

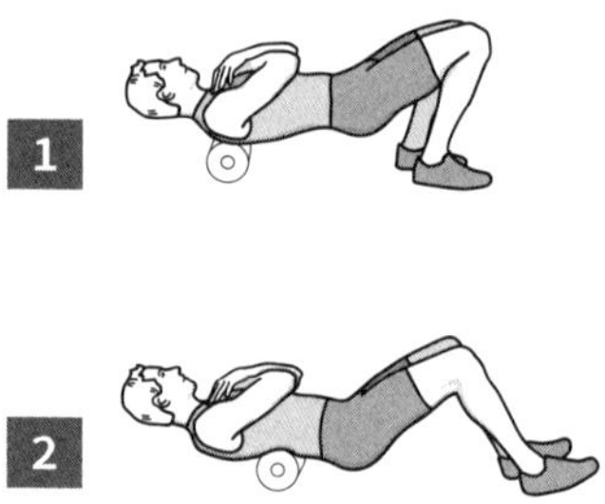

Oberen Rücken liegend abrollen

1. Im aufrechten Sitz beginnen. Die Füße zum Gesäß heranstellen. Die Rolle unterhalb der Schulterblätter platzieren und den Oberkörper auf der Rolle ablegen. Die Arme vor dem Oberkörper kreuzen. Das Gesäß von der Matte anheben.
2. Die Knie nach vorn schieben. Mit der Rolle den oberen Rücken langsam über die Schulterblätter abrollen. Dann wieder mit dem gesamten Körper zurückbewegen und die Bewegung kontinuierlich und langsam wiederholen.

Tipp: Bei Verspannung im Nacken die Hände an den Hinterkopf nehmen und den Kopf in die Hände legen, sodass der Nacken völlig entspannt werden kann.

Gesäßmassage mit der Kugel

1. Im Sitzen beginnen. Die Füße schulterbreit zum Gesäß heranstellen. Mit beiden Händen hinter dem Gesäß abstützen. Die Kugel unter der rechten Gesäßseite seitlich neben dem Sitzbeinhöcker platzieren. Den rechten Fuß auf den linken Oberschenkel auflegen.
2. Mit kleinen, kreisenden Bewegungen die rechte Gesäßseite abrollen. Dabei etwas nach rechts drehen, um die seitlichen Bereiche zu erreichen.

Tipp: Wenn das Rollen zu schmerzhaft ist, können auch beide Füße auf dem Boden stehen bleiben oder die Übung kann an der Wand ausgeführt werden.

1
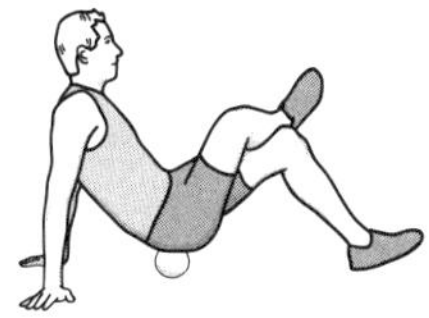

2
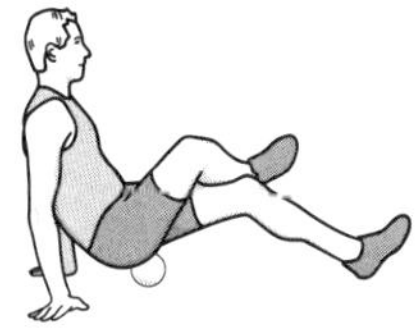

Waden abrollen

1. Im Sitzen mit nach vorn gestreckten Beinen beginnen. Die Rolle unter der rechten Wade platzieren und den linken Fuß auf Kniehöhe aufstellen. Mit den Händen circa eine Handbreite hinter dem Gesäß abstützen und das Gesäß anheben.
2. Die Wade der Länge nach abrollen. Hierzu den gesamten Körper aus den Schultern nach vorn schieben, um den gesamten Bereich zwischen Kniekehle und Achillessehne zu erreichen. Das Bein beim Rollen auch einmal nach außen und innen drehen.

1
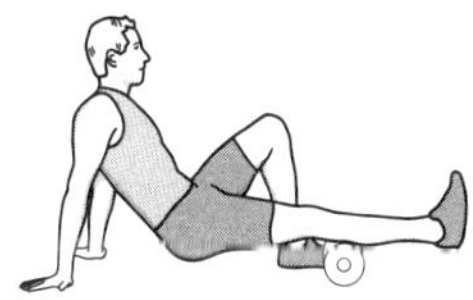

2
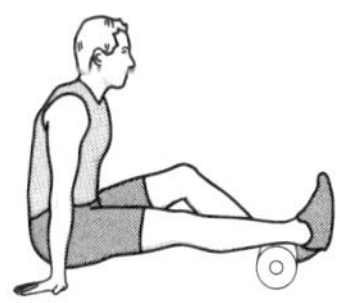

Oberschenkelvorderseite abrollen

1. Im Vierfüßlerstand die Rolle vor dem rechten Knie platzieren. Den Oberkörper nach vorn in den Unterarmstütz absenken. Die Rolle befindet sich dann unter der rechten Oberschenkelvorderseite. Das linke Bein anwinkeln. Die Schulter von den Ohren wegbewegen und die Körpermitte stabil halten.
2. Den gesamten Körper aus den Schultern nach vorn und hinten bewegen, um den Oberschenkel abzurollen. Die Bewegung variieren. Während des Rollens die Fußspitzen im Wechsel nach außen und innen drehen.

1
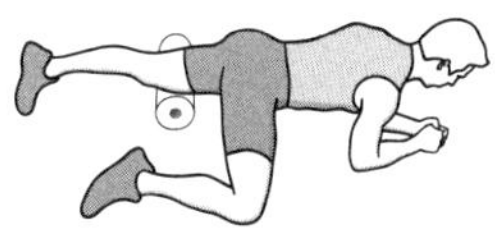

2
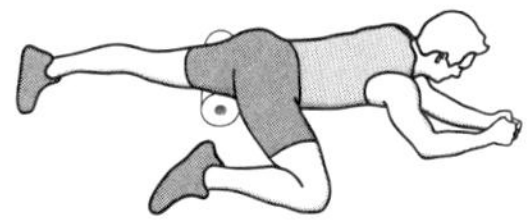

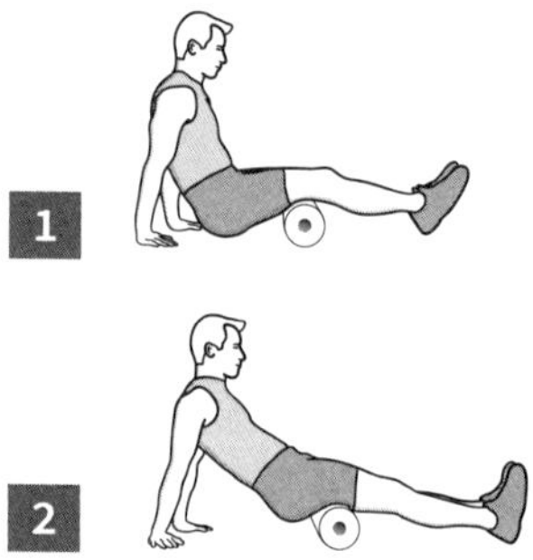

Oberschenkelrückseite abrollen

1. Sitzend mit nach vorn ausgestreckten Beinen beginnen. Die Rolle unter den Oberschenkelrückseiten knapp hinter den Kniekehlen platzieren. Mit den Händen hinter dem Gesäß stützen und das Gesäß anheben.
2. Den Körper aus dem Schultergelenk nach vorn schieben. Dabei die gesamte Oberschenkelrückseite langsam ausrollen. Wieder zurückrollen.

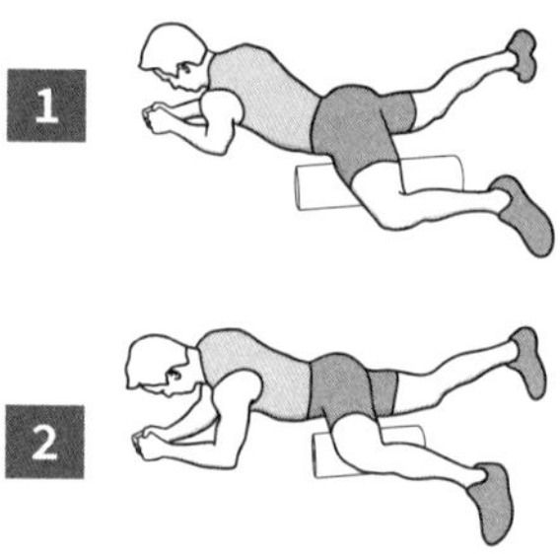

Oberschenkelinnenseite abrollen

1. In der Bauchlage beginnen. Die Rolle parallel zum Körper etwa in Hüfthöhe rechts neben dem Körper platzieren. In den Unterarmstütz kommen und das rechte Bein anwinkeln. Die Oberschenkelinnenseite auf die Rolle auflegen.
2. Die Innenseite von der Leiste bis kurz vor das Knie ausrollen.

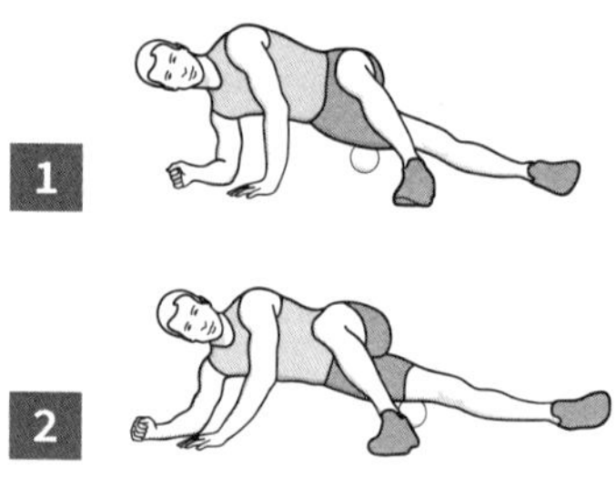

Oberschenkelaußenseite abrollen

1. Im Seitstütz auf dem rechten Unterarm beginnen. Die Rolle unter der rechten Oberschenkelaußenseite platzieren. Das linke Bein nach vorn überstellen und mit dem linken Arm vorn abstützen.
2. Die Oberschenkelaußenseite langsam zwischen Knie und Hüfte ausrollen. Die stützende Schulter bewegt sich dabei weg vom Ohr.

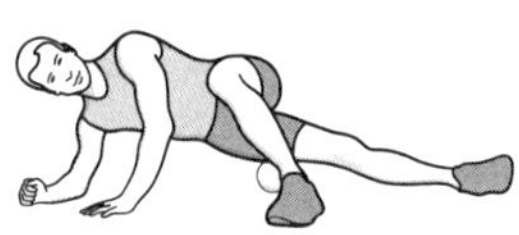

Variante: Als weniger schmerzhafte Variante kann die Übung auch mit der Faszienkugel oder mit einem Tennisball stehend an der Wand ausgeführt werden. Dabei wird die Außenseite kreisend massiert.

Fußsohle abrollen

1. Im aufrechten Stand beginnen. Den rechten Fuß auf die Faszienkugel stellen.
2. Langsam den Fuß mit kleinen kreisenden Bewegungen ausrollen. An den Stellen, an denen es schmerzhafter ist, etwas länger rollen. Den Druck und die Rollrichtung variieren.

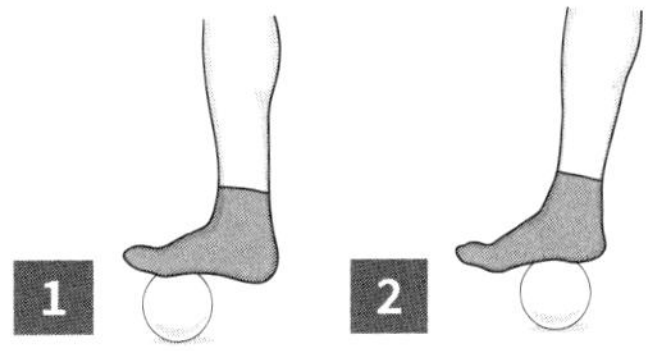

Schwungübungen

Einseitiges Armschwingen

1. Im aufrechten, schulterbreiten Stand mit leicht gebeugten Knien beginnen. Die Wirbelsäule aufrichten. Die Schultern von den Ohren wegbewegen. Den rechten Arm nach vorn bis auf Schulterhöhe anheben.
2. Den Arm locker aus der Schulter seitlich am Körper vorbei nach hinten schwingen. Den gleichen Weg zurück nach vorn schwingen. Die Bewegung wiederholen, sodass der Arm ins Pendeln kommt. Die Pendelbewegung nach und nach vergrößern. Die Beine locker und elastisch mitbewegen, um die Schwungbewegung zu unterstützen.

Tipp: Die Übung kann mit einem kleinen Gewicht in der Hand (Wasserflasche, Hantel) verstärkt werden.

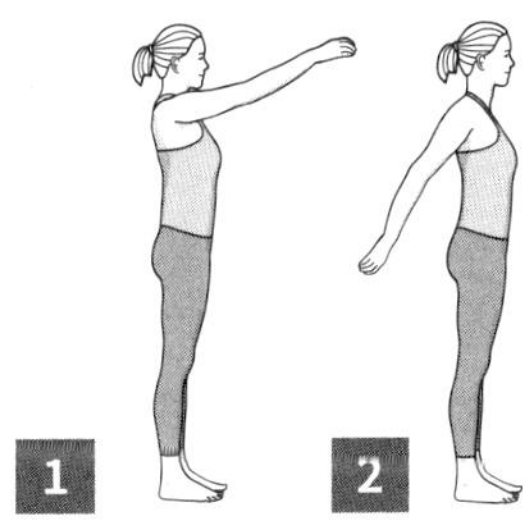

Armschwingen vor dem Körper

1. In einem aufrechten, breiten Stand beginnen. Den rechten Arm seitlich anheben. Das Gewicht auf das rechte Bein verlagern. Diagonal nach rechts oben in die Länge strecken.
2. Den Arm vor dem Körper in die entgegengesetzte Seite schwingen. Das Gewicht auf das linke Bein rüber verlagern. Der Arm schwingt anschließend über den gleichen Weg zurück nach rechts oben. Die Bewegung wiederholen, sodass der Arm ins Pendeln kommt. Die Pendelbewegung nach und nach vergrößern. Die Beine locker und elastisch mitbewegen, um die Schwungbewegung zu unterstützen.

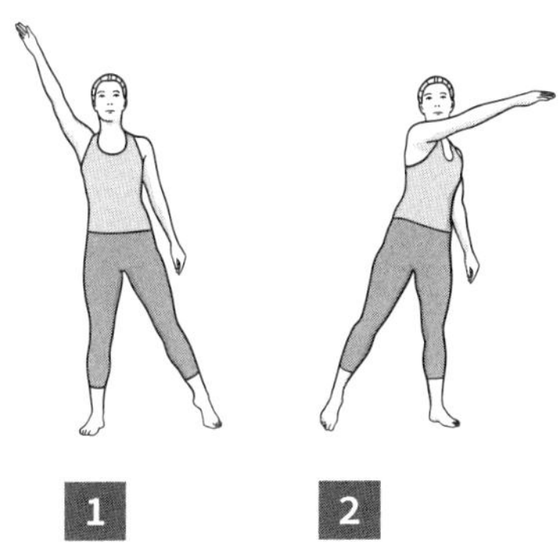

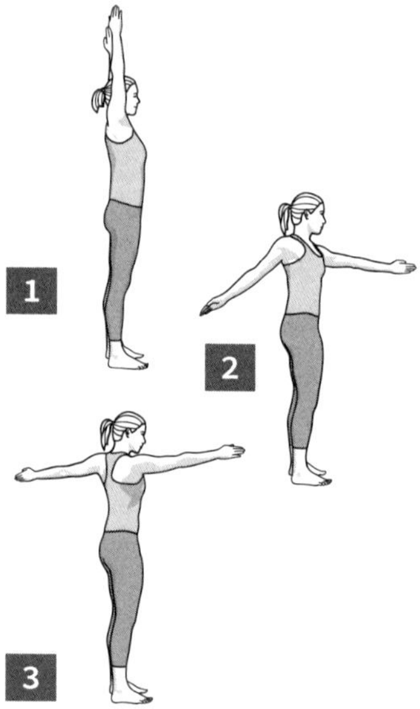

Versetztes Armkreisen

1. Im aufrechten, hüftbreiten Stand beginnen. Die Arme seitlich der Ohren nach oben ausstrecken.
2. Mit dem rechten Arm nach hinten kreisen. Der linke Arm kreist gleichzeitig nach vorn. Unten treffen sich beide an der Körperaußenseite wieder.
3. Entgegengesetzt beide Arme weiterkreisen. Der rechte Arm kommt über vorn nach oben. Der linke Arm über hinten. Oben treffen sich beide wieder. Die Arme befinden sich neben den Ohren. Das Kreisen weiter in die gleiche Richtung fortsetzen. Nach der angegebenen Wiederholungszahl die Richtung wechseln.

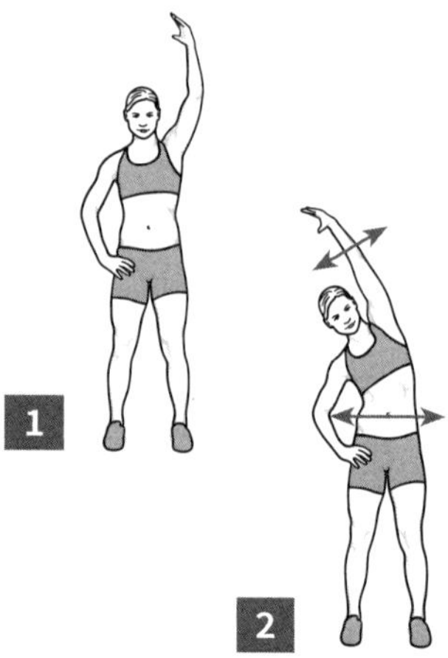

Seitliches Strecken mit Wippen

1. Im hüftbreiten, aufrechten Stand beginnen. Die Wirbelsäule aufrichten und das Gewicht auf beiden Füßen gleichmäßig stabil verteilen. Den linken Arm nach oben strecken. Die rechte Hand in der Hüfte stützen.
2. Die linke Seite noch mal aktiv strecken und den Oberkörper nach rechts neigen. Mehr Gewicht auf den linken Fuß bringen. Die komplette linke Körperaußenseite aufspannen und mit dem Oberkörper leicht in die rechte Seite wippen. Der ganze Körper bleibt gerade nach vorn ausgerichtet.

Herabschauender Hund mit Oberkörperfedern

1. Einen Vierfüßlerstand einnehmen. Die Hände stehen unter den Schultern. Die Knie sind hüftbreit geöffnet. Die Wirbelsäule ist gestreckt und stabil. Blick nach unten auf die Matte. Die Zehen hinten aufstellen.
2. Die Knie von der Matte lösen und das Gesäß weit nach hinten und oben anheben, sodass Oberkörper und Beine ein umgedrehtes V bilden. Die Knie sind leicht gebeugt. Den Rücken lang strecken und das Brustbein in Richtung Knie schieben. Mit kleinen federnden Bewegungen den Oberkörper zwischen den Armen nach hinten in Richtung der Beine federn. Den Nacken entspannen.

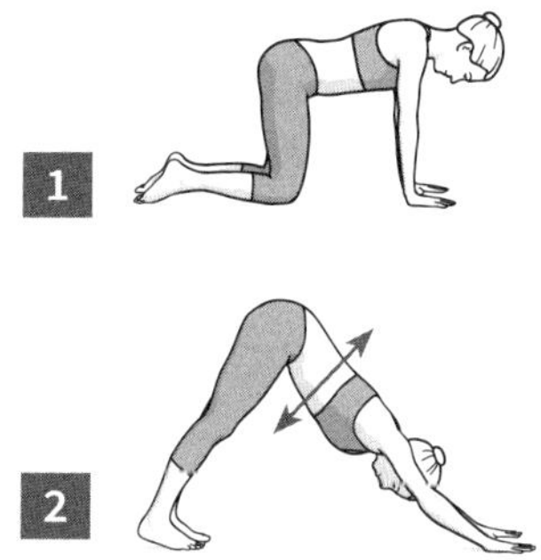

Beinschwingen

1. In einen aufrechten, hüftbreiten Stand kommen. Die Hände in die Hüfte stützen oder zum besseren Ausbalancieren die Arme zur Seite strecken. Das rechte Bein nach vorn anheben.
2. Das Bein unter der Hüfte nach hinten schwingen lassen. Über den gleichen Weg wieder zurück nach vorn. Das Standbein und der Oberkörper bleiben gestreckt und stabil. Das Bein schwingt locker vor und zurück. Den Schwungradius mit jeder Wiederholung vergrößern.

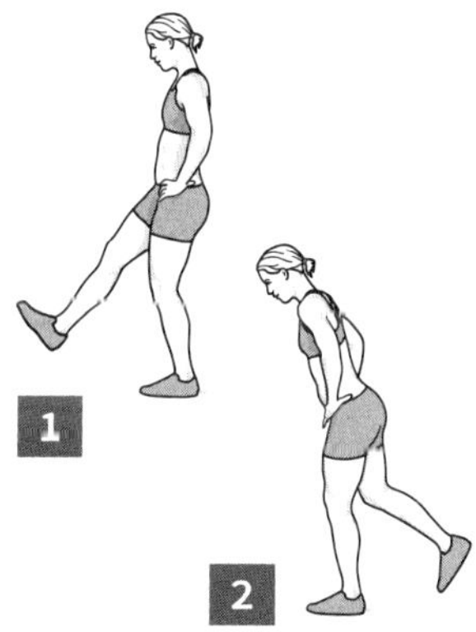

Hüftwiegen

Im aufrechten Sitz das rechte Bein beugen und zum Oberkörper heranziehen. Das linke Bein bleibt am Boden. Das rechte Knie in die rechte Ellenbeuge legen und den rechten Fuß mit der linken Hand umgreifen oder den Fuß in die linke Ellenbogenbeuge legen. Das Bein nah am Oberkörper halten und sanft nach rechts und links wiegen.

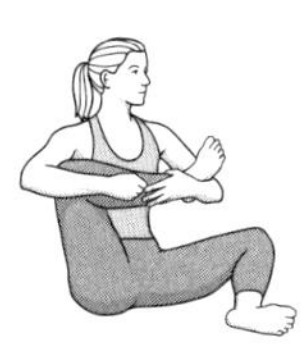

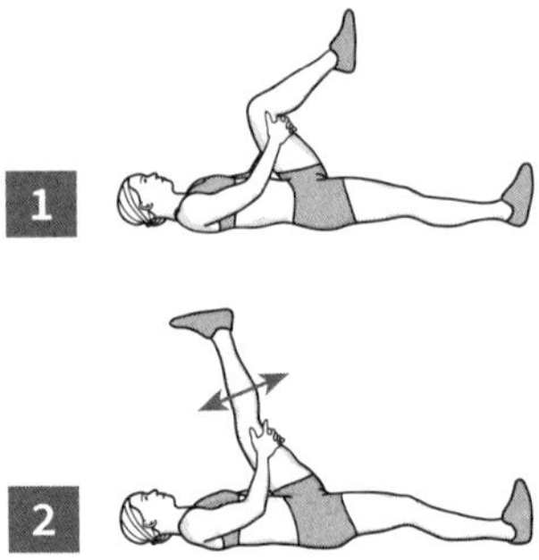

Beinrückseite federn

1. In der Rückenlage beginnen. Das rechte Bein lang gestreckt auf dem Boden ablegen. Das linke Bein angewinkelt zum Oberkörper heranziehen.
2. Das linke Bein nach oben strecken. Die Ferse zeigt nach oben zur Decke. Die Dehnung in der Beinrückseite wird spürbar. Das gestreckte Bein mit kleinen, federnden Bewegungen immer wieder zum Oberkörper heranziehen.

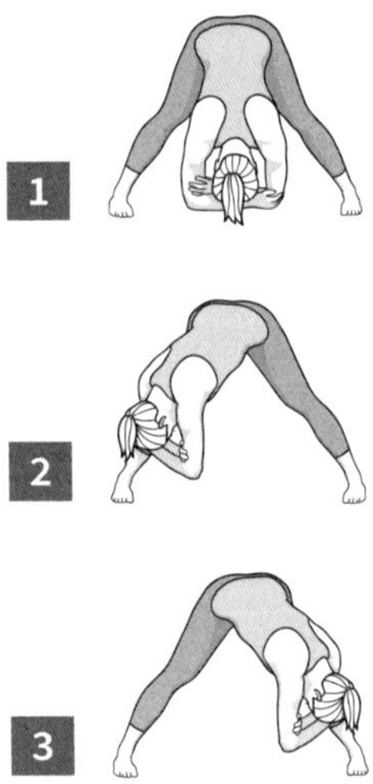

Oberkörperpendeln in der Grätsche

1. Im Stehen die Beine mehr als schulterbreit grätschen. Beide Beine sind gestreckt. Die Oberschenkelmuskulatur aktiv. Die Haltung ist aufrecht. Den Oberkörper mit gestrecktem Rücken nach vorn neigen. Unten angekommen, mit den Händen die gegenüberliegenden Ellenbogen greifen. Den Oberkörper entspannt hängen lassen.
2. Mit dem rechten Ellenbogen zum rechten Schienbein kommen. Die Beine bleiben weiter aktiv gestreckt. Beide Sitzbeinhöcker nach oben ausrichten.
3. Mit dem linken Ellenbogen zum linken Schienbein kommen. Dann wieder nach rechts pendeln. Der Oberkörper bleibt dabei entspannt – vor allem Kopf und Nacken.

Hinweis: Die Bewegung mit der Zeit mit weniger Kontrolle, aber mehr Schwung ausführen.

Wippende Vorbeuge

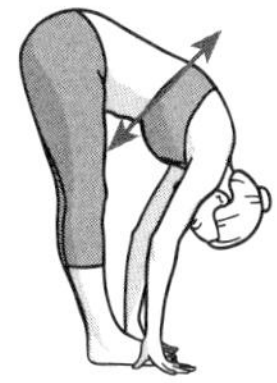

Einen aufrechten, hüftbreiten Stand einnehmen. Das Gewicht auf den gesamten Fußsohlen beider Füße verteilen. Die Wirbelsäule lang machen. Das Kinn zum Brustbein nach unten ziehen und den Oberkörper langsam Wirbel für Wirbel nach unten abrollen. Den gesamten Oberkörper entspannt nach unten hängen lassen. Die Beine bleiben gestreckt. Den Nacken entspannen. Mit kleinen, federnden Bewegungen den Oberkörper zu den Beinen wippen. Beim Federn auch mal mehr über das rechte Bein und mal mehr über das linke Bein kommen.

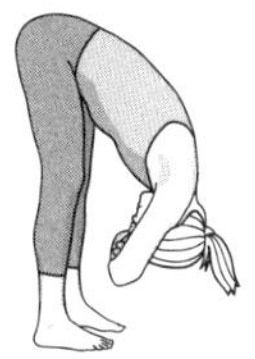

Tipp: Alternativ können auch die Ellenbogen überkreuzt gegriffen werden, dann kann der Oberkörper noch freier und entspannter nach unten hängen.

Aktive Gelenkmobilisation

Kopfkreisen

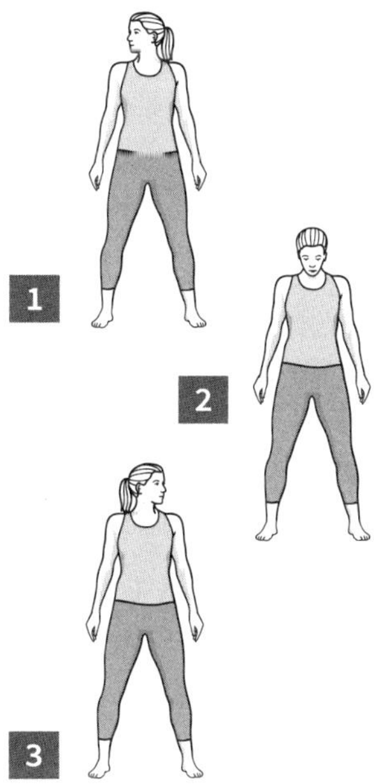

1. Einen aufrechten, hüftbreiten Stand einnehmen. Das Gewicht auf beiden Füßen gleichmäßig verteilen. Die Wirbelsäule lang machen. Das Brustbein nach vorn oben heben und die Schulterblätter sanft nach hinten unten bewegen. Den Kopf zur rechten Seite drehen und über die rechte Schulter blicken.
2. Mit dem Kinn einen Halbkreis über unten zur linken Seite beschreiben. Die Haltung bleibt dabei aufrecht.
3. Blick über die linke Schulter. Von dort über unten wieder zur rechten Seite kommen.

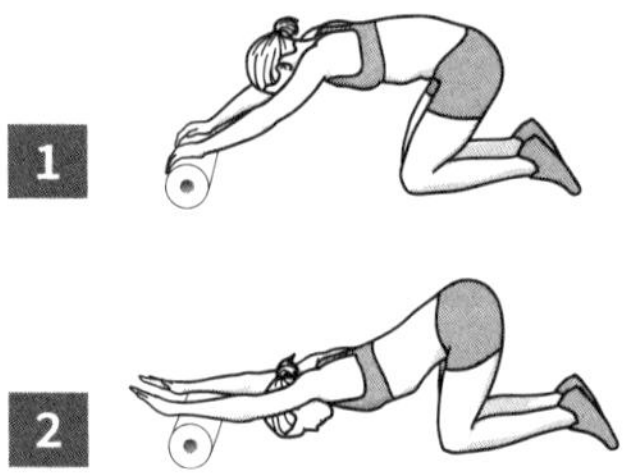

Schultermobilisation mit der Rolle

1. Im Vierfüßlerstand beginnen. Die Rolle vor den Fingerspitzen platzieren. Die Hände etwas weiter als schulterbreit flach auf die Rolle auflegen.
2. Die Rolle nach vorn rollen, sodass die Unterarme auf der Rolle aufliegen. Das Gesäß weit nach oben schieben. Den Oberkörper zwischen den Armen nach unten absenken. Die Wirbelsäule in die Länge strecken. Anschließend die Rolle wieder heranziehen, bis die Hände aufliegen.

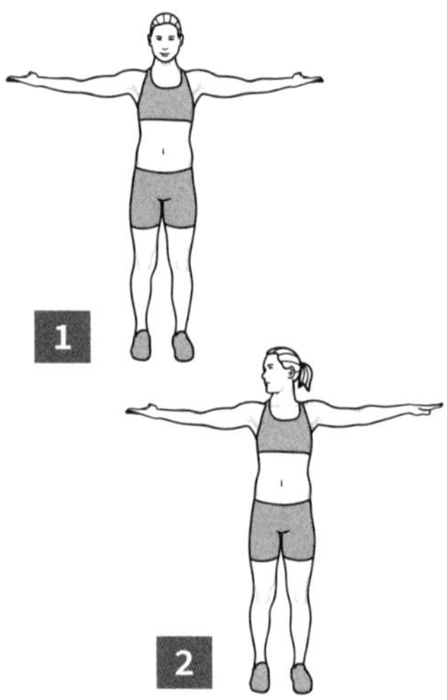

Schulteraußen- und -innenrotation

1. Einen aufrechten, hüftbreiten Stand einnehmen. Das Gewicht auf beiden Füßen gleichmäßig verteilen. Die Wirbelsäule lang machen. Das Brustbein nach vorn oben heben. Den Kopf mittig ausbalancieren. Die Arme seitlich bis auf Schulterhöhe anheben. Die Schulterblätter sanft nach hinten und unten ziehen. Die Handflächen zeigen nach oben.
2. Den Kopf zur linken Seite drehen. Die linke Schulter bewusst aufdrehen. Die rechte Schulter eindrehen. Die rechte Handfläche zeigt dann nach unten oder hinten. Anschließend den Kopf nach rechts drehen. Die rechte Schulter aufdrehen und die linke Schulter eindrehen, sodass der Blick immer zur geöffneten Handfläche führt.

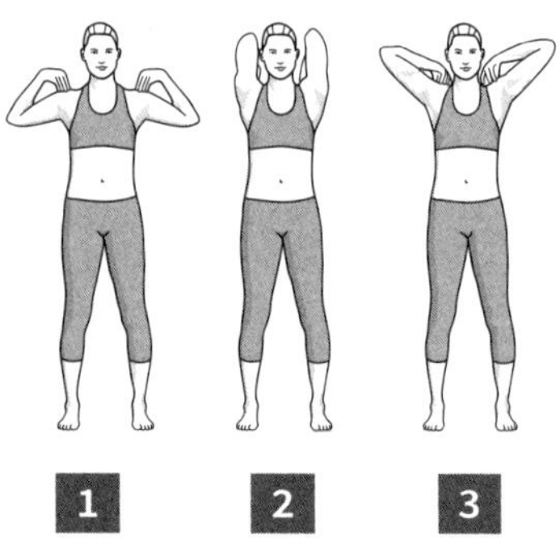

Schulterkreisen

1. Einen aufrechten, hüftbreiten Stand einnehmen. Das Gewicht auf beiden Füßen gleichmäßig verteilen. Die Wirbelsäule lang machen. Das Brustbein nach vorn oben heben. Den Kopf mittig ausbalancieren. Die Fingerspitzen auf die Schulter aufstellen. Die Ellenbogen nach außen öffnen.
2. Die Ellenbogen vor dem Brustbein zusammenziehen und nach vorn oben anheben. Die Ellenbogen beim Anheben, solange es geht, geschlossen halten.
3. Die Ellenbogen oben öffnen und in einer großen Kreisbewegung über die Seite nach unten absenken.

Schulterzirkel

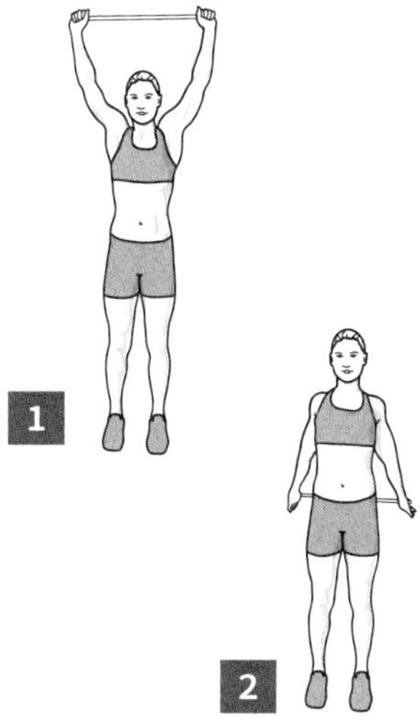

1. Einen aufrechten, hüftbreiten Stand einnehmen. Das Gewicht auf beiden Füßen gleichmäßig verteilen. Die Wirbelsäule lang machen. Den Kopf mittig ausbalancieren. Ein Handtuch oder einen Stab deutlich weiter als schulterbreit vor dem Körper greifen. Die Arme nach oben anheben. Die Schultern von den Ohren wegbewegen.
2. Das Handtuch oder den Stab hinter dem Rücken nach unten absenken. Die Arme dabei gestreckt lassen und gleichmäßig nach hinten unten bringen. Der Oberkörper bleibt die ganze Zeit aufrecht. Das Brustbein nach vorn oben anheben. Über den gleichen Weg das Handtuch wieder nach oben über den Kopf anheben. Das Handtuch breiter greifen, wenn die Bewegung nach hinten unten schwierig ist.

Schulterspirale

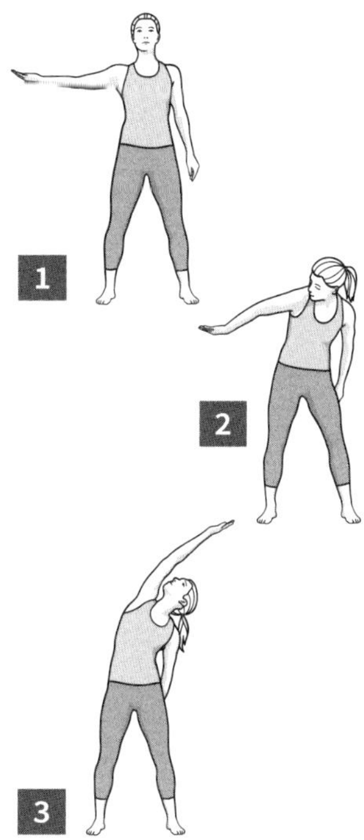

1. In einem aufrechten, breiten Stand beginnen. Das Gewicht auf beiden Füßen gleichmäßig verteilen. Die Knie sind leicht gebeugt. Die Wirbelsäule lang machen. Den Kopf mittig ausbalancieren. Den rechten Arm ausgestreckt auf Schulterhöhe anheben. Die Handfläche nach oben drehen.
2. Den rechten Unterarm über vorn nach innen eindrehen. Die Schulter dreht dabei nach innen ein. Den Oberkörper dabei mit nach vorn bewegen. Der Unterarm beschreibt einen ganzen Kreis bis sich die Schulter in der größtmöglichen Einwärtsdrehung befindet.
3. In einem zweiten Kreis den Arm über vorn nach oben führen. Der rechte Arm zieht am Ohr vorbei und öffnet über dem Kopf in die Auswärtsdrehung. In der Ausgangsposition enden.

Hinweis: Die spiralförmige Bewegung entsteht, da der Unterarm zuerst einen nach innen gedrehten Kreis über unten beschreibt und anschließend beim zweiten Kreis über den Kopf nach außen dreht.

Katze und Kuh

1 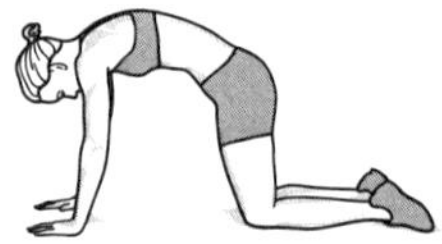

2 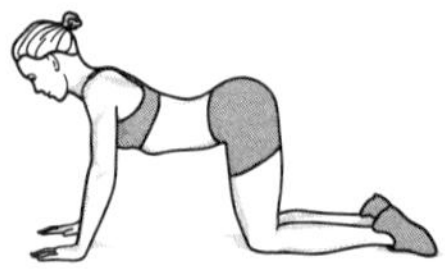

1. Einen Vierfüßlerstand einnehmen. Die Hände stehen unter den Schultern. Die Knie sind hüftbreit geöffnet. Die Wirbelsäule ist gestreckt und stabil. Blick nach unten auf die Matte. Den Rücken nach oben runden. Das Kinn zum Brustbein heranziehen. Mit den Händen kräftig in die Matte schieben. Den Bauchnabel weit nach oben ziehen. Das Becken einrollen, sodass die Sitzbeinhöcker zum Boden zeigen.
2. Die Wirbelsäule in ein sanftes Hohlkreuz strecken. Den Blick nach vorn oben richten. Die Schulterblätter hinten aktiv zusammenziehen, um das Brustbein nach vorn oben anzuheben. Der Bauchnabel sinkt nach unten in Richtung Matte. Das Becken nach vorn kippen, sodass die Sitzbeinhöcker nach oben zeigen. Das Beugen und Strecken fließend nacheinander ausführen.

Diagonales Strecken und Beugen aus dem Vierfüßlerstand

1 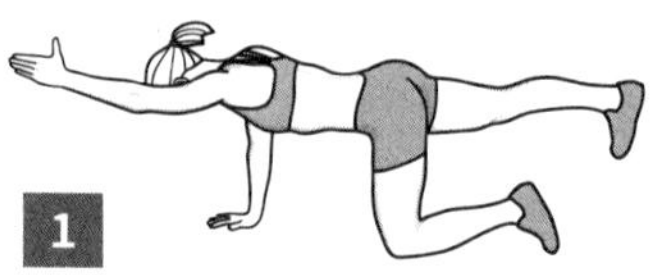

2 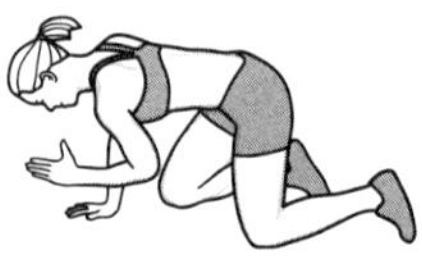

1. Einen Vierfüßlerstand einnehmen. Die Hände stehen unter den Schultern. Die Knie sind hüftbreit geöffnet. Die Wirbelsäule ist gestreckt und stabil. Blick nach unten auf die Matte. Den linken Arm und das rechte Bein gleichzeitig lösen und nach vorn und hinten ausstrecken. Der linke Daumen zeigt nach oben. Die Fußspitzen nach unten.
2. Den linken Ellenbogen und das rechte Knie unter dem Körper zueinander ziehen. Nach einer kurzen Berührung den Arm und das Bein wieder gleichmäßig strecken. Die Wirbelsäule bleibt gestreckt. Die Schultern und die Hüfte stabil halten. Die Bewegung fließend und ohne Wackeln ausführen.

Oberkörperheben aus der Bauchlage

1. Auf den Bauch legen. Die Stirn auf der Matte ablegen. Die Arme anwinkeln und die Hände seitlich der Schläfen platzieren. Die Unterarme liegen parallel zueinander. Die Schulterblätter sanft nach hinten zusammenziehen.
2. Den Oberkörper aufrichten. Die Schulterblätter bewusst nach hinten zusammenziehen. Die Matte mit den Händen gefühlt nach hinten wegschieben, sodass sich das Brustbein nach vorn aufrichtet. Die Schultern bewegen sich von den Ohren weg. Der Blick bleibt nach vorn auf den Boden gerichtet. Wieder nach unten ablegen und wiederholen.

1

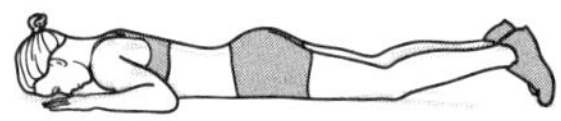

2

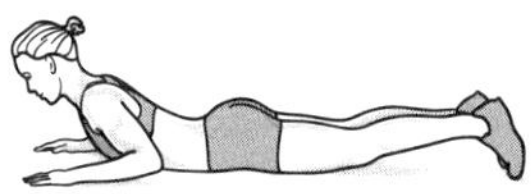

Rotation aus dem Vierfüßlerstand

1. Einen Vierfüßlerstand einnehmen. Die Hände stehen unter den Schultern. Die Knie sind hüftbreit geöffnet. Die Wirbelsäule ist gestreckt und stabil. Blick nach unten auf die Matte.
2. Die linke Hand lösen und mit dem Oberkörper weit nach links oben aufdrehen. Die linke Schulter steht über der rechten Schulter. Beide Arme sind gestreckt. Der Blick geht nach oben zur linken Hand.
3. Den linken Arm unter dem rechten Arm durchschieben, bis die linke Schulter auf dem Boden aufliegt. Den Kopf ablegen. Mit der rechten Hand weiter stützen. Den Oberkörper wieder nach oben öffnen und das Aufdrehen nach oben und Eindrehen nach unten fließend nacheinander ausführen.

1

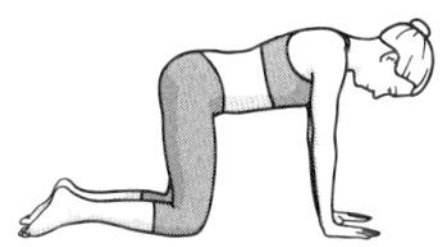

2

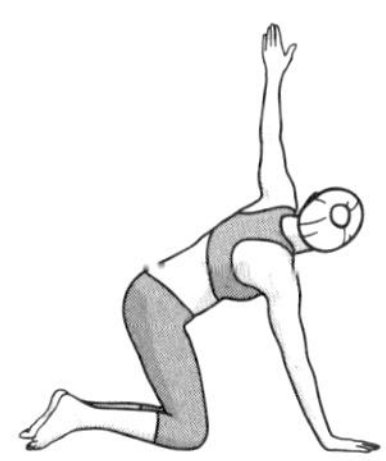

3

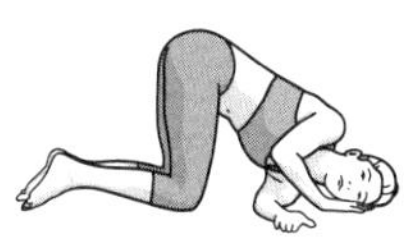

Mobilisation über der Rolle

1

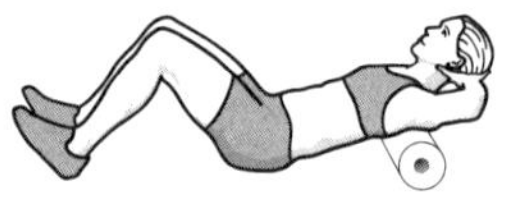

2

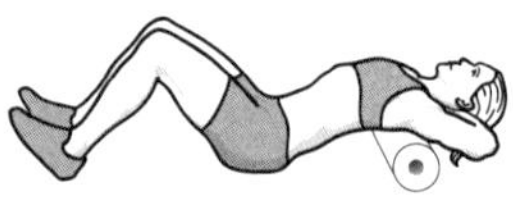

1. Im Sitzen die Rolle mit circa 20 bis 30 Zentimeter Abstand hinter dem Gesäß platzieren. Die Füße hüftbreit zum Gesäß heranstellen. Den Oberkörper nach hinten auf die Rolle ablegen. Die Rolle befindet sich unterhalb der Schulterblätter. Den Kopf mit beiden Händen am Hinterkopf stützen. Die Ellenbogen zeigen nach außen. Blick nach vorn richten.
2. Über die Rolle nach hinten ablegen. Der Brustkorb weitet sich. Die Brustwirbelsäule wird überstreckt. Die Ellenbogen weit öffnen und den Blick nach oben richten. Den Oberkörper langsam wieder aufrichten. Dabei die Ellenbogen etwas zum Kopf heranziehen.

Ausfallschritt mit Rotation

1

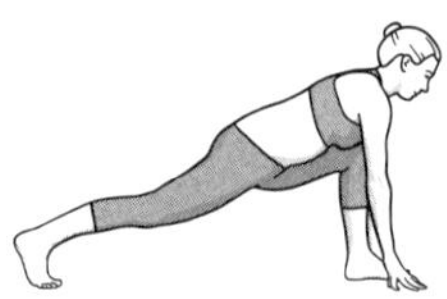

2

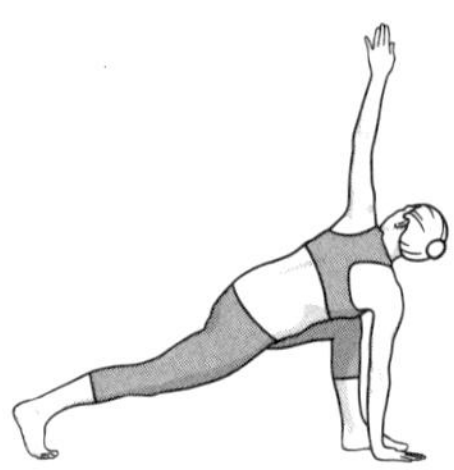

1. Mit dem rechten Bein einen großen Ausfallschritt nach hinten machen. Die Hände rechts und links neben dem linken Fuß auf den Boden abstützen. Das rechte Bein nach hinten strecken, die Zehen aufstellen. Das hintere Knie ist vom Boden angehoben. Den Rücken strecken und die Schultern von den Ohren wegziehen. Blick nach unten auf die Matte.
2. Die rechte Hand unter der rechten Schulter absetzen. Mit dem Oberkörper nach links aufdrehen und den linken Arm nach oben strecken. Der Blick geht nach oben zur linken Hand. Nach unten wieder eindrehen. Den Bewegungsablauf fließend wiederholen.

Hüftmobilisation aus dem Hürdensitz

1. Im Sitz die Beine anwinkeln. Die Fersen schulterbreit zum Gesäß heranstellen. Die Wirbelsäule aufrichten. Das Brustbein nach oben heben. Die Schulterblätter nach hinten und aktiv zueinander ziehen. Die Arme nach vorn ausstrecken.
2. Beide Knie nach rechts drehen. Das rechte Bein rotiert nach außen. Das linke Bein rotiert nach innen. Das linke Knie zum Boden bringen. Die Wirbelsäule aufrecht und stabil halten. Die Knie über die Mitte zur anderen Seite absenken und im Wechsel von einer Seite zur anderen fortfahren.

Hinweis: Alternativ können die Hände auch hinter dem Gesäß abgestützt werden, um die Wirbelsäule aufrecht zu halten.

1

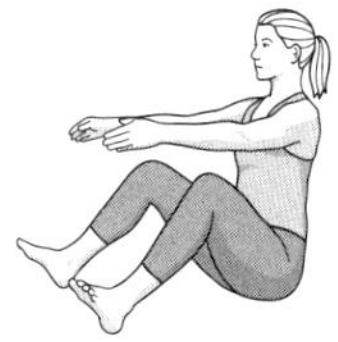

2

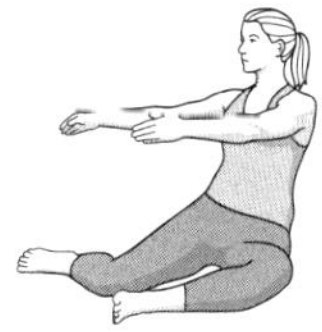

Standwaage

1. Einen aufrechten, hüftbreiten Stand einnehmen. Das Gewicht auf beiden Füßen gleichmäßig verteilen. Die Wirbelsäule lang machen. Das Brustbein nach vorn oben heben und die Schulterblätter sanft nach hinten unten bewegen. Den Kopf mittig ausbalancieren. Die Arme befinden sich an der Körperaußenseite.
2. Das rechte Bein gestreckt nach hinten oben anheben. Den gestreckten Oberkörper aus der Hüfte nach vorn neigen. Das angehobene Bein und der Oberkörper stehen parallel zum Boden und bilden zusammen eine gerade Linie. Die Arme über die Seite nach vorn neben die Ohren führen. Die Hüfte bleibt geschlossen; beide Hüftknochen zeigen nach unten zum Boden.

1

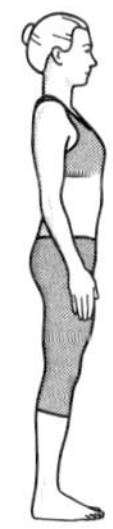

2

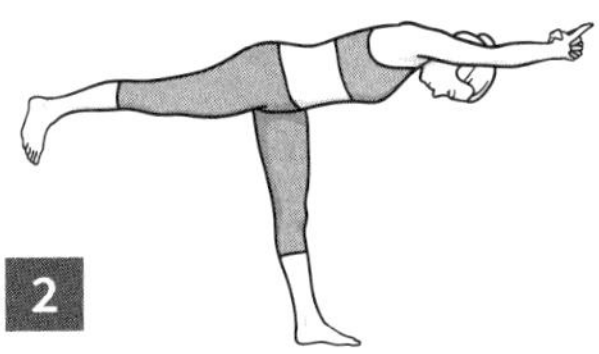

1
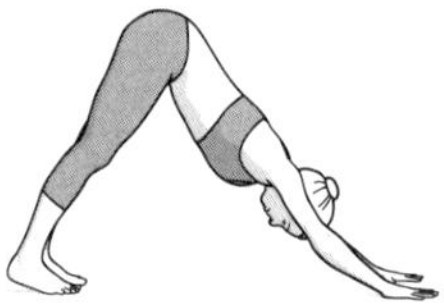

2
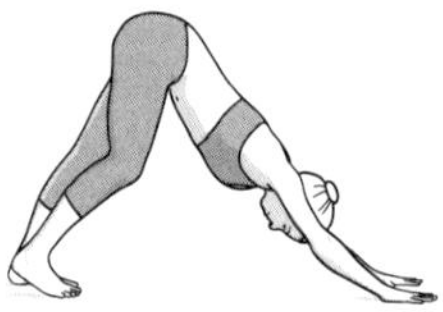

Gehender Hund

1. Einen Vierfüßlerstand einnehmen. Die Hände stehen unter den Schultern. Die Knie sind hüftbreit geöffnet. Die Wirbelsäule ist gestreckt und stabil. Der Blick geht nach unten auf die Matte. Die Zehen hinten aufstellen. Die Knie von der Matte lösen und das Gesäß weit nach hinten und oben anheben, sodass Oberkörper und Beine ein umgedrehtes V bilden. Die Fersen schieben nach unten und außen. Die Beine strecken und die Sitzbeine nach oben und außen schieben. Den Rücken lang strecken und das Brustbein in Richtung Knie schieben. Den Nacken entspannen.
2. Die Beine im Wechsel beugen und strecken. Die Fersen im Wechsel nach unten in die Matte schieben und anheben.

1
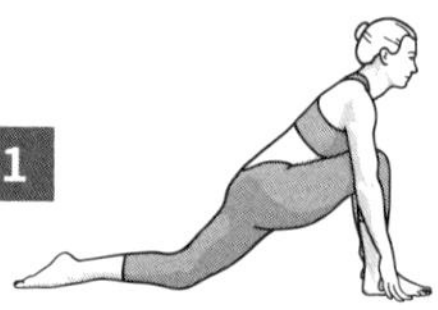

2
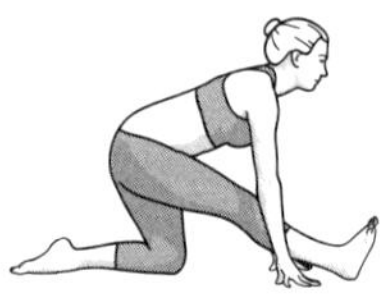

Hüftmobilisation aus dem Ausfallschritt

1. Einen Vierfüßlerstand einnehmen. Den rechten Fuß nach vorn zwischen die Hände stellen. Das rechten Knie beugen und nach vorn schieben. Das linke Knie bleibt am Boden. Der linke Hüftknochen sinkt nach unten. Den Oberkörper aufrichten. Die Dehnung in der linken Oberschenkelvorderseite und Hüfte wahrnehmen.
2. Das rechte Bein strecken. Mit dem Gesäß nach hinten oben schieben. Die Ferse vorn aufstellen, sodass die Zehenspitzen nach oben zeigen. Die Wirbelsäule in die Länge strecken. Beide Hüftknochen bleiben auf einer Höhe. Mit dem gestreckten Oberkörper nach unten zum rechten Bein absenken. Die Dehnung in der rechten Beinrückseite spüren. Das vordere rechte Knie beugen, um die linke Vorderseite wieder zu strecken. Zwischen beiden Positionen hin und her fließen.

Zehen- und Fersenstand

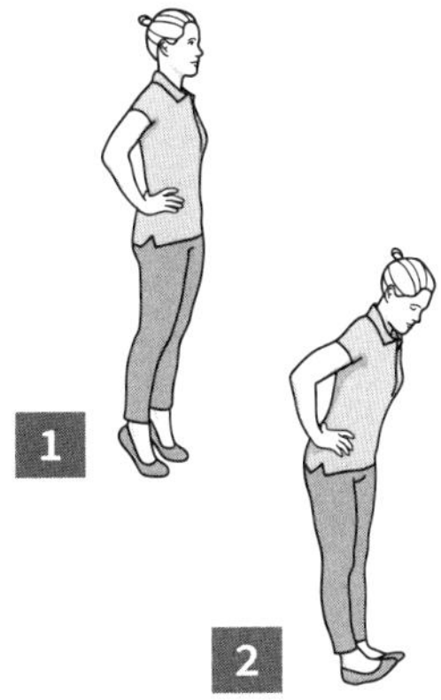

1. Einen aufrechten, hüftbreiten Stand einnehmen. Die Wirbelsäule lang machen. Das Brustbein nach vorn oben heben und die Schulterblätter sanft nach hinten unten bewegen. Den Kopf mittig ausbalancieren. Die Hände in der Taille stützen. Die Körperspannung aufrechterhalten. Das Gewicht auf die Ballen und Zehen verlagern. Die Fersen anheben.
2. Die Fersen kontrolliert absenken. Das Gewicht auf die Ferse verlagern und die Zehen und Ballen anheben. Anschließend wieder auf die Ballen stellen und langsam zwischen beiden Positionen wechseln.

Herabschauender Hund und Planke

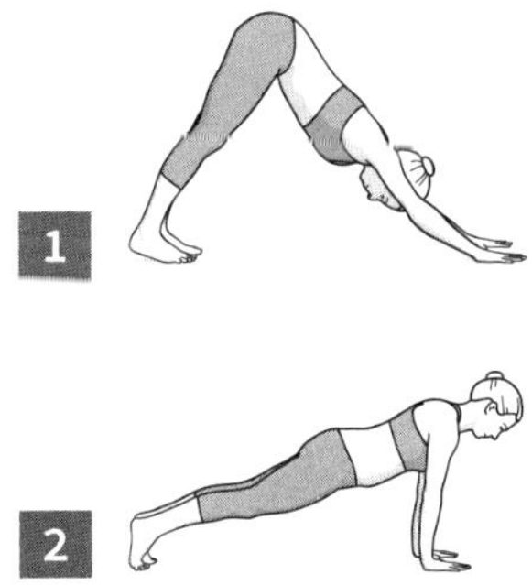

1. Einen Vierfüßlerstand einnehmen. Die Hände stehen unter den Schultern. Die Knie sind hüftbreit geöffnet. Die Wirbelsäule ist gestreckt und stabil. Blick nach unten auf die Matte. Die Fußzehen hinten aufstellen. Die Knie von der Matte lösen und das Gesäß weit nach hinten und oben anheben, sodass Oberkörper und Beine ein umgedrehtes V bilden. Die Fersen schieben nach unten und außen. Die Beine strecken und die Sitzbeine nach oben und außen schieben. Den Rücken lang strecken und das Brustbein in Richtung Knie schieben. Den Nacken entspannen.
2. Den Oberkörper nach vorn bewegen, bis die Schultern über den Handgelenken stehen. Die Körpermitte stabil halten, sodass der Oberkörper und die Beine eine gerade Linie bilden. Zurück in den Herabschauenden Hund schieben und im fließenden Wechsel zwischen beiden Positionen hin und her bewegen.

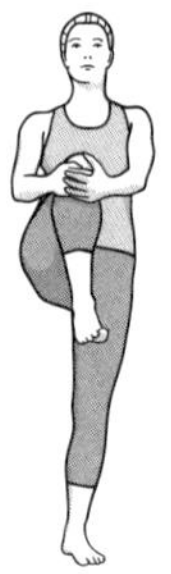

Fußkreisen

Im aufrechten Stand das Gewicht auf den linken Fuß verlagern. Den rechten Fuß vom Boden lösen. Den Unterschenkel unterhalb des Knies greifen und zum Oberkörper heranziehen. Mit dem rechten Fuß Kreise beschreiben, womit das Sprunggelenk mobilisiert wird. Das Standbein gestreckt halten. Die Wirbelsäule ist aufrecht und stabil. Die Schultern von den Ohren wegbewegen. Der Blick geht geradeaus, fokussieren Sie einen festen Punkt.

1

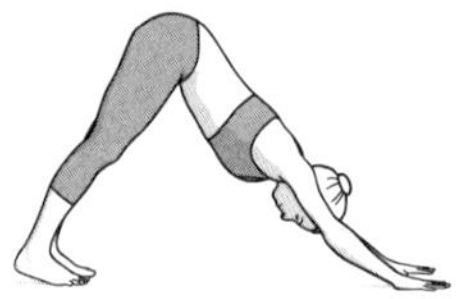

2

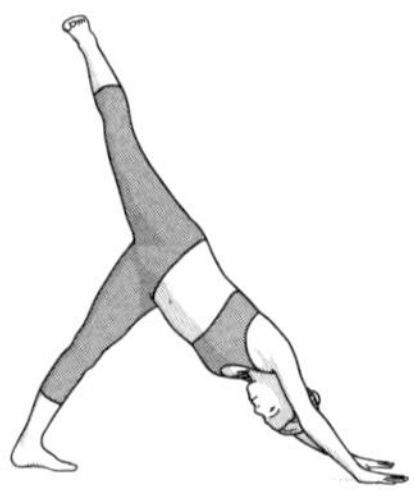

3

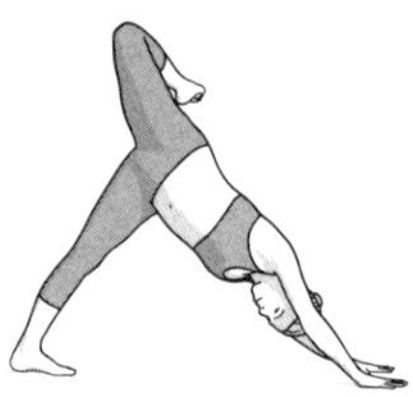

Dreibeiniger Hund

1. Im Herabschauenden Hund beginnen. Das Gesäß schiebt weit nach hinten und oben, sodass Oberkörper und Beine ein umgedrehtes V bilden. Die Fersen stehen auf der Matte. Die Beine strecken und die Sitzbeine nach oben und außen schieben. Den Rücken lang strecken und das Brustbein in Richtung Knie schieben. Den Nacken entspannen.
2. Das rechte Bein langsam gestreckt nach oben anheben. Den rechten Hüftknochen mit anheben, sodass das Becken nach rechts aufdreht. Die Schultern bleiben stabil. Das linke Bein – das Standbein – bleibt gestreckt.
3. Das rechte Knie beugen und weit nach oben schieben. Die rechte Ferse zieht zur linken Gesäßseite. Schultern und Standbein bleiben weiterhin stabil und gestreckt. Das Bein nach unten abstellen und den Bewegungsablauf auf der anderen Seite mit dem linken Bein wiederholen.

Hocke mit Rotation

1. Im aufrechten Stand die Füße etwas weiter als schulterbreit öffnen und um etwa 45 Grad nach außen drehen. Die Knie beugen und das Gesäß in Richtung Boden absenken, die Knie schieben dabei nach außen.
2. Die linke Hand an der Innenseite des linken Fußes aufstellen und den rechten Arm diagonal nach rechts oben öffnen. Der gesamte Oberkörper dreht sich nach rechts mit. Der Blick folgt der rechten Hand. Anschließend die Bewegung mit dem linken Arm zur linken Seite ausführen.

1
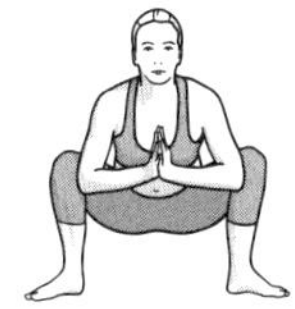

2
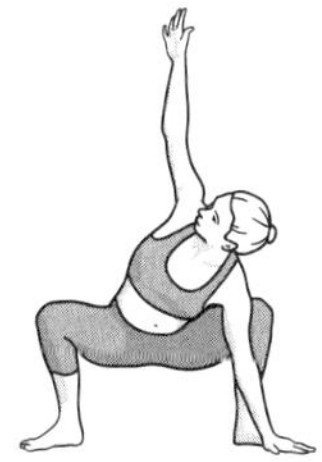

Übungen auf Hocker oder Stuhl

Seitliche Nackendehnung

1. In einem aufrechten Sitz auf einem Hocker oder Stuhl beginnen. Mit dem Gesäß an die vordere Stuhlkante kommen. Die Füße mehr als schulterbreit aufstellen und das Becken aufrichten. Die Wirbelsäule in die Länge strecken. Das Brustbein nach vorn oben heben und die Schulterblätter sanft nach hinten unten bewegen. Den Kopf mittig ausbalancieren. Mit der linken Hand von oben an die rechte Kopfseite greifen. Der rechte Arm hängt locker an der Körperseite nach unten.
2. Den Kopf mit der linken Hand sanft nach links neigen. Die rechte Schulter bewusst nach unten schieben. Die Dehnung auf der rechten Nackenseite spüren und halten.

1
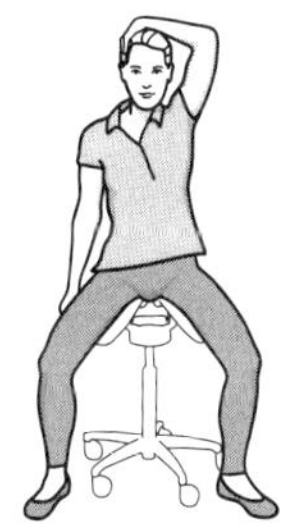

2
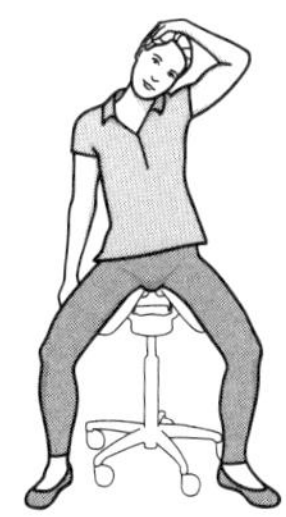

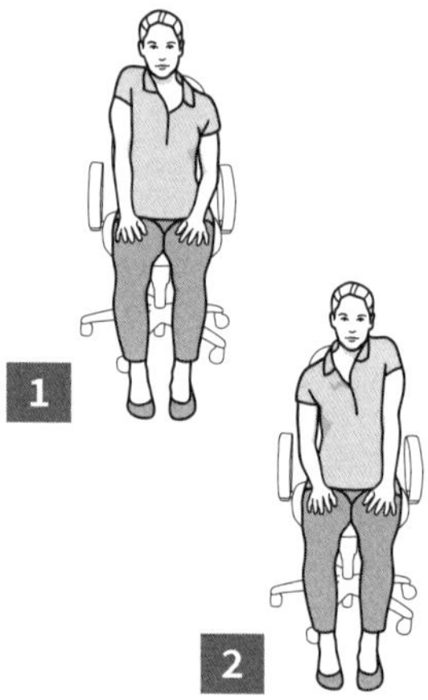

Einseitiges Schulterkreisen

1. In einem aufrechten Sitz auf einem Hocker oder Stuhl beginnen. Die Füße mehr als hüftbreit geöffnet aufstellen. Mit dem Gesäß an die vordere Kante der Sitzfläche kommen. Die Füße schulterbreit aufstellen und das Becken aufrichten. Die Wirbelsäule in die Länge strecken. Das Brustbein nach vorn oben heben und die Schulterblätter sanft nach hinten unten bewegen. Den Kopf mittig ausbalancieren. Die rechte Schultern nach oben ziehen und in einer kreisförmigen Bewegung nach hinten und unten bewegen.
2. Die Bewegungen mit der linken Schulter wiederholen und auch diese heben und nach hinten und unten kreisen. Im Wechsel fortfahren.

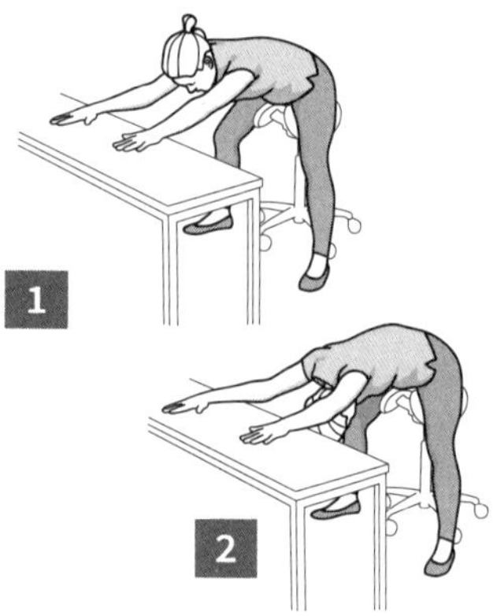

Schulterdehnung am Tisch

1. Frontal mit etwas Abstand zur langen Tischkante platzieren. Die Hände weiter als schulterbreit mit der Handfläche auf der Tischplatte auflegen. Den Stuhl so weit nach hinten rücken, dass die Arme und der Rücken lang gestreckt sind.
2. Den Oberkörper zwischen den Armen nach unten absenken. Der Nacken bleibt entspannt. Die Dehnung der Schulterpartie und die Länge im Rücken spüren.

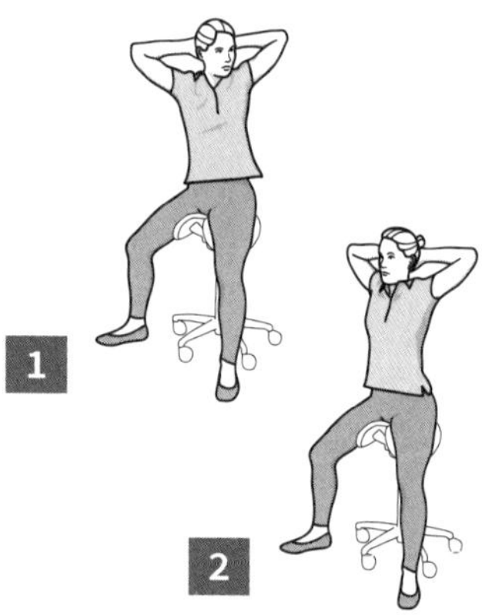

Oberkörperrotation

1. In einem aufrechten Sitz beginnen. Die Füße mehr als hüftbreit geöffnet aufstellen. Mit dem Gesäß an die vordere Stuhlkante kommen. Die Füße schulterbreit aufstellen und das Becken aufrichten. Die Wirbelsäule in die Länge strecken. Mit den Händen an den Hinterkopf greifen. Die Ellenbogen zeigen nach außen. Den gesamten Oberkörper zur linken Seite drehen. Der Blick geht dabei nach links hinten.
2. In die Mitte zurückdrehen. Die Wirbelsäule nochmals bewusst aufrichten. Den Oberkörper anschließend zur anderen Seite nach rechts drehen.

Beugen und Strecken

1. In einem aufrechten Sitz beginnen. Die Füße mehr als hüftbreit geöffnet aufstellen. Mit dem Gesäß an die vordere Stuhlkante kommen. Die Füße schulterbreit aufstellen und das Becken aufrichten. Die Wirbelsäule in die Länge strecken. Mit den Händen an den Hinterkopf greifen. Die Ellenbogen zeigen nach außen. Den Oberkörper nach vorn einrollen. Die Ellenbogen ziehen dabei nach vorn zusammen.
2. Den Oberkörper aufrichten. Das Brustbein nach vorn oben anheben. Die Ellenbogen ziehen weit nach außen, um die gesamte Körpervorderseite zu öffnen. Den Blick nach oben richten. Den ganzen Oberkörper, von Becken bis zum Kopf, bei der Bewegung mitnehmen.

1
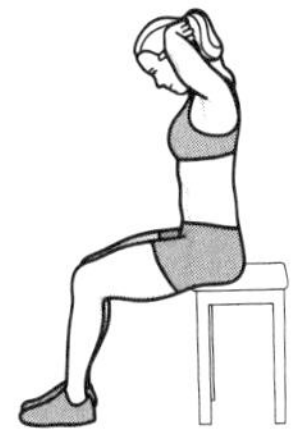

2
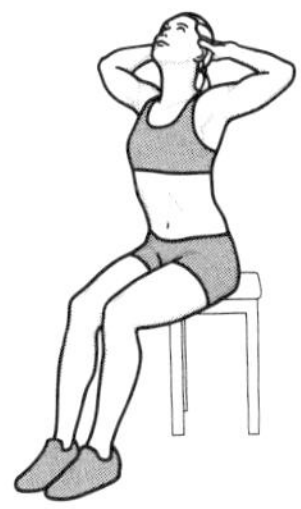

Rekeln

1. In einem aufrechten Sitz beginnen. Die Füße mehr als hüftbreit geöffnet aufstellen. Mit dem Gesäß an die vordere Stuhlkante kommen. Die Füße schulterbreit aufstellen und das Becken aufrichten. Die Wirbelsäule in die Länge strecken. Den rechten Arm anheben und so weit wie möglich nach oben ausstrecken, um die gesamte rechte Seite zu dehnen.
2. Den linken Arm nach oben strecken, dabei den rechten Arm etwas sinken lassen. Die Dehnung in der linken Körperseite wahrnehmen. Im Wechsel die rechte und die linke Seite in die Länge aufspannen.

1
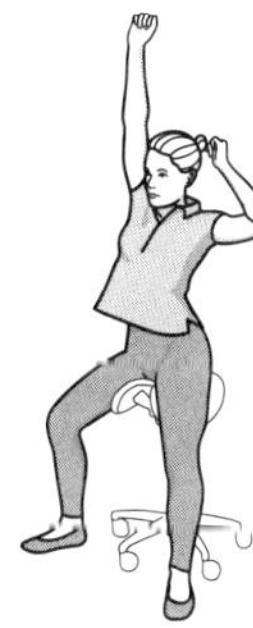

2
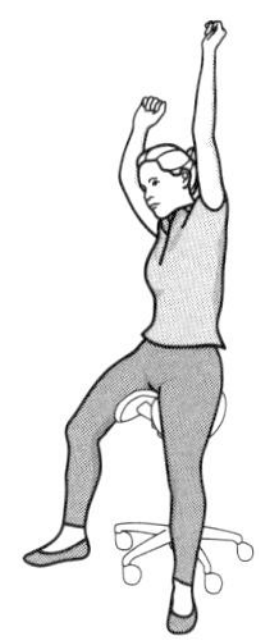

Übungsregister

A

Armschwingen vor dem Körper 20 f., 34, 36, 55, 66 ff., 74 f., 127
Ausfallschritt mit Rotation 20, 22 f., 30 f., 40 f., 62, 92 f., 99, 109, 112 f., 136

B

Beinrückseite federn 28 f., 50 ff., 58 f., 66 f., 84 f., 92 f., 130
Beinschwingen 20 f., 46 f., 50 f., 66 ff., 86 f., 92 f., 100 ff., 112 f., 129
Beugen und Strecken 78 ff., 88 ff., 134, 143
Brustmuskeldehnung 20 f., 30 f., 36 f., 60 ff., 86 f., 96 f., 104 f., 108 f., 114 f., 118

D

Dehnung der Beinrückseite 16 f., 48 f., 58 f., 94 f., 114 f., 122
Dehnung der Schulteraußenseite 36, 104, 118
Diagonales Strecken und Beugen aus dem Vierfüßlerstand 134
Drehsitz 16 f., 38 f., 56 f., 62 f., 112 f., 119
Dreibeiniger Hund 140

E

Einseitiges Armschwingen 16 f., 34, 36 f., 54 f., 66 ff., 80 f., 88 ff., 94 f., 110, 127
Einseitiges Schulterkreisen 78 f., 88 f., 142

F

Fußkreisen 28 f., 86 f., 100 f., 108 f., 112 f., 140
Fußsohle abrollen 22 f., 58 f., 72 f., 90 f., 94 f., 108 f., 127

G

Gehender Hund 22 f., 28 f., 50 ff., 74 ff., 92 f., 100 ff., 138
Gesäßmassage mit der Kugel 22 f., 40 f., 45, 57, 72 f., 125
Grätsche mit Vorbeuge 26 f., 44 f., 52 f., 58 f., 64 f., 100 f., 110 f., 122

H

Handgelenkdehnung 82 f., 104 f., 110 f., 114 f., 118
Herabschauender Hund mit Oberkörperfedern 24, 28, 34, 38, 40, 60, 66, 76, 96, 98, 104, 129
Herabschauender Hund und Planke 30, 63, 94 f., 139
Hocke mit Rotation 24 f., 28 f., 40 f., 46 f., 62 f., 98 f., 102 f., 141
Hüftdehnung im Ausfallschritt 18 f., 46 f., 52, 94 ff., 102 f., 120
Hüftmobilisation aus dem Ausfallschritt 20, 26 f., 45, 76, 138
Hüftmobilisation aus dem Hürdensitz 22 f., 45, 48 f., 57, 65, 74 f., 103, 137
Hüftwiegen 20 f., 48 f., 66 f., 76 f., 129

K

Katze und Kuh 18 f., 32 f., 36 f., 40 ff., 62 ff., 74 f., 98 f., 106 f., 134
Kindposition 16 f., 36 f., 40 f., 62 f., 84 f., 106 f., 119
Kopfkreisen 20 f., 34 f., 42 f., 54 f., 80 f., 86 f., 90 f., 96 f., 110 ff., 131

L

Liegende Gesäßdehnung 18 f., 42 f., 48 f., 56 f., 84 f., 94, 98 f., 120
Liegende Hüftdehnung 16 f., 46 ff., 56 f., 84 f., 121
Liegende Rotation 18 f., 24 f., 38 f., 42 f., 56 f., 84 f., 94 f., 100 f., 104 f., 112 f., 119

M

Mobilisation über der Rolle 26 f., 34 f., 38 f., 62 f., 96 f., 136

N

Nackenmassage 30 f., 40 f., 54 f., 70 ff., 84 f., 98 f., 108 ff., 123

O

Oberen Rücken an der Wand abrollen 36, 42 f., 54, 64 f., 124
Oberen Rücken liegend abrollen 30 ff., 40 f., 70 ff., 84 f., 124
Oberkörperheben aus der Bauchlage 22, 32 f., 42 f., 60 ff., 96 f., 106 f., 135
Oberkörperpendeln in der Grätsche 28 f., 46 f., 68 f., 92 f., 106 f., 130
Oberkörperrotation 78 ff., 88 ff., 142
Oberschenkelaußenseite abrollen 30, 52, 70 ff., 100, 106 f., 126
Oberschenkeldehnung in der Bauchlage 50 f., 92 f., 121
Oberschenkelinnenseite abrollen 52 f., 70 ff., 100, 106 f., 126
Oberschenkelrückseite abrollen 52, 58 f., 70 ff., 100, 126
Oberschenkelvorderseite abrollen 22, 30, 52, 70 ff., 94, 100, 102 f., 125

R

Rekeln 64 f., 78 ff., 88 ff., 143
Rotation aus dem Vierfüßlerstand 18 f., 28 f., 32 f., 38 f., 60 f., 76 f., 96 f., 104 f., 135

S

Schneidersitz mit Vorbeuge 20, 48 ff., 65, 84 f., 107, 115, 121
Schulteraußenseite an der Wand abrollen 36, 110, 123
Schulteraußen- und -innenrotation 26 f., 34 f., 54 f., 76 f., 132
Schulterdehnung am Tisch 80 ff., 142
Schulterkreisen 18 f., 34 ff., 54 f., 60 f., 78 f., 82 f., 88 ff., 132, 142
Schultermobilisation mit der Rolle 22, 34, 110, 114, 132
Schulterspirale 24 f., 30 ff., 54 f., 82 f., 104 f., 108 f., 133
Schulterzirkel 26 f., 34, 65, 98 f., 104, 114, 133
Seitliche Nackendehnung 38 f., 54 f., 78 f., 82 f., 141
Seitliches Strecken mit Wippen 16 f., 24 f., 42 f., 60 f., 66 f., 74 ff., 86 f., 96, 104 f., 110, 112 ff., 128
Standwaage 24 f., 28 f., 44 ff., 82 f., 92 f., 100 ff., 137
Stehende Vorbeuge 20 f., 52 f., 82 f., 122

T

Taube 26 f., 44 ff., 92 f., 96 f., 100 f., 120

U

Unterarm abrollen 78 f., 82 f., 110 f., 123

V

Versetztes Armkreisen 20 f., 30 ff., 68 f., 76 f., 102 f., 108 f., 128

W

Waden abrollen 52 f., 58 f., 72 f., 94 f., 100 f., 125
Wippende Vorbeuge 22 f., 30 f., 40 f., 50 f., 58 f., 66 ff., 74 f., 94 f., 106 f., 131

Z

Zehen- und Fersenstand 82 f., 86 ff., 108 f., 139